Leben LERNEN
Klett-Cotta

Zu diesem Buch

In der »Akzeptanz- und Commitment-Therapie (ACT)«, ein Verfahren der »Dritten Welle der Verhaltenstherapie«, werden klassische VT-Techniken mit achtsamkeits- und werteorientierten Strategien zu einem sehr effektiven psychotherapeutischen Neuansatz kombiniert. Die durch und durch erlebens- und erfahrungsbezogene Methode findet bei zahlreichen psychischen Störungen Anwendung, weshalb sie sich auch für die Gruppentherapie in Praxen und Kliniken empfiehlt. Da jede Gruppe unterschiedlich ist und eigene Schwerpunkte setzen wird, erwartet die Nutzer dieses Buches kein starres Manual, sondern variable Praxis-Module, die sich an den ACT-Kernprozessen orientieren. Die Autorin stellt zahlreiche, in ihrer Praxis erprobte Übungen und Materialien vor, mit denen die einzelnen Sitzungen flexibel gestaltet werden können. Und weil man selbst erfahren haben sollte, was man vermittelt, enthält das Buch viele Selbsterfahrungsübungen für Therapeuten und Therapeutinnen.

Die Reihe »Leben Lernen« stellt auf wissenschaftlicher Grundlage Ansätze und Erfahrungen moderner Psychotherapien und Beratungsformen vor; sie wendet sich an die Fachleute aus den helfenden Berufen, an psychologisch Interessierte und an alle nach Lösung ihrer Probleme Suchenden.

Alle Bücher aus der Reihe ›Leben Lernen‹ finden Sie unter:
www.klett-cotta.de/lebenlernen

Nathali Klingen

Let's ACT

Akzeptanz- und Commitment-Therapie für Gruppen

Klett-Cotta

Leben Lernen 327

MIX
Papier | Fördert gute Waldnutzung
FSC® C014889

Sämtliche Audio-Downloads sind auf der Homepage der Autorin zu finden:
www.verhaltenstherapie-muenchen.de

Klett-Cotta
www.klett-cotta.de
J. G. Cotta'sche Buchhandlung Nachfolger GmbH
Rotebühlstraße 77, 70178 Stuttgart
Fragen zur Produktsicherheit: produktsicherheit@klett-cotta.de

Cover: Jutta Herden, Stuttgart
unter Verwendung eines Fotos von © adobe stock/Nitiphol
Illustrationen: Viola Konrad
Gesetzt von Eberl & Koesel Studio, Kempten
Gedruckt und gebunden von Friedrich Pustet GmbH & Co. KG, Regensburg
ISBN 978-3-608-89274-1
E-Book: ISBN 978-3-608-11668-7
PDF-E-Book: ISBN 978-3-608-20523-7

1. Nachdruck, 2025

Bibliografische Information der Deutschen Nationalbibliothek
Die Deutsche Nationalbibliothek verzeichnet diese Publikation in der
Deutschen Nationalbibliografie; detaillierte bibliografische Daten
sind im Internet über http://dnb.d-nb.de abrufbar.

Inhalt

Vorwort 7

1 Statt Einleitung: Eine kleine Selbsterfahrung 11

2 Und jetzt doch noch: Eine Einleitung 17

3 Was enthält dieses Buch? 22

4 Warum ACT in der Gruppe? 24

5 Die ACT – ein kurzer Überblick 27

5.1 Let's ACT – ein Selbstversuch 27

5.2 Was will die ACT? 36

5.3 Paradigmenwechsel oder »Raus aus der Warteschleife« 41

5.4 Das Hexaflex: Die sechs Kernprozesse der ACT 46

5.5 Wesentliche Therapieprinzipien 51

5.6 Therapeutische Grundhaltung – auf Augenhöhe 58

5.7 Ist ACT Verhaltenstherapie? – Gemeinsamkeiten und Unterschiede zur KVT (Kognitive Verhaltenstherapie) 64

5.8 ACT in der Gruppe – oder: Gruppengelegenheiten 69

6 Die Kernprozesse – Praktischer Teil 1 73

6.1 Die Kernprozesse und ihre Anwendung 73

6.2 Ablauf der Gruppe und Struktur der Sitzungen 77

6.3 Vorbereitende Prozesse 94

6.3.1 Zielklärung – wo soll es hingehen? 94

6.3.2 Kreative Hoffnungslosigkeit – weg vom Symptom-Management 98

6.4 Kernprozess 1: Akzeptanz: Sich öffnen – Bereitschaft 121

6.5 Kernprozess 2: Defusion – Nicht verstrickt sein in seine Gedanken 146

6.6 Kernprozess 3: Achtsamkeit – Der Kontakt mit dem gegenwärtigen Augenblick – Präsenz im Hier und Jetzt 161

6.7 Kernprozess 4: Selbst-als-Kontext – Die Ebenen des Selbst 188

6.8 Kernprozess 5: Werte – wissen und wählen, was wichtig ist ... 211
6.9 Kernprozess 6: Werteorientiertes Handeln (Commitment) ... 233
6.10 Der Tanz mit dem Hexaflex – oder: Wie bringe ich alles zusammen? 247

7 Spezielle Gruppentools – Praktischer Teil 2 ... 255
7.1 Gruppentools – wozu? ... 255
7.1.1 Das Choice Point Model – An der Weggabelung ... 256
7.1.2 Die Matrix ... 279

8 Weitere Materialien – Praktischer Teil 3 ... 284
8.1 Exkurs: Selbstmitgefühl (Self Compassion) ... 284
8.2 Ein therapeutischer Leitfaden für den Hinterkopf ... 288
8.3 Erste Hilfe: Ein kurzer Spickzettel für die Therapeutin ... 291
8.4 Erste Hilfe: Go Slow ... 293

Dank ... 295

Verzeichnis der Übungen ... 296

Vorwort

Warum ACT? Warum Gruppentherapie? Warum ACT in der Gruppe?

Wenn man das Buch von Nathali Klingen gelesen hat, weiß man, warum. Das heißt noch nicht, dass man dann schon in der Lage wäre, ACT-Gruppen zu leiten. Aber man bekommt in dem Buch umfangreiche und nützliche Hilfestellungen für den Lernprozess, den es dafür zu durchlaufen gilt.

Wie oft passiert es in der Einzeltherapie, dass Therapeut und Klient versuchen, eine schwierige Situation, die der Patient beschreibt, zu verstehen und Klarheit darüber zu bekommen, was eigentlich genau passiert ist und welche äußeren Bedingungen und psychischen Prozesse eine Rolle gespielt haben. Man arbeitet hart und oft wiederholt an dieser Klärung – und dennoch bleibt so manches im Unklaren. Genauso lückenhaft und unvollständig sind oft Erwägungen darüber, was wohl in Zukunft passieren könnte, welche alternativen Umgehensweisen dem Patienten zur Verfügung stehen und welche Konsequenzen es hätte, würde er sein Verhalten in einer gewissen Hinsicht modifizieren.

Häufig machen wir die Erfahrung, dass wir an solchen Stellen in der Therapie ins »Schwimmen« geraten – und das ist kein Wunder. Schließlich wird nicht »live« mit dem realen Verhalten und den relevanten Kontexten gearbeitet, sondern mit Erinnerungen und Vorhersagen – mit kognitiven Konstrukten, die die Wirklichkeit außerhalb des Therapieraumes in ihrer Vielfalt und Dynamik oft nur begrenzt abzubilden vermögen. Natürlich gibt es Versuche, dieses Manko auszugleichen und die Lebenswirklichkeit des Patienten in die therapeutische Situation hereinzuholen, indem zum Beispiel mit Protokollen und anderen Beobachtungsinstrumenten gearbeitet wird oder indem die therapeutischen Gespräche durch möglichst realitätsnahe Übungen – in oder außerhalb der Praxis – angereichert werden. Auch Ansätze, die die therapeutische Beziehung selbst zum Inhalt und zum »Übungsfeld« der Therapie zu machen, zählen zu den Versuchen, dieses Manko des Einzeltherapiesettings auszugleichen – innerhalb der kognitiv-lerntheoetischen Ansätze am weitesten entwickelt wohl von Tsai und Kohlenberg mit ihrer Funktional-analytischen Psychotherapie

(FAP)[1] All diesen Bemühungen sind jedoch Grenzen gesetzt – so ist und bleibt die Beziehung zwischen Patient und Therapeut eine besondere, z. B. nicht symmetrische, die zwar durchaus auch Herausforderungen für den Patienten mit sich bringt, aber nicht unbedingt dieselben Herausforderungen wie die Beziehungen zu anderen relevanten Bezugspersonen.

Teilnehmer an einer Gruppentherapie sind vom ersten Moment in aller Regel deutlich vielfältigeren sozialen Stimuli ausgesetzt als Patienten in Einzeltherapie. Die Gruppe aktiviert beide Seiten des »existenziellen menschlichen Dilemmas«, das Nathali Klingen beschreibt: Die anderen lassen uns nicht kalt, sondern wecken Wünsche, Sehnsüchte, Vorstellungen darüber, was ein gutes Miteinander ausmacht. Wir wünschen uns, gesehen zu werden, verstanden, angenommen, anerkannt und gemocht zu werden, hoffen auf einen fairen, nicht verletzenden Umgang, auf ein ausgeglichenes Verhältnis von Geben und Nehmen, und so weiter. Und gleichzeitig – wie immer, wenn wir Wert auf etwas legen – werden wir verletzbar: Es könnte sein, dass wir leiden, dass wir gekränkt, zurückgewiesen werden, uns lächerlich machen, dass man uns dominiert, marginalisiert, ausnutzt – kurz: dass unsere Werte missachtet, angegriffen, in den Schmutz gezogen werden.

Und es passiert noch etwas – und zwar weitgehend automatisch, unkontrolliert: Unser Verstand fängt an, Regeln, Bewertungen, Vorhersagen und Pläne zu produzieren, die vor allem auf eines abzielen: uns vor Verletzungen zu schützen. Manche dieser Kognitionen sind nützlich, manche waren es zumindest in anderen Kontexten, sind aber heute eher wenig hilfreich, vor allem, wenn sie blind geglaubt und befolgt werden (in der ACT-Terminologie: wenn wir mit ihnen fusioniert sind.)

Im Gruppensetting ist somit ein großer Teil der relevanten Bedingungen und Prozesse sofort da, die im Einzelsetting mühselig und artifiziell in die Therapie hineingebracht werden müssen – und es kann mit ihnen gearbeitet werden.

Wie diese Arbeit auf der Grundlage der Akzeptanz- und Commitmenttherapie aussehen kann, das beschreibt Nathali Klingen ausführlich und praxisnah. Sie gliedert ihre Darstellung der verschiedenen therapeutischen Ansatzpunkte anhand des gut eingeführten Hexaflex-Modells und liefert neben einer fundierten Einführung in die Ziele und die Vorgehensweisen von ACT eine reichhaltige Auswahl konkreter Interventionen – Metaphern, Texte, Übungen, Materialien, von

---

1 Kohlenberg, R. J., & Tsai, M. (1991). Functional analytic psychotherapy: A guide for creating intense and curative therapeutic relationships. New York, NY: Plenum.

denen manche zum ACT-Standardrepertoire gehören (auch das ACT-Rad muss nicht ständig neu erfunden werden), andere dagegen weniger bekannt sind. Ausführlich beschreibt sie, wie die Methoden eingesetzt werden können und welche speziellen Varianten sich für das Gruppensetting anbieten. Als überaus hilfreich werden gerade wenig erfahrene Kollegen die Formulierungsvorschläge für bestimmte Übungen sowie die Hinweise zum Umgang mit »Stolpersteinen« – typischen Schwierigkeiten bei der Behandlung bestimmter Aspekte – erleben.

Nathali Klingen ist eine ACT-Pionierin im deutschsprachigen Raum. Sie war schon von ACT begeistert, als der Ansatz hierzulande noch weitgehend unbekannt war. Ihrem Buch »Let's ACT« ist anzumerken, dass sie im Laufe der Jahre nichts von ihrer Begeisterung verloren hat und dass sie aufgrund ihrer langjährigen Erfahrung in der praktischen Anwendung über einen breiten Erfahrungsschatz in der Arbeit mit ACT verfügt. Wir können ihr dankbar sein, dass sie dieses Schatzkästlein für uns alle geöffnet hat.

Matthias Wengenroth
Autor von »Das Leben annehmen«, »Therapie-Tools« ACT und »Gib dich nicht auf«

KAPITEL 1

Statt Einleitung: Eine kleine Selbsterfahrung

Herzlich willkommen, liebe Leserinnen und Leser, liebe ACT-Interessierte. Los geht's gleich in bester ACT-Manier, ganz erlebensorientiert, mit einer kleinen Selbsterfahrung. Ich würde mich freuen, wenn Sie nicht darüber hinwegblättern (»Brauch ich nicht, ich geh lieber gleich zum richtigen Inhalt«), sondern sich darauf einlassen. Sie werden interessante Erfahrungen machen. Und natürlich auf dem Weg einigen ACT-Prozessen begegnen.

Außerdem können Sie die folgende kleine Übung als Grundlage verwenden, um alle im Buch vorkommenden Prozesse an sich selbst auszuprobieren.

Was für ein Privileg wir Therapeutinnen doch mit unserem Beruf haben, wir dürfen uns nicht nur mit anderen Menschen beschäftigen, sondern auch eingehend mit uns selbst. Und können dabei ständig neue Dinge über uns erfahren, nicht wahr?

Also, in diesem Sinne, let's ACT!

Wir wollen uns hier mit schwierigem innerem Erleben beschäftigen. Wählen Sie für die Übung einen problematischen Gedanken aus. Einen, mit dem Sie sich schon lange herumschlagen, der hartnäckig immer wieder auftaucht und der Sie in irgendeiner Art und Weise einschränkt und behindert. Eine Kognition, eine Überzeugung, die Sie mit sich herumtragen und die Ihnen immer wieder Schwierigkeiten macht, wie zum Beispiel: »Ich bin nicht liebenswert«, »Ich bin nicht gut genug«, »Ich gehöre nicht dazu«, »Ich bin anstrengend«, »Ich muss perfekt sein«, »Im Grunde bin ich eine Mogelpackung, und irgendwann werden das die anderen merken«, »Ich bin anders, keiner mag mich wirklich«, »Ich bin nicht klug genug« etc. Es muss nicht *der* wichtigste oder problematischste Gedanke sein, den es in Ihrem Leben gibt, aber doch einer, der für Sie bedeutsam ist und der hartnäckig immer wieder auftaucht.

Schreiben Sie nun Ihre(n) schwierigen Gedanken (ich werde ihn im Weiteren der Einfachheit halber »Ihr Problem« nennen) in ein oder zwei Sätzen auf. Notieren Sie auch kurz die Gefühle, die diesen Gedanken begleiten.

Mein problematischer Gedanke: ....

....

Begleitende Gefühle: ....

....

O.k., aufgeschrieben? Dann geht es weiter:

1. Überlegen Sie sich, was Sie sich in Bezug auf dieses Problem wünschen, was ist Ihr Ziel, was hätten Sie am liebsten? (Und jaaaaa, seien Sie ganz ehrlich, auch und gerade wenn das momentan bedeutet, »Es soll einfach weggehen«.) Und: Verlassen Sie für diesen Moment Ihre Therapeutinnenrolle, diese Übung machen Sie hier einfach als Mensch – antworten Sie also so, wie es Ihnen in den Sinn kommt, keine geschliffene therapeutische Antwort.

Vervollständigen Sie dann den Satz: Ich weiß, dass mein Problem erfolgreich bearbeitet ist, wenn ....

2. Lassen Sie jetzt vor Ihrem geistigen Auge Revue passieren: Was haben Sie schon alles ausprobiert, um das zu erreichen? Was haben Sie alles getan oder nicht getan, um diesen Gedanken und die begleitenden Gefühle loszuwerden oder zu vermeiden?
   Welche Strategien haben Sie im Laufe der Jahre, im Laufe Ihres Lebens angewandt, um mit dem Problem klarzukommen? Schreiben Sie hier alle Strategien und Lösungsversuche auf (und, ja, auch die, die Ihnen peinlich sind). Bewältigungsstrategien gibt es viele, hier einige Beispiele:

   - sich Sorgen machen
   - über der Vergangenheit brüten
   - über die Zukunft phantasieren
   - sich Flucht-Szenarien ausmalen (z. B. Kündigung oder Trennung)
   - sich Rache-Szenarien ausmalen
   - sich Selbstmord-Szenarien ausmalen

- grübeln
- sich zurückziehen
- denken: »Es ist so unfair, dass …«
- denken: »Wenn doch nur …«
- daran denken, sich umzubringen
- sich selber Vorwürfe machen
- anderen Vorwürfe machen
- der Welt Vorwürfe machen
- herumschreien
- jammern
- mit sich selbst logische Selbstgespräche führen
- mit sich selbst positiv reden
- mit sich selbst negativ reden
- beten
- schlafen
- Netflix-Serien gucken
- Videospiele spielen
- Shoppen
- Chatten
- sich selber analysieren (nach Gründen suchen, warum man so ist)
- die Situation analysieren (nach Gründen suchen, warum das passiert ist)
- andere analysieren (nach Gründen suchen, warum sie so sind)
- Konsum von Substanzen (Getränke, Zigaretten, Drogen und Medikamente, aber auch Nahrungsmittel wie Schokolade)
- und so weiter und so fort.

Meine Bewältigungsstrategien: ………………………………

………………………………………………

………………………………………………

3. Stellen Sie sich jetzt die Frage: Und was hat mich das alles gekostet?
   Wenn Sie Ihre Strategien unter Punkt 2 anschauen, was hat Sie der Kampf mit dem Problem bislang gekostet? Schreiben Sie alle Kosten auf, die damit verbunden waren und sind, alle persönlichen, sozialen und eventuell auch finanziellen Kosten, die Folge Ihrer Bewältigungsstrategien sind. Welchen Preis haben Sie gezahlt in Bezug auf Ihre Gesundheit, Ihre Arbeit, Ihre Familie, Ihre Freunde, Ihre Zeit und

Energie ... Ihre Lebensfreude? Schreiben Sie alles auf, was Sie aufgrund dieses Gedankens zu viel tun, zu wenig tun oder gar nicht tun, verzichten, vermeiden – also wie Sie sich von diesem Gedanken herumschubsen lassen.

Meine Kosten: . . . .

. . . .

. . . .

4. Und? Wenn Sie sich jetzt das alles so anschauen: Wie hat all das bislang für Sie insgesamt funktioniert?
   Haben Sie Ihr Ziel erreicht? Nein? Ist das Problem noch da? Ja? Natürlich, denn die Aufgabe war ja, ein Problem zu beschreiben, das noch persistiert. Fest steht also, Ihr Problemlöse-Geist hat sich für Sie jede Menge Strategien und Mechanismen überlegt. Sie haben alles Mögliche ausprobiert, jede Menge Zeit, Energie und Kreativität aufgewendet, um damit besser klarzukommen, um das Problem in den Griff zu bekommen, es unter Kontrolle zu kriegen, es loszuwerden. Vielleicht hat sich Ihr Leben zeitweise sogar hauptsächlich darum gedreht, dieses Problem loszuwerden?
   Und wie hat das für Sie geklappt? Was zeigt Ihnen Ihre Erfahrung? Haben all diese Strategien Ihnen langfristig geholfen? Nein?
   ... denn das Problem ist noch immer da!

5. Nehmen Sie sich jetzt einen Moment Zeit, um zu schauen, was gerade im Augenblick auftaucht ... an Gedanken, Gefühlen, Empfindungen ... nehmen Sie all das mit Mitgefühl und Wärme wahr. Vielleicht tauchen negative Selbstbewertungen auf, vielleicht serviert Ihnen Ihr Geist Sätze wie: »Jetzt versuchst du es schon so lange, du bist echt ein Loser, du wirst es nie schaffen«, ... vielleicht tauchen Gefühle auf wie Wut, Hilflosigkeit, Trauer, Scham ... Nehmen Sie wahr, was Ihr Geist tut, denn was auch immer er tut, er versucht sein Bestes, um Ihnen zu helfen. Nehmen Sie dies alles mit einer inneren Haltung des Verständnisses und Selbstmitgefühls wahr. Nehmen Sie sich dafür jetzt einen Augenblick Zeit.
   Lassen Sie uns nun dazu noch ein weiteres Element anschauen:
   Wenn wir uns jetzt diese fünf Punkte anschauen, also Ihren ganzen bisherigen Kampf mit Ihrem Problem, kann es sein, dass hier ein paradoxer Effekt auftritt? Dass vielleicht gar nicht das Problem als solches Ihr Problem ist, sondern Ihr

Kampf dagegen? Sie haben so viel ausprobiert, um das Problem unter Kontrolle zu kriegen, haben auch auf Vieles verzichtet – und das Problem ist nach wie vor da. Vielleicht hat es sich auch im Laufe der Zeit ein wenig gewandelt, aber grundsätzlich begleitet es Sie immer noch. Da kann doch etwas nicht stimmen. Warum hat all Ihr Bemühen langfristig nicht den gewünschten Erfolg gebracht?

Womöglich, weil es so nicht funktionieren kann.

Nicht für Sie, nicht für mich, für niemanden.

Für uns alle, die wir Mensch sind, funktioniert es nicht. Weil wir unser inneres Erleben nicht kontrollieren können. Es gibt hierfür keinen Schalter.

Und was jetzt?

Bevor Sie auf der nächsten Seite weiterlesen: Sitzen Sie einfach einen Augenblick und schauen Sie, was jetzt gerade in Ihnen vorgeht. Nehmen Sie sich diesen Moment und lassen Sie alle Gedanken, Gefühle und Empfindungen einfach da sein und betrachten Sie sie. Werten und urteilen Sie nicht, nehmen Sie einfach nur wahr.

... Vielleicht ist es an der Zeit, nicht mehr »Mehr desselben« zu machen, sondern etwas Neues auszuprobieren – etwas radikal Neues. Sind Sie bereit dafür? Für einen ganz neuen Weg? Für etwas, das vieles, was Sie bislang als normal erachtet haben, in Frage stellt? Für etwas, das viele Ihrer bisherigen Annahmen auf den Kopf stellt? Dann willkommen bei der ACT!

KAPITEL 2

Und jetzt doch noch: Eine Einleitung

Embrace your demons
and follow your heart.
(Russ Harris)

Ganz ohne Einführung geht es doch nicht, hier ist sie:

Zuerst einmal: Dieses Manual ist kein Manual. Zumindest keines im klassischen Sinne. Denn ein strikter durchmanualisierter Aufbau von Sitzungen würde den Kern-ACT-Prinzipien zuwiderlaufen, nämlich flexibel auf das eingehen zu können, was sich gerade im Augenblick präsentiert. Dafür braucht man Raum (und Mut) und darf nicht zu viele Strukturen und planmäßige Abläufe im Kopf haben. Das gibt zwar Halt, gerade am Anfang, kann einen aber auch dergestalt einschränken, dass man vor lauter Planung, wie die Sitzung ablaufen soll und welche Inhalte man vermitteln will, keinen Raum mehr hat, um im Augenblick präsent zu sein und bei dem, was gerade in einem selbst und im Raum und in der Gruppe passiert.

Lange habe ich mir die Frage gestellt, ob ein Manual oder Handbuch für ACT in Gruppen überhaupt funktionieren kann (deshalb gibt es dieses Buch auch erst jetzt und nicht schon seit zehn Jahren ... Eben aufgrund der Tatsache, dass es für ein Gruppenprogramm viel mehr strukturelle Vorgaben gibt. Am vorliegenden Buch können Sie sehen, zu welcher Lösung ich gekommen bin, und ich hoffe, dass Sie auch Ihnen zusagt. In diesem Manual werden keine Step-by-Step-Abläufe für jede Sitzung beschrieben. Es werden vielmehr Möglichkeiten vorgestellt, die einzelnen Sitzungen zu gestalten, anhand einer (sehr persönlichen) Auswahl von Materialien, Übungen, zentralen Inhalten etc. Dabei orientieren sich die einzelnen Praxis-Module an den Kernprozessen der ACT, und jedes Modul kann von unterschiedlicher Dauer sein, das heißt, sich auch gegebenenfalls über mehrere Sitzungen erstrecken. Dies ist meiner Meinung nach essenziell, denn selbstverständlich ist jede Gruppe (wie eben auch jedes Individuum) anders, jede Gruppe braucht unterschiedliche Schwerpunkte, jede Gruppe hat das Bedürfnis, an den für sie wichtigen Stellen zu verweilen. Und wenn man sich die Freiheit versagt, darauf flexibel einzugehen, kann man meiner Ansicht nach nicht mehr wirklich ACT-gemäß arbeiten.

Das Buch beinhaltet auch viel Selbsterfahrung (wie Sie ja im ersten Kapitel schon feststellen konnten). Da man meiner Erfahrung nach nur sinnvoll mit der ACT arbeiten kann, wenn man sie auch im eigenen Leben lebt, ist es wichtig, eigene Erfahrungen mit allen Prozessen zu sammeln. Ich habe daher in jedem Kapitel unter dem Stichwort »Vorbereitung für die Therapeutinnen« Selbsterfahrungsübungen zusammengestellt und möchte Sie nachdrücklich ermutigen, diese Übungen auszuprobieren.

Warum überhaupt ACT in der Gruppe? Was ist an ACT-Gruppen besonders und unterscheidet sie von anderen Gruppen?

Wenn ich es – abgesehen von den üblichen Vorteilen, die jede psychotherapeutische Gruppe gegenüber dem Einzelsetting bietet – auf den Punkt bringen sollte: Das störungsübergreifende Element des Ansatzes und der Paradigmenwechsel können in der Gruppe besonders gut zum Wirken gebracht werden. In der ACT geht man davon aus, dass verschiedenen psychischen Störungen ähnliche Muster zugrunde liegen (in erster Linie kognitive Fusion und Erlebensvermeidung). In der Gruppe können Teilnehmerinnen mit unterschiedlichen Krankheitsbildern genau diese Erfahrung selbst machen. Dasselbe gilt für den Paradigmenwechsel. Gemeinsam ist allen Teilnehmerinnen, dass sie gegen ihr Symptom bzw. Problem ankämpfen und auf Symptomfreiheit bzw. Symptommanagement fixiert sind. In der Gruppe können sie bei sich und anderen erleben, dass der Kampf gegen die Symptome das Problem ist, dass die (dysfunktionalen) Kontrollversuche das Problem sind. Bekanntermaßen sehen wir ja alle eher den Balken im Auge des anderen als den Splitter im eigenen, und ganz in diesem Sinne können die Gruppenteilnehmerinnen vom »Kontroll-Kampf« der anderen profitieren.

Grundsätzlich ist natürlich vorab zu überlegen, ob eine Gruppe eher den Charakter einer »ACT-Skills-Gruppe« haben sollte oder den einer »anliegenorientierten Gruppe«. Die Erstere wäre stärker strukturiert, die systematische und explizite Vermittlung der ACT-Prozesse stünde per definitionem mehr im Vordergrund. Bei der Letzteren läge der Fokus eher auf dem Hier und Jetzt, bei dem, was aktuell präsentiert wird. Beide Vorgehensweisen haben ihre Berechtigung und ihre Vor- und Nachteile. Welche Art bevorzugt wird, hängt nicht zuletzt auch von den Gegebenheiten vor Ort ab (Dauer der Gruppe, Verweildauer der Patientinnen etc.) sowie von den persönlichen Vorlieben der Gruppenleiterin. Dieses

Buch lässt sich als Vorlage für beide Arten von Gruppen verwenden, in der Tabelle auf S. 86 f. finden Sie weitere Anregungen dazu.

Das Buch ist für Therapeutinnen konzipiert, die bereits Erfahrungen mit dem ACT-Ansatz haben und diesen jetzt gerne in der Gruppe anwenden möchten. Oder die von ihrer Klinik bzw. Institution beauftragt worden sind: »Mach doch mal eine ACT-Gruppe.« So ist es von heute auf morgen einer meiner ACT-Workshop-Teilnehmerinnen passiert. Ein wenig überwältigt (verständlicherweise) erschien sie bei mir zur Supervision, was den Anstoß zu diesem Buch gegeben hat (dankeschön!).[2] Es werden also Grundlagen in der Anwendung der ACT vorausgesetzt, die Basics des ACT-Modells werden nicht mehr in allen Einzelheiten erklärt, dazu gibt es bereits genügend hervorragende Literatur, Workshops etc.

Der Titel »Let's ACT« ist nicht zufällig gewählt. Die ACT ist eine zutiefst erlebensorientierte Methode. ACT ist etwas, was man lebt und »tut«, daher geben wir in der therapeutischen Arbeit mit der ACT immer dem direkten Erfahren und Erleben Vorrang vor theoretischen Erklärungen und dem Über-etwas-Reden.

Ich selbst arbeite seit nunmehr über 15 Jahren mit der ACT und bin begeistert wie am ersten Tag. Ich hatte damals meine Ausbildung zur Psychologischen Psychotherapeutin (VT) abgeschlossen und mich in eigener Praxis niedergelassen. Zu dieser Zeit habe ich die therapeutische Arbeit in weiten Phasen als (emotional) sehr anstrengend erlebt und mir ernsthaft Gedanken gemacht, ob ich diesen Beruf jahrelang werde ausüben können, obwohl ich ihn liebe. Auch stand ich mit einigen Aspekten der klassischen KVT, wie beispielsweise der kognitiven Umstrukturierung, in kritischer Auseinandersetzung. Ich habe damals nach einem »Ausweg« gesucht, Seminare zur Selbstfürsorge für Therapeutinnen besucht, mit der Sitzungsstruktur experimentiert, zeitweise sogar weniger Patienten behandelt und so weiter. (Sie sehen, viele Bewältigungsstrategien). Als ich dann, angeregt von einem Supervisor, nach London zur ACT-World-Conference fuhr, ging für mich eine Tür auf. Nein, vielmehr ein Tor. Ich fand eine Art zu arbeiten, die für mich und für meine Patientinnen viele Schwierigkeiten, mit denen wir uns zuvor kräftezehrend herumgeschlagen hatten, einfach verschwinden ließ. Zu vielem,

2 Als alter ACT-»Fan« finde ich es natürlich wichtig, dass, wenn man eine ACT-Gruppe anbietet, es auch wirklich eine ACT-Gruppe ist. Wenn also ACT draufsteht, sollte auch ACT drin sein. Sie sollte also das gesamte ACT-Modell mit allen Kernprozessen beinhalten und mit dem Paradigmenwechsel arbeiten – und nicht nur mit »ein bisschen Achtsamkeit und Akzeptanz«. Damit will ich in keiner Weise Programme schmälern, die ausschließlich Achtsamkeit und Akzeptanz anbieten, das ist sehr sinnvoll, und selbstverständlich haben auch reine Achtsamkeitsgruppen ihre Berechtigung. Man sollte es dann nur eben auch genauso benennen und nicht als ACT deklarieren.

was ich vorher oftmals als schwer und zäh empfunden hatte, konnte ich nun in eine andere Beziehung treten. Die Arbeit mit ACT empfinde ich überwiegend als »leichtfüßig«, wie einen Tanz. Und die ACT kann auf eine gute Erfolgsbilanz zurückblicken, und zwar bei einer Fülle von Störungsbildern. Es gibt mittlerweile eine Riesenmenge an Studien zu praktisch allen psychischen und psychiatrischen Störungsbildern.[3]

Seit über zehn Jahren gebe ich nun ACT-Workshops, und die Teilnehmerinnen kommen meist mit zwei Hauptanliegen: die Kernprozesse besser verstehen und anwenden können und einen roten Faden, ein Gesamtkonzept, zu entwickeln. Diese beiden Anliegen versuche ich in diesem Buch abzudecken:

1. Den *Blick durch die ACT-Brille* schärfen.
2. Den *Tanz mit dem Hexaflex* erlernen (diesen wunderschönen Begriff habe ich von einem der »Väter« der ACT, Steven Hayes, geliehen: »Dance with the Hexaflex«).

ACT ist erlebens- und erfahrungsorientiert und will angewendet und vor allem gelebt werden. Wenden Sie also die Strategien und Kernprozesse am besten erst einmal auf sich selbst an, probieren Sie sie ruhig zunächst im Eigenversuch aus, das ist auch eine gute Gelegenheit, Formulierungen zu finden, die einem selbst entsprechen. So werden Sie sich zunehmend sicherer fühlen und schon bald »mit dem Hexaflex tanzen«.

In meinen Seminaren bitte ich die Teilnehmerinnen gerne, diesen Satz zu vervollständigen:

ACT ist für mich …

Für mich selbst ist die ACT vor allem eins: Lebendigkeit!

In diesem Sinne wünsche ich Ihnen viel Spaß bei der Anwendung von ACT in Gruppen.

P.S.
Ich habe mir Gedanken gemacht wie man am besten mit dem Gender-Thema im Buch umgehen kann. Da ich selbst Gender-Seminare leite und auch meine Disser-

3 Einen aktuellen Überblick über den Stand der Forschung findet man auf der Homepage der *Association for Contextual Behavioral Science* (https://contextualscience.org): ACT Randomized Controlled Trials since 1986.

tation sich mit einem Gender-Thema beschäftigte, lege ich auf dieses Thema durchaus Wert. Als Psychotherpeut*in* habe ich mich dann dazu entschlossen aufgrund der leichteren Lesbarkeit durchgängig die weibliche Form zu verwenden. Alle männlichen oder diversen Leser*innen mögen sich bitte im selben Maße angesprochen fühlen, es sind selbstverständlich immer alle Geschlechter gemeint.

Im Buch nehme ich immer wieder Bezug auf die KVT (kognitive Verhaltenstherapie). Das liegt zum einen daran, dass ich selbst meine therapeutische Grundausbildung in der KVT gemacht habe, zum anderen daran, dass die ACT zu den Verfahren der dritten Welle der Verhaltenstherapie gerechnet wird. Ich möchte damit in keine Weise eine Wertung anderen Verfahren gegenüber, wie unter anderem den analytischen, den tiefenpsychologischen, den systemischen, vornehmen.

Wir haben uns redlich bemüht, alle Rechteinhaber ausfindig zu machen, verlagsüblich zu nennen und zu honorieren. Sollte uns dies im Einzelfall aufgrund der schlechten Quellenlage (und des open source Grundsatzes bei der ACT) bedauerlicherweise einmal nicht möglich gewesen sein, möchten wir uns dafür entschuldigen, es war keine Absicht.

Alle Audio-Downloads im Buch finden Sie auf der Homepage der Autorin:
www.verhaltenstherapie-muenchen.de

KAPITEL 3

Was enthält dieses Buch?

Auspack und freu!
(Deutsche Übersetzung einer japanischen Gebrauchsanweisung)

Dass dieses Buch kein Manual im klassischen Sinne ist, wissen Sie bereits, wenn Sie die Einführung nicht übersprungen haben. Falls doch, dann wissen Sie es jetzt. Die ACT ist kein Verfahren, das sich klassisch manualisieren lässt.

Wie können Sie dieses Buch am besten nutzen?

Das Buch hat drei große Abschnitte:

Der **theoretische Teil 1** gibt einen kurzen Überblick über die Grundlagen der ACT, den Paradigmenwechsel, wesentliche Therapieprinzipien, die therapeutische Grundhaltung und die Gemeinsamkeiten und Unterschiede zur KVT. Diese Kapitel sind bewusst knapp gehalten, da sich das Buch nicht an Anfänger und Anfängerinnen in der ACT wendet, sondern theoretisches Grundwissen und Grundlagen in der Anwendung voraussetzt.

Es folgen die **praktischen Teile 1 bis 3**. Der **praktische Teil 1** ist das Herzstück dieses »Nicht-Manuals«. Hier wird die Struktur der Gruppensitzungen beschrieben sowie ein möglicher Ablauf der einzelnen Sitzungen, orientiert an den Kernprozessen. Es gibt eine Tabelle mit exemplarischen Vorschlägen für Aufbau und Ablauf einer Gruppe. Im Prinzip können Sie, je nach Ihren persönlichen Vorkenntnissen, mit dem praktischen Teil 1 sofort mit einer Gruppe loslegen. Dennoch würde ich Ihnen empfehlen (und mir wünschen), dass Sie Teil 1 vorher lesen und vor allem auch die Selbsterfahrungsübungen machen (das Buch heißt ja nicht umsonst »Let's act«!).

Im **praktischen Teil 2** stelle ich zwei spezielle Gruppentools vor, mit denen ich gerne arbeite und die auch als kompletter Rahmen für die Durchführung einer Gruppe dienen können. Im Besonderen finden sich hier die Matrix und das Choice Point Model. Letzteres habe ich recht ausführlich auch anhand praktischer Beispiele (und natürlich mit Selbsterfahrungsübung) dargestellt, da es ein absoluter Favorit für mich gerade in der Gruppenarbeit ist. Im praktischen Teil 3 schließlich habe ich einige Dinge aus meinen Workshops zusammengefasst, die mir am Herzen liegen und die mir in der Arbeit mit der ACT gute Dienste geleistet haben und das hoffentlich auch für Sie tun werden.

Im gesamten Buch finden Sie immer wieder kursive Textstellen: Alles, was *kursiv* gedruckt ist, sind Formulierungsvorschläge von mir oder Dialogbeispiele aus meiner Arbeit mit den Klientinnen, natürlich in meinem Wording und meinem Duktus, daher wie immer nur als Anregung gedacht.

So, genug der Erklärung, ich hoffe Sie haben einen Eindruck erhalten, wie Sie am besten mit diesem Buch arbeiten können. Viel Spaß!

KAPITEL 4

Warum ACT in der Gruppe?

ACT im Gruppenkontext

ACT ist als erfahrungsorientiertes Verfahren hervorragend für Gruppen geeignet. Als ACT-Therapeutinnen wollen wir den Klientinnen nicht einfach nur theoretisch Informationen oder Tools vermitteln. Es geht vielmehr darum, einen Rahmen zu schaffen, in dem neue Erfahrungen gemacht werden können; und in dem neue Verhaltensweisen, die im Rahmen der Kernprozesse möglich werden, wie beispielsweise Präsenz im Hier und Jetzt, Akzeptanz oder Defusion, geübt werden können. Dazu ist das Gruppensetting perfekt geeignet.

Aus der ACT-Perspektive sind es immer dieselben Prozesse, die den Menschen Probleme bereiten, unabhängig vom klinischen Störungsbild, das dahintersteht (oder dabei herauskommt). Die Gruppe ist hier der Mikrokosmos, in dem diese Barrieren für ein erfüllendes Leben, nämlich (Erfahrens-)Vermeidung, kognitive Fusion, unwirksames Handeln und Entfremdung von eigenen Werten auftauchen und sich präsentieren. Das Gruppensetting bildet eine gute Gelegenheit, Prozesse der Bereitschaft, Offenheit und Präsenz zu kultivieren. In der Gruppe kann jede Teilnehmerin neue Verhaltensweisen ausprobieren und so neue Erfahrungen machen und auch von den Erfahrungen der anderen profitieren. Dabei spielt der geschützte Rahmen, das Lernen am Modell der anderen sowie die Unterstützung durch die anderen Gruppenteilnehmerinnen eine entscheidende Rolle. Die Kernprozesse, die im Gruppenkontext in den verschiedenen Erlebensübungen auftauchen, können dann gemeinsam bearbeitet werden. Hier bietet das Gruppensetting die Möglichkeit, dass die Teilnehmerinnen immer wieder Gelegenheit haben, zu üben, präsent zu sein, offen zu sein und eine akzeptierende Haltung (im Gegensatz zu einer bewertenden) einzunehmen. Sie profitieren dabei von der gegenseitigen Unterstützung und der Erfahrung, dass sie mit ihrem Problem nicht allein sind, dass alle anderen mit ähnlichen Schwierigkeiten kämpfen. Abgesehen davon, dass das Beobachten der typischen Schwierigkeiten, des Kämpfens und Steckenbleibens, naturgemäß bei anderen leichter fällt als bei sich selbst, erzeugt auch der gegenseitige Austausch in der Gruppe oftmals weniger Widerstand, als wenn die Therapeutin auf etwas hinweist. Anders gesagt, die Gruppenmitglieder haben oftmals mehr »Kredit«, einfach weil sie keine Therapeutinnen, sondern Leidensgenossinnen sind. Und wenn eine Teilnehmerin bei einer anderen z.B. Prozesse der kognitiven Fusion wahrnimmt, so wird sie diese aus dieser Lernerfahrung heraus auch bei sich selbst besser wahrnehmen können. Diesen Vorteil kann man in der Gruppe prima nutzen. Und natürlich können auch neue Verhaltensweisen gleich erprobt werden mit direktem Feedback aus der Gruppe. Der Erfahrungsaustausch, auch und gerade von den Übungen zwischen den Sitzungen, stellt eine nicht zu unterschätzende Ressource dar. Und last but not least stellt der Gruppenkontext auch einen wichtigen Rahmen dar für die Motivation, Dinge wirklich zu verändern und auch dranzubleiben (Commitment). Wenn Selbstverpflichtungen »öffentlich«, also vor den anderen Gruppenmitgliedern, gemacht werden, erhöht das die Wahrscheinlichkeit, dass dieses Verhalten auch wirklich in die Tat umgesetzt wird.

Die Gruppendynamik und die Beziehungen der Mitglieder zueinander können beispielsweise gut genutzt werden, um alle möglichen Verschmelzungen mit eigenen Kognitionen (Fusion) aufzuzeigen. So können die Teilnehmerinnen explizit aufgefordert werden, wahrzunehmen, wenn ihnen ihr Geist etwas über die anderen oder über das Geschehen in der Gruppe sagt. Gedanken wie »Immer redet er so viel«, »Jetzt hat sie das immer noch nicht kapiert«, »Sie schaut mich immer so böse an«, »Er denkt jetzt, ich bin blöd«, »Die könnte sich auch mal mehr anstrengen« und so weiter. Die Teilnehmerinnen können hier angeregt werden, Bewertungen und Urteile wahrzunehmen und zu reflektieren. »*Wenn Sie bemerken, dass Ihr Geist Ihnen Bewertungen über sich selbst, die anderen oder die Beziehungen in der Gruppe liefert, nehmen Sie dies wahr und schauen Sie, was da passiert, welche Funktion dies für Sie hat. Fühlen Sie sich dadurch besser? Verschwindet dadurch irgendein anderes unangenehmes Gefühl? Schützen Sie sich vor etwas? Vermeiden Sie etwas?*«

Damit können wir die Gruppe nutzen, um mit den Teilnehmerinnen zu üben, vom Inhalt zum Prozess zu gehen und Vermeidungs- und Kontrollstrategien wahrzunehmen.

Zu guter Letzt kann man dies auch nutzen, wenn Konflikte in der Gruppe auftauchen. Hier bietet sich eine hervorragende Gelegenheit, von der Inhalts- auf die Prozessebene zu gehen und mit den Teilnehmerinnen zusammen zu schauen, *was* hier gerade (an innerem Erleben) passiert. »*Was taucht gerade bei Ihnen auf an Gedanken, Gefühlen, Empfindungen? Ist das eine typische Situation, in der Sie sich öfters befinden? Was ›kostet‹ Sie das? Und welche Vorteile (payoff) haben Sie davon?*«, usw.

Für wen ist die ACT-Gruppe geeignet?
Prinzipiell ist die ACT-Gruppe für alle Klientinnen geeignet. Die ACT ist eine störungsübergreifende Therapieform und ihre Mechanismen setzen bei Prinzipien an, die im Allgemeinen psychische Störungen begünstigen (psychische Unflexibilität im weitesten Sinne). Es gibt mittlerweile jede Menge Studien bezüglich der Wirksamkeit der ACT bei unterschiedlichen Störungsbildern.[4] Gerade die Erfahrung in der Gruppe, dass ähnliche dysfunktionale Denk- und Verhaltensmuster zu unterschiedlichen psychischen Problemen führen, kann eine hilfreiche Lernerfahrung darstellen. Was die Teilnehmerinnen an einer ACT-Gruppe in der Regel gemeinsam haben, ist, dass sie irgendwo in ihrem Leben feststecken. Und dass sie auf eine ganz bestimmte (unflexible) Art und Weise auf Er-Leben reagieren. Und diese Verhaltensweisen tauchen selbstverständlich auch im Therapieraum, in der Gruppe, auf.

CAVE: Wie auch in der Einzeltherapie hat selbstverständlich jedes fremd- oder selbstverletzende Verhalten und insbesondere Suizidalität immer Vorrang. In solchen Fällen muss man sorgfältig prüfen, ob das Gruppensetting für diese Klientin momentan geeignet ist oder ob sie ein anderes Angebot braucht.

Ebenso bei Verhaltensweisen der Klientinnen, die der Therapie bzw. der Einordnung in die Gruppe im Wege stehen. Beispiele hierfür können aggressives Verhalten, Dissoziation, spaltendes Verhalten, passiv-aggressives oder antisoziales Verhalten sein. All diese Verhaltensweisen sind in extremer Ausprägung für eine strukturierte Gruppe nicht geeignet, sie sprengen den Rahmen, die Klientin braucht hier ein geeigneteres therapeutisches Angebot. Dasselbe gilt selbstverständlich für Klientinnen mit schwerer depressiver Symptomatik oder akuter psychotischer Symptomatik. Eine bewährte Möglichkeit, damit umzugehen, ist, vorab ein Screening der Teilnehmerinnen durchzuführen.

In den Kapiteln der Kernprozesse habe ich jeweils einen Abschnitt »Wie kann ich die Gruppe nutzen?« eingefügt. Hier beschreibe ich – aus meiner persönlichen Erfahrung heraus – wie die »Stärken« der Gruppe für den jeweiligen Kernprozess angewandt werden können.

---

4 Überblick über den Stand der Forschung s. die Homepage der *Association for Contextual Behavioral Science* (https://contextualscience.org): ACT Randomized Controlled Trials since 1986.

KAPITEL 5

Die ACT – ein kurzer Überblick

5.1 Let's ACT – ein Selbstversuch

Es sind nicht die Dinge, die uns beunruhigen,
sondern die Meinungen, die wir von den Dingen haben.
(Epiktet, ca. 50 – 138 nach Christus)

Getreu dem Titel des Buches wollen wir gleich ganz praxisorientiert weitermachen.

Bevor wir daher mit dem theoretischen Hintergrund einsteigen, erwartet Sie hier zunächst ein bisschen Selbsterfahrung. Ich möchte Sie an dieser Stelle ausdrücklich ermuntern, nicht gleich weiterzulesen, sondern innezuhalten und die Übung durchzuführen. Genauso wenig, wie man ACT rein auf der kognitiven Ebene, also durch »Drüber-Reden« (oder in diesem Fall »Drüber-Lesen«) oder durch theoretische Erklärungen vermitteln kann, kann man sich selbst die ACT ohne eigene Erfahrung aneignen. Man muss sozusagen erleben, wie es funktioniert, was die Übungen auslösen, wie die Prozesse der ACT in einem selbst arbeiten. Neugierde, Offenheit und Bereitschaft (also das Gegenteil von Erlebens-Vermeidung) sind hier entscheidend.

Gerade am Anfang herrscht ja oftmals eine gewisse Scheu davor, neue und ungewohnte Techniken auszuprobieren. Man fühlt sich unsicher und überwältigt von der Komplexität und Fülle des Hexaflex – und die alte Denkmaschine, unser problemlösender Geist, springt sofort an und produziert zuverlässig Befürchtungen: »Was, wenn die Klientin nicht mitmacht?«, »Was, wenn es nicht ›funktioniert‹?«, »Ich weiß noch nicht genug und muss erst noch mehr ACT lernen«, »Was, wenn ich mich blamiere?« und so weiter und so fort … Ja, ja, ja, danke, lieber Geist, ich weiß, du tust nur deinen Job. Aber da ich ja meine therapeutischen ACT-Fähigkeiten erweitern will (Werte), darfst du gerne im Hintergrund weiterreden (Defusion), und ich werde mit meinen vielleicht unvollkommenen ACT-Fähigkeiten und allen meinen Bedenken und Ängsten (Akzeptanz) jetzt gleich loslegen (Commitment) und mich darauf einlassen und wahrnehmen, was passiert (Achtsamkeit). Haha, das Selbst-als-Kontext habe ich jetzt in diesem tollen Kernprozess-Satz nicht mehr untergebracht, und obwohl mir mein Geist erzählt, dass das ja so nicht perfekt ist, werde ich den Satz mit allen dazugehörigen Unzulänglichkeitsbedenken genau so stehen lassen.

Wenn Sie also (Erlebens-)Vermeidung bei sich bemerken: Macht nichts! Eine gute Gelegenheit, die ACT auf sich selbst anzuwenden. Betrachten Sie Ihre kognitiven Fusionen, Vermeidungsstrategien und sonstigen Barrieren – und dann nehmen Sie diese alle mit auf Ihren Weg und legen los. Die erste Übung führt Sie durch alle Kernprozesse der ACT, die zweite Übung ist eine klassische Übung zur Aufmerksamkeitslenkung. Beide Übungen eignen sich auch prima, um sie mit Klientinnen durchzuführen.

Übung 1: Die große Hexaflexübung

(auch als Audio, 18 Minuten, zu finden unter: www.verhaltenstherapie-muenchen.de)

Sie können diese Übung entweder beim Lesen Schritt für Schritt durchführen oder Sie nutzen den Audio-Download (www.verhaltenstherapie-muenchen.de). Eine kleine, aber wichtige Vorbemerkung: Dies ist keine Entspannungsübung – es ist eine Aufmerksamkeitsübung. Daher ist es auch nicht notwendig, die Augen zu schließen, und es ist auch gut möglich, die Übung während des Lesens durchzuführen. Jetzt geht's los:

Teil 1 (Kontakt mit dem »Hier und Jetzt«)

Ich lade Sie nun ein, sich aufrecht und bequem hinzusetzen, die Schultern locker hängen zu lassen, die Hände liegen dabei auf den Stuhllehnen oder auf Ihren Oberschenkeln. Die Füße stehen flach auf dem Boden und Sie können den Boden unter Ihren Fußsohlen spüren.

Nehmen Sie nun wahr, *wie* Sie sitzen, *in welcher Haltung, wo Ihr Körper den Stuhl berührt.* (Pause)

Nehmen Sie Ihren *Atem* wahr. (Pause)

Nehmen Sie wahr, was Sie um sich herum *sehen* können. (Pause.) ... Sie können (wenn Sie das Audio hören) nun die Augen ganz locker auf einem bestimmten Punkt ruhen lassen oder sie schließen, oder Sie lesen einfach ganz entspannt weiter, ganz wie Sie möchten.

Nehmen Sie wahr, was Sie um sich herum *hören* können. (Pause)

Nehmen Sie wahr, was Sie auf Ihrer *Haut spüren* können. (Pause)

Und nehmen Sie wahr, was Sie im Mund *schmecken* oder empfinden können. (Pause)
Nehmen Sie wahr, was Sie *riechen* oder in der Nase spüren können. (Pause)
Nehmen Sie wahr, was Sie *empfinden*, welche körperlichen Empfindungen Sie spüren. (Pause)
Und nehmen Sie wahr, was Sie *denken*, welche Gedanken Ihnen gerade durch den Kopf gehen. (Pause)
Nehmen Sie wahr, was Sie *fühlen*, welche Gefühle gerade im Moment da sind. (Pause)
Nehmen Sie genau wahr, was Sie gerade im Moment tun, wie Sie gerade im Moment *sind*, also die Gesamtheit Ihres augenblicklichen *Da-Seins*. (Pause)

Teil 2 (Selbst-als-Kontext)

Es gibt also einen Teil in Ihnen, der alles wahrnehmen kann, was Sie gerade sehen, hören, berühren, schmecken, riechen, empfinden, denken und fühlen. (Pause)
Unsere Alltagssprache kennt kein geeignetes Wort für diesen Teil von Ihnen. Wir wollen ihn das »Beobachtende Selbst« nennen. Sie können ihm aber gerne auch einen anderen Namen geben. (Pause)
Wenn wir so beobachten, ist das Leben wie ein Theaterstück. Stellen Sie sich vor: Auf der Bühne tummeln sich all Ihre Gedanken, Gefühle und Empfindungen. Alles, was Sie sehen, hören, berühren, schmecken, riechen, spüren und sonstwie wahrnehmen können. Das Beobachtende Selbst ist der Teil von Ihnen, der sich bequem zurücklehnen und sich das Theaterstück Ihres Lebens ansehen kann. (Pause)
Und Sie haben die Wahl: Zoomen Sie in Details hinein und konzentrieren Sie sich auf eine beliebige Empfindung, einen beliebigen Gedanken, ein beliebiges Gefühl, das gerade da ist. (Pause)
Und jetzt treten Sie geistig einen Schritt zurück und nehmen Sie die gesamte Bühne wahr, mit allen Wahrnehmungen, Gedanken, Gefühlen und Empfindungen, die sich gerade auf ihr tummeln. (Pause)
Verweilen Sie noch ein wenig in Ihrem Theater und schalten Sie zwischen Zoom und Weitwinkel hin und her, ganz wie es Ihnen angenehm ist. Betrachten Sie einzelne Details, Gedanken, Gefühle, Empfindungen, und dann lehnen Sie sich wieder zurück und nehmen die große Perspektive der ganzen Bühne wahr. Und seien Sie sich dessen bewusst, dass Sie all dies gerade wahrnehmen. Nehmen Sie sich dazu einen Augenblick Zeit. (Pause)

Teil 3 (Werte)

Halten Sie nun kurz inne und rufen Sie sich in Erinnerung, warum Sie heute und jetzt gerade hier sind und das tun, was Sie gerade tun. Sie haben ein Anliegen,

etwas, das Ihnen sehr am Herzen liegt und so wichtig ist, dass Sie nun hier sitzen und Zeit mit diesem Buch und dieser Übung verbringen. (Pause)
Geht es darum, neues Wissen zu erlangen? ... Um das Erlernen neuer Fähigkeiten? ... Geht es darum, besser helfen zu können? ... Ein besserer Therapeut oder eine bessere Therapeutin zu werden? ... Geht es um persönliches Wachstum?... Wünschen Sie sich Verbesserungen im Arbeitsalltag, im Miteinander mit Kolleginnen oder Klientinnen?... Oder sind Sie einfach nur neugierig auf etwas Neues? (Pause)
Verweilen Sie tief bei sich und fragen Sie Ihr Herz, warum Sie jetzt hier sitzen, welche Werte Sie genau jetzt hierher geführt haben, warum gerade dies gerade jetzt für Sie Wert-voll ist. (Pause)

Teil 4 (Engagiertes Handeln)
Nehmen Sie sich jetzt einen Moment Zeit, um sich daran zu erinnern, *wie* Sie genau hierher gekommen sind und hier sitzen. Ist es einfach so passiert, war es Schicksal oder Zufall? Nein, es war gezieltes und engagiertes Handeln. Sie haben sich die Zeit genommen und dafür vielleicht andere Termine verlegt, also Prioritäten gesetzt. (Pause)
Sie wenden Zeit, ein bisschen Geld und Energie auf, um jetzt hier mit diesem Thema, mit dieser Übung zu sitzen. (Pause)
Sie haben eine Entscheidung getroffen – schließlich hätten Sie ja jetzt auch im Biergarten sitzen können ...
Vielleicht löst dies ja auch gerade in diesem Moment widersprüchliche Gedanken und Gefühle bei Ihnen aus. Vielleicht fragen Sie sich gerade, ob es das wert ist, ob das was bringt, »noch mehr Fortbildung«, »noch eine neue Therapieform«... (Pause)
Und dennoch ... Sie sind jetzt hier. (Pause)
Nehmen Sie wahr, dass Sie jetzt, genau in diesem Augenblick, handeln. Sie haben eine Entscheidung getroffen, Sie sitzen jetzt hier auf diesem Stuhl und machen eine Übung, die Ihnen wahrscheinlich ein bisschen seltsam oder ungewöhnlich vorkommt. (Pause)
Und mit Sicherheit gehen Ihnen alle möglichen Gedanken durch den Kopf. (Pause)
Und in Ihrem Körper machen sich alle möglichen Gefühle und Empfindungen breit. (Pause)
Und dann gibt es sicherlich jede Menge Dinge, die Sie jetzt stattdessen tun könnten und die Ihnen vielleicht mehr Spaß machen würden als diese Übung. Dennoch sind Sie hier und tun etwas, um Neues zu lernen, um neue Erfahrungen zu machen, um Ihr Leben zu bereichern. Sie haben sich entschieden und handeln entsprechend: Sie

tun etwas, das Sie näher hinführt zu dem, was für Sie wichtig ist, zu dem, was Ihnen am Herzen liegt. (Pause)

Teil 5 (Achtsamkeit)
Nun nehmen Sie sich Zeit und lenken Sie Ihre Aufmerksamkeit auf Ihren Atem. Konzentrieren Sie sich jetzt ganz auf Ihren Atem. (Pause)
Versuchen Sie nicht, ihn in irgendeiner Art und Weise zu beeinflussen. Lassen Sie ihn einfach fließen, in Ihrem ganz eigenen Rhythmus. (Pause)
Nehmen Sie den Atem wirklich wahr, sein Einströmen ... und sein Ausströmen. (Pause)
Beobachten Sie Ihren Atem, als ob Sie ein neugieriger Wissenschaftler wären, der das Atmen zum ersten Mal erlebt. (Pause)
Nehmen Sie wahr, wie sich die Lunge ganz von selbst wieder füllt, sobald die ganze Luft ausgeströmt ist. (Pause)
Nehmen Sie wahr, wie die Luft kühl in die Nase einströmt und vom Körper erwärmt wieder aus der Nase ausströmt. Konzentrieren Sie sich ganz auf den Punkt direkt unterhalb der Nase oder auf die Nasenflügel, wo Sie dies spüren können. (Pause)
Dann richten Sie Ihre Aufmerksamkeit auf den Raum um Ihren Nabel. Spüren Sie, wie sich die Bauchdecke hier bei jedem Einatmen hebt und bei jedem Ausatmen wieder senkt. (Pause)
Der Körper atmet ganz von selbst, Sie müssen gar nichts tun. Das Atmen geschieht einfach, lassen Sie es geschehen. (Pause)
Und jetzt möchte ich Sie einladen, sich einer Herausforderung zu stellen: Richten Sie Ihre Aufmerksamkeit für die nächsten zwanzig Atemzüge auf Ihren Atem und *nehmen Sie einfach nur wahr*, wie er ein- und ausströmt – und richten Sie Ihre Aufmerksamkeit gleichzeitig frei schwebend auf alles, was Sie um sich herum mit Ihren Sinnen wahrnehmen können, alles, was Sie sehen, hören, riechen und fühlen können ... und bleiben Sie gleichzeitig mit Ihrer Aufmerksamkeit bei Ihrem Atem ... Seien Sie einfach ganz im Augenblick ... (Pause)

Teil 6 (Defusion und Achtsamkeit)
Sie werden möglicherweise feststellen, dass dies gar nicht so leicht ist, weil Ihre Aufmerksamkeit abschweift. Unser Geist ist ein großer Meister im Geschichten erzählen, und er ist nicht gern untätig. Er wird Ihnen jede Menge interessanter Dinge erzählen, um Ihre Aufmerksamkeit zu erhaschen und Sie von dem abzulenken, was Sie gerade tun, oder er wird Ihnen erzählen, dass Sie die Übung gerade nicht richtig machen ... (Pause)
Kehren Sie mit Ihrer Aufmerksamkeit zum Atem zurück und probieren Sie, ob Sie da-

bei Ihre Gedanken kommen und gehen lassen können – wie Blätter, die auf einem Fluss vorbeitreiben, oder wie Wolken, die am Himmel vorbeiziehen –, und bleiben Sie mit Ihrer Aufmerksamkeit beim Atem. (Pause)
Nehmen Sie wahr, wie Ihr Atem ein- und ausströmt – und lassen Sie Ihre Gedanken im Hintergrund dahinziehen. (Pause)
Nehmen Sie wahr, wie die Luft durch Ihre Nase ein- und ausströmt – und lassen Sie Ihre Gedanken ziehen. (Pause)
Nehmen Sie wahr, wie sich Ihre Bauchdecke hebt und senkt – und lassen Sie Ihre Gedanken ziehen. (Pause)
Lassen Sie Ihren Geist ruhig plappern – wie ein Radio, das im Hintergrund dudelt. Versuchen Sie nicht, das Radio auszuschalten. Das funktioniert nicht und gelingt nicht einmal Zen-Meistern immer. Lassen Sie das Gedanken-Radio einfach im Hintergrund spielen und bleiben Sie mit Ihrer Aufmerksamkeit beim Atem. (Pause)
Ab und zu wird es Ihrem Geist gelingen, Sie abzulenken: Er wird Sie mit einer guten Geschichte ködern und Sie werden den Atem vergessen. Das ist normal und natürlich und wird immer wieder passieren. Sobald Sie bemerken, dass es geschehen ist, halten Sie inne und nehmen Sie wahr, was Ihre Aufmerksamkeit in Anspruch genommen hat. Lenken Sie dann Ihr Gewahrsein wieder sanft auf den Atem zurück. (Pause)
Sie werden wieder und wieder mit den Gedanken abschweifen. Das ist normal und natürlich und passiert jedem. Sobald Sie es bemerken, können Sie sich über dieses Erwachen freuen und kehren ganz sanft wieder zu Ihrem Atem zurück. (Pause)
Nehmen Sie jetzt nochmal ganz achtsam zehn Atemzüge. (Große Pause)

Teil 7 (Achtsamkeit & Akzeptanz)

Während der Übung werden sich Ihre Gefühle und Körperempfindungen immer wieder ändern. Vielleicht zeigen sich angenehme Gefühle wie Entspannung, Ruhe, Frieden. Vielleicht zeigen sich aber auch unangenehme Gefühle und Empfindungen wie Langeweile, Frustration, Unruhe, Angst oder Rückenschmerzen. Schauen Sie, ob Sie diese Gefühle einfach so sein lassen können, wie sie sich im gegenwärtigen Augenblick zeigen. (Pause)
Versuchen Sie nicht, Ihre Gefühle zu kontrollieren oder zu verändern. Lassen Sie sie einfach da sein, egal, ob sie Ihnen nun angenehm oder unangenehm vorkommen. Bleiben Sie mit Ihrer Aufmerksamkeit beim Atem und nehmen Sie gleichzeitig alle Gefühle und Empfingen wahr, die da auftauchen. (Pause)
Immer, wenn Sie Gefühle und Empfindungen bemerken, nehmen Sie dies wahr, beobachten Sie sie, ohne sie zu bewerten oder an ihnen festzuhalten. Einfach nur beobachten und ziehen lassen. (Pause)

Das hier ist keine Entspannungsübung. Es geht nicht darum zu entspannen, sondern darum, Ihre Gefühle, Gedanken und Empfindungen einfach da sein zu lassen und wahrzunehmen und das zu denken, was Sie denken, und das zu fühlen, was Sie fühlen, ohne zu kämpfen und ohne dass irgendetwas in diesem Moment anders sein müsste. (Pause)
Falls Sie ein unangenehmes Gefühl wahrnehmen, sagen Sie still und freundlich zu sich: Da ist ein Gefühl der Langeweile oder da ist ein Gefühl der Angst oder da ist ein Gefühl der Unruhe. Nehmen Sie das Gefühl zur Kenntnis und lassen Sie es einfach da sein ... und richten Sie gleichzeitig Ihre Aufmerksamkeit wieder auf den Atem. (Pause)

Teil 8 (Vertiefende Metapher, Aufmerksamkeitsscheinwerfer, Kontakt mit dem »Hier und Jetzt«, Selbst-als-Kontext)

Wir wollen uns zum Schluss noch einmal ins Theater setzen. Auf der Bühne Ihres Lebens tummeln sich also all Ihre Gedanken und Gefühle und alles, was Sie sehen, hören, berühren, schmecken, riechen und sonstwie empfinden können.
Mit dieser Übung haben Sie die Bühnenbeleuchtung immer wieder verändert und Ihren Aufmerksamkeitsscheinwerfer auf Ihre Gedanken, Ihre Gefühle, Ihre Empfindungen, auf die gesamte Bühne und auf Ihren Atem gerichtet. (Pause)
Jetzt geht es darum, die restliche Beleuchtung wieder einzuschalten. Das Atmen geschieht im Körper, also richten Sie Ihren Aufmerksamkeitsscheinwerfer jetzt auf Ihren ganzen Körper. Richten Sie sich im Stuhl auf und nehmen Sie Ihre Arme und Beine, Kopf, Nacken, Brust und Bauch wahr. (Pause)
Und weil sich Ihr Körper in einem Raum befindet, richten Sie Ihren Aufmerksamkeitsscheinwerfer auch auf den Raum um sich herum. Schauen Sie sich um und nehmen Sie wahr, was Sie sehen, hören, riechen, schmecken und berühren können. (Pause)
Nehmen Sie noch einmal wahr, was Sie jetzt gerade in Ihrem Körper spüren, welche Empfindungen da sind. (Pause)
Nehmen Sie noch einmal wahr, was Sie gerade fühlen, welche Emotionen da sind. (Pause)
Und nehmen Sie wahr, was Ihnen jetzt gerade für Gedanken durch den Kopf gehen. (Pause)
Es gibt diesen Teil in Ihnen, der immer da ist und der alles wahrnehmen kann, was immer Sie gerade sehen, hören, berühren, schmecken, riechen, denken, fühlen oder tun. (Pause)
Diesen beständigen Teil, der das alles ganz wertfrei beobachten kann. Das ganze innere Erleben, alles, was gerade da ist ... so, wie es ist. (Pause)

Damit ist die Übung zu Ende. Wer müde geworden ist, kann sich gerne recken und strecken und tief ein- und ausatmen, eine kleine Körperübung machen (oder sich eine Tasse Kaffee machen ...)

Übrigens kann man diese Übung in kleinen Abwandlungen auch prima mit Klientinnen zur Einführung machen. Das Charmante daran ist, dass man vorab gar nicht groß von der ACT erzählen muss, die Klientin kann damit gleich die Kernprozesse selbst erfahren, ohne dass man sie an dieser Stelle schon direkt benennen müsste.

Übung 2: Wechselnde Aufmerksamkeit (mod. nach Chade-Meng Tan, 2015)

(auch als Audio)
Bei dieser Übung wechseln wir den Fokus unserer Aufmerksamkeit. Wir richten unseren Aufmerksamkeitsscheinwerfer immer jeweils für einige Minuten unterschiedlich aus. Am einfachsten ist es, wenn Sie sich einen Meditationstimer stellen, sodass er alle zwei bis fünf Minuten läutet. Die Länge können Sie bestimmen, je nachdem, was Ihnen angenehm ist und wie viel Meditationserfahrung Sie bereits mitbringen. Am Anfang lieber etwas kürzer. Meditationstimer kann man in verschiedensten Varianten auch als App herunterladen, es gibt hier sehr schöne, z. B. mit Klangschalen-Ton.

Der Kern der Übung ist, zwischen zwei Arten der Aufmerksamkeit hin und her zu wechseln:

- fokussierte Aufmerksamkeit,
- frei flottierende Aufmerksamkeit.

Bei der fokussierten Aufmerksamkeit richten Sie Ihre Aufmerksamkeit schlicht und einfach auf ein Meditationsobjekt. Ich nehme dazu am liebsten den Atem. Der ist immer verfügbar, und viele Klientinnen haben auch bereits positive Erfahrungen mit Atemübungen gemacht. Es ist aber auch möglich, z. B. eine Blume oder eine Kerze zu nehmen.

Bei der frei flottierenden Aufmerksamkeit hingegen wird die Aufmerksamkeit nicht speziell auf etwas ausgerichtet, sondern es wird einfach alles wahrgenommen, was daherkommt, ohne sich jedoch darin zu verlieren oder daran festzuhalten. Es ist ein großer Unterschied, ob ich in der Meditation meine Einkaufsliste für morgen plane und mich darin verliere oder ob ich wahrnehme. »Aha, mein Geist möchte gerade die Einkaufsliste planen« und diesen Gedanken dann wieder ziehen lasse.

Jetzt geht's los:

Stellen Sie Ihren Timer auf sechs Abschnitte zu je zwei bis fünf Minuten ein.
Wir beginnen mit der fokussierten Aufmerksamkeit. Während der nächsten zwei Minuten richten Sie Ihre Aufmerksamkeit bewusst auf Ihren Atem. Das war's. Versuchen Sie nichts zu verändern, nehmen Sie nur wahr. Machen Sie sich bewusst, dass Sie atmen und achten Sie genau auf den Prozess der Atmung. Sobald Ihre Aufmerksamkeit abschweift, registrieren Sie dies einfach und kehren Sie sanft zu Ihrem Atem zurück. (Zwei bis fünf Minuten)
Dann wenden wir uns der frei flottierenden Aufmerksamkeit zu. Während der nächsten zwei Minuten bleiben Sie einfach nur sitzen, ohne irgendwelche Absichten zu verfolgen, ohne an irgendetwas festzuhalten. Alles, was kommt, ist willkommen und darf auch wieder weiterziehen. Leichter geht es wirklich nicht. Es geht darum, vom Tun zum Sein zu wechseln, was immer Sie darunter verstehen. Seien Sie einfach. (Zwei bis fünf Minuten)
Wir wechseln jetzt noch weitere zwei Mal zwischen diesen beiden Aufmerksamkeitsarten hin und her.

Wenn Sie jetzt hier angekommen sind, hoffe ich, dass Sie die Übungen auch wirklich ausprobiert haben. Getreu dem ACT-Grundsatz: »Ja, mein innerer Schweinehund ist groß. Und jetzt lade ich ihn ein und mache *mit* meinem inneren Schweinehund im Schlepptau das, was mich in Richtung meiner Werte bringt, das, was mir wirklich am Herzen liegt.«

In den Kapiteln zu den sechs Kernprozessen und dem vorbereitenden Prozess der Kreativen Hoffnungslosigkeit finden Sie noch weitere Selbsterfahrungsübungen. Unter der Überschrift *Vorbereitung für die Therapeutinnen* habe ich jeweils einige Übungen ausgewählt, die die Teilnehmerinnen meiner Workshops als hilfreich erlebt haben. Sie sind direkt an den jeweiligen Kernprozessen orientiert und als Anregung für den Einstieg in die Arbeit mit der ACT mit den Klientinnen gedacht. Wie gesagt, es geht immer darum, Prozesse für die Klientinnen erlebbar und erfahrbar zu machen und vor allem auch direkt bei der Erfahrung der Klientinnen anzusetzen. Und es geht darum, psychische Flexibilität zu fördern, und damit letztlich um nicht weniger als Lebendigkeit (im wahrsten Sinne des Wortes) und ein erfüllendes Leben. Und damit erst mal genug der Selbsterfahrung, jetzt gibt es ein bisschen Theorie.

5.2 Was will die ACT?

Living vitally, not being symptom-free, is the goal
(Strosahl, Robinson, Gustavsson, 2012)

Immerse yourself in the river of life
(Buddha)

Die ACT will, dass wir alle ein schönes, glückliches Leben haben. Kleiner Scherz, natürlich ist das Leben nicht immer schön und glücklich, das ist ja genau der Punkt. Wie gehen wir mit unserem Leben um, wenn es nicht geschmeidig dahinläuft?

Eine ganz kurze Antwort auf obige Frage also: Die ACT will die Klientin befähigen, ein selbstbestimmtes und erfülltes Leben in Übereinstimmung mit den eigenen Werten zu führen. Dabei ist das übergeordnete Ziel nicht Symptomfreiheit, sondern Erlebensfähigkeit, Flexibilität und damit letztlich Lebendigkeit. Der lebenskluge Hund Snoopy bringt das in einem treffenden kleinen Cartoon prima auf den Punkt: Charlie Brown und Snoopy sitzen auf einem Steg am See, Charlie Brown sagt: »Eines Tages werden wir alle sterben, Snoopy«, und Snoopy antwortet: »Ja, stimmt, aber an allen Tagen tun wir das nicht!«

Die Akzeptanz- und Commitment-Therapie wird nicht umsonst »act« ausgesprochen wie das englische Verb »to act« (also *nicht* in einzelnen Buchstaben A – C – T), denn sie hat ihren Namen von den zwei zentralen Botschaften: Akzeptiere, was du nicht kontrollieren kannst, und handle so (»commitment«), wie es deinen Werten entspricht.

Man kann sich der Frage auch annähern, indem man erst einmal schaut, was die ACT *nicht* ist, nämlich:

- kein neues Tool
- keine Werkzeugbox
- nicht »nur« Achtsamkeit …

… sondern sehr viel mehr.

Was heißt das jetzt im Einzelnen?

Die ACT ist kein neuer Ansatz, um Depressionen, Ängste, oder sonstige Symptomatik »wegzumachen«. Vor dieser Idee muss man sich auch als Therapeutin hüten – gerade, wenn man anfangs sehr von der ACT begeistert ist (und ich weiß, wovon ich hier spreche). Wenn man die ACT als Stein der Weisen verwendet, als neue Technik, die es jetzt »bringen« wird, dann hat man den Kern der ACT, den Paradigmenwechsel, noch nicht verstanden (s. nächstes Kapitel). Dies ist natürlich auch eine Erwartung, die die Klientinnen oftmals an uns herantragen. Gerade langjährige »chronifizierte« Klientinnen, mit denen ich viel arbeite, Klientinnen also, die schon jede Menge an Therapien hinter sich haben, kommen mit der Erwartung, oder zumindest der deutlichen Hoffnung, jetzt endlich (oftmals nach vielen therapeutischen »Enttäuschungen«) *die* Therapie zu finden, die ihnen endlich helfen wird. Und mal ganz ehrlich, hätten wir als Therapeutinnen nicht auch gerne den goldenen Zauberstab, um alles einfach »wegzuheilen«? Und genau an dieser Stelle muss dann die ACT-Therapeutin beiseitetreten und die Klientin »hinfallen« lassen. Und ich weiß nur zu gut aus eigener Erfahrung, wie groß die Versuchung ist, der Klientin zu vermitteln (explizit oder implizit), dass man mit der ACT ein tolles Tool hat, das ihr helfen wird. Also, an dieser Stelle am besten durchschnaufen, sich ankern und dem Helferdrang – und dem eigenen Bedürfnis der Selbstwerterhöhung als Therapeutin – widerstehen.

Die ACT ist auch keine Werkzeugbox zum beliebigen Herausnehmen einzelner Techniken, sondern ein Gesamtkonzept. Ich werde in den Workshops immer wieder gefragt, ob man nicht auch einfach einzelne Kernprozesse herausnehmen und einzeln anwenden kann. Na ja, man kann zwar sicherlich einzelne Techniken als »stand alone« verwenden, aber dann sind es eben einzelne Tools und nicht mehr die ACT.

Die ACT ist ein »Gesamtkunstwerk« und lebt davon, dass die einzelnen Kernprozesse fließend ineinander übergehen und sich ergänzen (s. Kap. »Tanz mit dem Hexaflex«). Und das ist eben auch die große Stärke der ACT. Die einzelnen Kernprozesse gibt es ja schon lange in dieser oder ähnlicher Form in anderen Therapierichtungen, auch im Buddhismus kann man sie beispielsweise finden, die ACT hat hier nichts neu erfunden. Das Verdienst oder die Stärke der ACT ist, dass sie diese Prozesse zu einem stimmigen Gesamtmodell zusammengefügt hat (und deren Wirksamkeit bei verschiedensten psychischen Störungen ausgiebig beforscht), in dem diese sich ergänzen und man fließend von einem Prozess zum anderen übergehen und die Ergänzungen und Synergien im Therapieprozess nutzen kann. Defusion ohne Achtsamkeit wird langfristig nicht funktionieren, Achtsamkeit ohne Werte wird langfristig nicht funktionieren und so weiter.

Zu guter Letzt ist die ACT auch nicht »nur« Achtsamkeit. Ich begegne immer wieder Therapeutinnen, die sagen, ja, ich mache ACT, letztlich arbeiten sie aber ausschließlich mit Achtsamkeits- und Akzeptanzübungen. Was natürlich auch vollkommen in Ordnung ist, Achtsamkeit und Akzeptanz haben freilich ihren ganz eigenen Stellenwert. Nur: Es ist dann eben nicht ACT, da hier ganz zentrale Elemente wie die Wertearbeit oder das Selbst-als-Kontext nicht vorkommen.

Was aber ist dann die ACT?

Zunächst eine persönliche Antwort: Für mich bedeutet die Arbeit mit der ACT in erster Linie Lebendigkeit, Offenheit, Neugier und letztlich Freiheit.

Und hier die etwas offiziellere Version: Die Akzeptanz- und Commitment-Therapie wurde in den 1980er Jahren als prozessorientierte, transdiagnostische Behandlungsform entwickelt. Sie basiert auf der Annahme, dass bestimmte Prozesse zu psychischem Leiden führen, in erster Linie kognitive Fusion, Erlebensvermeidung und unwirksames Handeln. Sie ist ein empirisch überprüftes, klinisches, störungsübergreifendes Verfahren[5], welches der sogenannten dritten Welle der Verhaltenstherapie zugeordnet wird. Die Wurzeln der ACT liegen in den Kontextuellen Verhaltenswissenschaften (contextual sciences), genauer im Funktionalen Kontextualismus.[6] Hier wird davon ausgegangen, dass jedes Verhalten *in einem bestimmten Kontext* auftritt und existiert. Es kann daher keine absolute Wahrheit geben, weil diese immer vom jeweiligen Kontext, in dem sie auftritt, abhängt. Der Fokus des Funktionalen Kontextualismus ist ein höchst pragmatischer: »What's true is what works« (Hayes et al., 2011).

Um die ACT zu verstehen, hilft es, sich zunächst die Fragen anzuschauen, aus denen heraus sie geboren wurde:

> »How is it that bright, sensitive, caring people who have everything they need to survive and prosper in life must endure such suffering? Are there ubiquitous human processes that somehow are linked to widespread suffering? Can we develop a solid theoretical understanding of how suffering develops and then

5 Einen aktuellen Überblick über den Stand der Forschung findet man auf der Homepage der *Association for Contextual Behavioral Science* (https://contextualscience.org): ACT Randomized Controlled Trials since 1986.

6 Die ACT hat viele Wurzeln, zugrunde liegen die CBS (contextual behavioral sciences – Kontextuelle Verhaltenswissenschaften), der Funktionale Kontextualismus und die Bezugsrahmentheorie. Weiterhin eingeflossen in die Entwicklung der ACT sind die kognitive Verhaltenstherapie, humanistische Therapieformen, existenzielle psychologische Ansätze, Entwicklungswissenschaften und Elemente der fernöstlichen Philosophie.

apply psychological interventions to neutralize or reverse the core processes responsible?« (Hayes, Strohsahl, Wilson: Acceptance and Commitment Therapy, 2016).

Was bedeutet das? Aus der ACT-Perspektive gehört Leiden zum menschlichen Leben. Es entsteht hauptsächlich aus normalen psychischen Prozessen, besonders solchen, die mit der Sprache zu tun haben (Stichwort »Fusion«).[7]

In der ACT geht es darum, Fertigkeiten zu entwickeln, die die psychische Flexibilität erhöhen (und dadurch den Handlungsspielraum erweitern). Damit ist die ACT nicht problem- oder symptomorientiert, sondern lösungs- und ressourcenorientiert. Fokus ist nicht das Symptom, auch nicht das Syndrom, sondern ein selbstbestimmtes, erfülltes Leben in Übereinstimmung mit den eigenen Werten zu führen. In der ACT fragen wir also weniger »Was ist problematisch?«, sondern eher »Wo soll's hingehen in Ihrem Leben?«. Und verschieben damit den Aufmerksamkeitsscheinwerfer vom Leiden (an der Depression, an der Angst, an den Schmerzen …) hin zur Lebendigkeit.

Die Klientin leidet einerseits an einem schmerzhaften Erleben – andererseits an einem unflexiblen, rigiden Umgang damit.

Wir gehen dabei in der ACT pragmatisch vor und nutzen das Prinzip der Funktionalität (workability): Was hilft, was nützt, was bringt die Klientin in die richtige Richtung?

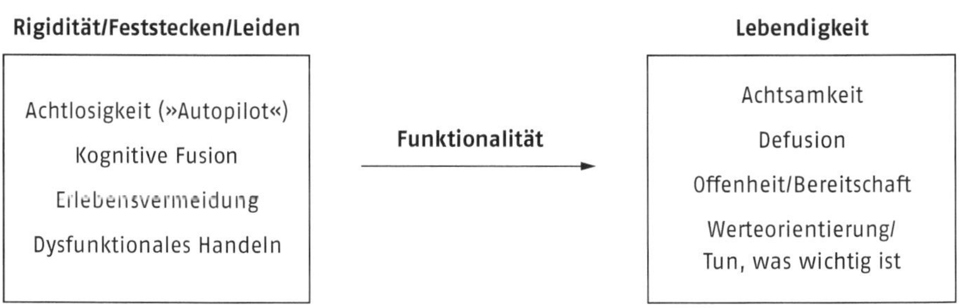

Abbildung 1: Vom Leiden zur Lebendigkeit

7 Wer hier tiefer einsteigen möchte, wird nicht umhinkommen, sich mit den Hintergründen der ACT, vor allem der RFT (Relational Frame Theory – Bezugsrahmentherorie) zu beschäftigen. Es würde den Rahmen dieses Buches sprengen, die RFT hier zu erläutern. Wen die Grundlagen aber tiefergehend interessieren, findet im Anhang weiterführende Literaturangaben. Ich selbst kann es jedem, der ein tieferes Verständnis der ACT entwickeln möchte, nur ans Herz legen, sich auch mit der RFT zu beschäftigen.

Aus den Lerntheorien wissen wir, dass jedes Verhalten auf ein Ergebnis ausgerichtet ist. Verhalten wird wiederholt, wenn es einen Verstärker gibt, wenn die Klientin einen unmittelbaren Nutzen, einen sogenannten Payoff hat. Es sind hier in erster Linie die kurzfristigen Verstärker, die wirksam sind. Hier haben wir ein machtvolles Instrument aus der Verhaltenstherapie zur Verfügung: die Verhaltensanalyse (z. B. als SORKC-Modell).

Wie arbeiten wir damit in der ACT?

Immer wieder unterscheiden wir zwischen (1) Gedanken/Gefühlen und (2) Handlungen, die die Klientin vornimmt, sobald sich diese Gedanken/Gefühle zeigen. Wir arbeiten damit vor allem an der Illusion, dass Ersteres das Letztere kontrolliert (das ist auch für Therapeutinnen manchmal überraschend). Ziel ist es, der Klientin zu verdeutlichen, dass sie immer wieder an einer Weggabelung steht und dass es in ihrer Entscheidung liegt, welchen Weg sie einschlagen will. Ziel ist es, sie zu ermächtigen, den Weg einzuschlagen, der sie ihren Werten näherbringt, der sie zu einem erfüllten, wertegeleiteten Leben führt.

Die ACT ist erfahrensorientiert, das bedeutet zum einen, dass wir immer eng an der Erfahrung der Klientin bleiben, zum anderen, dass viel mit Übungen gearbeitet wird, um die Klientinnen eigene (korrigierende) Erfahrungen machen zu lassen. Auch Bilder und Metaphern werden eingesetzt, um die sprachbasierte kognitive Fusion aufzulockern und zu untergraben.

Natürlich ließe sich noch sehr viel mehr zum Hintergrund und zur Entwicklung der ACT sagen. Wer tiefer in die ACT einsteigen möchte, dem kann ich nur ans Herz legen, sich die theoretischen Hintergründe näher anzuschauen, siehe dazu die Literaturvorschläge am Ende des Buches. Ich kann es nur empfehlen, sich unbedingt in die Relational Frame Theory (RFT), die die theoretische Basis der

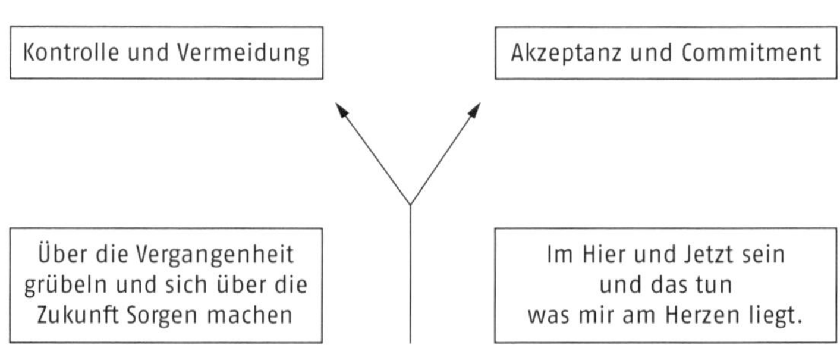

Abbildung 2: Die Weggabelung

ACT bildet, einzulesen. Auch wenn die RFT zunächst etwas technisch daherkommen mag und es ein wenig Durchhaltevermögen erfordert, sich einzuarbeiten. Natürlich können Sie die ACT auch ohne diesen Hintergrund anwenden, es ist ein bisschen wie beim Autofahren. Sie können eine hervorragende Fahrerin sein, ohne im Einzelnen zu wissen, wie der Motor funktioniert. Aber wenn er ins Stottern kommt, sind eindeutig diejenigen im Vorteil, die wissen, wie er funktioniert. (Diese Analogie habe ich bei dem bekannten australischen ACT-Therapeuten Russ Harris ausgeliehen.)

Bei aller Begeisterung, die Sie mir vielleicht bis hierher schon angemerkt haben, geht es bei der ACT natürlich nicht um ein Glaubenssystem. Auch wenn ich immer wieder betone, dass man meiner Meinung nach die ACT und ihre Kernprozesse selbst leben muss, dann meine ich damit keinesfalls, dass man in ein neues Glaubenssystem eintauchen oder gar die Klientin »missionieren« soll. Ganz im Gegenteil, es geht immer darum, dicht an der Erfahrung (im Gegensatz zu Glauben oder Überzeugungen!) der Klientin zu bleiben, zu schauen, was für sie funktioniert, einen Prozess zu initiieren, der die Klientinnen ermächtigt, ihren Werten entsprechend zu leben.

5.3 Paradigmenwechsel oder »Raus aus der Warteschleife«

Wir laufen nicht weg, weil wir Angst haben,
sondern weil wir nicht bereit sind, die Angst auszuhalten
bzw. anzunehmen.

(Alte ACT-Weisheit«)

»Raus aus der Warteschleife« – Was bedeutet das?

Viele Klientinnen kämpfen schon jahre- und jahrzehntelang mit und gegen ihre Symptome. Derweil haben sie ihr restliches Leben sozusagen auf Eis gelegt. Alles, was das Leben lebenswert macht, findet nicht mehr statt. Die Klientinnen befinden sich in einer »Lebens-Starre«, sie haben den Kontakt zu ihrem Er-Leben verloren, das Leben findet oft nur noch auf Autopilot statt: »Ich funktioniere nur noch«, oder »Das kann doch nicht alles sein«, sind Klagen, die man in diesem Zusammenhang oftmals hört. Diese Klientinnen sind gewissermaßen im Wartemodus, sie befinden sich in einer ewigen Warteschleife, denn: Sie sind davon überzeugt, dass erst das Symptom, die Erkrankung, eben das, was mit ihnen »nicht stimmt«, beseitigt sein muss, bevor ihr Leben beginnen kann. Oftmals hört man von diesen Klientinnen Äußerungen wie: »Ich kann das nicht machen, ich bin zu depressiv«, »Ich habe zu viel Angst, deshalb kann ich nicht …«, »Wenn ich selbstsicherer wäre, dann könnte ich …« – es gibt tausende von Variationen von »Ich-kann-nicht-weil« oder »Wenn-ich-nur«. Ihnen allen gemeinsam ist, dass die Klientinnen sich in der Warteschleife, im Verharrungs-Modus, befinden. Sie sind in der Illusion verhaftet, dass sich erst Problem xyz auflösen muss, bevor sie ihr (glückliches) Leben beginnen können. Und so beschäftigen sie sich Jahr für Jahr mit ihrem Problem bzw. mit ihren Symptomen, blicken gebannt wie das berühmte Kaninchen vor der Schlange auf ebendiese – und darum herum findet ganz wenig Leben statt. Nicht wenige Klientinnen haben das schon so lange getan, dass sie schon gar nicht mehr wissen, was sie alles versäumen oder was ihnen eigentlich wichtig ist, sodass da oftmals – jenseits der Symptomatik – eine riesengroße Leere ist.

Und genau hier schlagen wir in der ACT einen neuen Weg ein, und zwar von der ersten Sitzung an. Wir sagen gewissermaßen (sehr plakativ und in Kurzform formuliert): Hey, ich hab jetzt gerade ganz viel über deine Probleme gehört, aber ich weiß praktisch noch gar nichts über deine Wünsche, deine Bedürfnisse, deine Träume, über das, was du vom Leben erwartest. Was ist dir wichtig? Was gehört für dich zu einem erfüllten Leben? Was liegt dir am Herzen? Was für ein Mensch möchtest du sein? Wofür möchtest du deine Zeit und Energie einsetzen? Wofür brennst du?

Und so lenken wir in unserer therapeutischen Arbeit den Blick von Anfang an in Richtung eines wert- und sinnerfüllten Lebens. Weg von Kontrolle und Symptom-Management, weg vom starren Blick auf das Symptom, weg vom Leiden am zermürbenden und oftmals sinnlosen Kampf gegen das Symptom. Hin zu Offenheit, Bereitschaft, Flexibilität, wertegeleitetem Handeln – kurz: hin zum Er-Leben.

Das Grundprinzip dabei ist ganz simpel: Anstatt zu warten, bis man den inneren Kampf mit seinen Ängsten, Sorgen, sonstigen Problemen vielleicht irgendwann einmal gewonnen hat[8] und dann endlich sein Leben beginnen kann, geht es darum, *jetzt* zu leben, und zwar, ein erfülltes Leben zu führen *mit* (und nicht *trotz*!) allen belastenden Gedanken, Gefühlen, Erinnerungen, Ängsten, Urteilen usw. Das Problem ist also nicht, dass man die falschen Gefühle, Gedanken und

8 Was natürlich nie passiert, es kommt immer das nächste Problem, der nächste Kampf, das Leben gibt einfach nie Ruhe.

Empfindungen hat, die erst »repariert« oder gar weggemacht werden müssen, bevor man ein gutes und erfülltes Leben führen kann. Ganz im Gegenteil kann man all sein inneres Erleben, so, wie es gerade ist, da sein lassen und sich dem zuwenden, was einem wichtig ist. Dazu laden wir auch gerne mal unser persönliches »Monster« zum Tee ein – doch dazu später mehr (s. a. Kapitel Akzeptanz).

In jeder Sitzung leiten uns dabei zwei Kernfragen:

- Wo will die Klientin hin?
  Was ist ihr wichtig? Was möchte sie für ein Leben führen? Welche Art Mensch möchte sie sein? Wofür soll ihr Leben stehen? Was liegt ihr wirklich am Herzen?
- Was steht ihr dabei im Weg?

In der ACT gehen wir davon aus, dass die Hindernisse in erster Linie in folgende Kategorien fallen[9]:

- kognitive Fusion,
- Erlebensvermeidung (Vermeidung von aversivem Erleben),
- unwirksames Handeln.

Fusion bedeutet hier in erster Linie die kognitive Fusion, also das Verschmelzen mit oder Anhaften an bestimmte (dysfunktionale) Gedanken, Erinnerungen, Bilder, Urteile etc. Problematisch kann dies dann werden, wenn wir unser Leben davon bestimmen lassen und sich unser Handlungsspielraum dadurch einengt.

Erlebensvermeidung bezieht in der ACT immer inneres und äußeres Erleben mit ein. So vermeidet die agoraphobische Klientin z. B. das U-Bahn-Fahren (äußeres Erleben), weil sie sich nicht mit den dabei aufkommenden aversiven Kognitionen und Emotionen wie Angst, Hilflosigkeit, Scham etc. auseinandersetzen möchte (inneres Erleben).

Unwirksames Handeln schließlich beinhaltet im weitesten Sinne alle Handlungen (und Nicht-Handlungen), die uns wegführen von einem wertegeleiteten, erfüllten Leben.

9 Natürlich gibt es manchmal auch äußere Hindernisse finanzieller, rechtlicher oder physischer Natur. Dies können dann auch Hindernisse sein, die außerhalb des Rahmens der therapeutischen Bearbeitungsmöglichkeiten liegen und womöglich anderweitig parallel angegangen werden müssen, um eine Veränderung möglich zu machen.

Schon die erste Frage ist keine kleine Sache, denn: Die Welt der Klientinnen wird auf den Kopf gestellt! Sie haben sich jahrelang mit ihren Problemen, ihren Symptomen, ihren Defiziten beschäftigt (schließlich sind sie ja auch jetzt deswegen hier in der Therapie) – und jetzt das! Da will auf einmal jemand nicht die ganze Sitzung lang mit ihnen über ihre Probleme sprechen, sondern will wissen, wo es hingehen soll. Uff, keine Ahnung! Die meisten Klientinnen sind, wenn sie in Therapie kommen, defizitorientiert (klar, denn erstens geht's ihnen ja schlecht und zweitens bespricht man in einer ordentlichen Therapie ja auch Probleme). Viele Klientinnen wissen daher auch erst einmal gar nicht, wo es für sie hingehen soll. Dann ist die Klärung dieser Frage schon mal die »halbe Miete« (s. a. Kap. 6.3.1 »Zielklärung«, S. 94 f.). Auch Klientinnen, die vermeintlich wissen, wo es hingehen soll, kommen oft mit sog. Weg-von-Zielen, beispielsweise »Ich will, dass die Angst weg ist«. Genau! Aber wozu eigentlich? Um dann was zu tun? Was soll anstelle der Angst da sein? »*Was werden Sie wieder tun, wenn die Angst keine Rolle mehr spielt*?« Mit der ersten Frage fangen wir also bereits an, die Werte und Ziele zu klären, und wir bauen eine Hin-zu-Motivation auf (s. a. Kap. 7.1.1 »Choice Point Model«, S. 256) und leiten den Paradigmenwechsel ein.

Wenn wir eine Ahnung davon haben, wo es hingehen soll, kommen wir zur zweiten Frage: Was hindert die Klientin, was steht ihr im Wege?

Anschaulich wird der Paradigmenwechsel an diesem typischen Beispiel: Die Klientin sagt inhaltlich etwas wie »Ich würde ja gern yxz tun, aber ich bin einfach in der Situation nicht motiviert«. Beispielsweise: »Ich weiß ja, dass mir Sport guttut und ich würde ja gern zweimal die Woche ins Fitnessstudio gehen, aber dann kann ich mich einfach nicht aufraffen.« Na klar, der Klassiker. Wenn wir dies auseinandernehmen und genau betrachten, heißt es letztlich, ich muss mich erst irgendwie fühlen (motiviert, bereit, selbstsicher, energievoll, was auch immer), um Verhalten xyz (ins Fitnessstudio gehen) ausführen zu können. Und bis ich mich nicht (vorab) so fühle, mache ich es nicht. Dieser (erlernten) Illusion sitzen wir alle mehr oder weniger auf. Dies ist eine Version der alten Kontrollagenda: »Ich muss erst meine Gefühle (und Gedanken) kontrollieren, bevor ich das tun kann, was mir wichtig ist.« Und genau hier beginnt der Paradigmenwechsel. Ich muss mich keineswegs erst anders oder auf eine bestimmte Weise fühlen, um das zu tun, was mich in Richtung meiner Werte (in unserem Beispiel: gesundheitsbewusst leben, Selbstfürsorge, o. ä.) bringt. »In the ACT approach, a goal of healthy living is not so much to feel *good*, as to *feel* good.« (Hayes, Strosahl & Wilson, 2016).

Ich kann also mit meinen ganzen Gefühlen und Kognitionen im »Gepäck« (bzw. in der Sporttasche) losgehen und Sport machen. Ich kann es, denn es hält mich ja niemand (physisch) davon ab.[10] Also, wie es einer meiner Klienten so schön formuliert hat, »wenn ich bereit bin, meinen inneren Schweinehund in die Sporttasche zu packen, dann kann ich mit der ollen Töle ins Fitnessstudio gehen«. Und dies ist weit mehr als nur ein anderes Wording – es ist ein innerer Shift hin zur Bereitschaft.

Wozu also der Paradigmenwechsel? Die Klientin soll befähigt werden,

- den Kampf (gegen das Symptom) aufzugeben,
- das »Wartespiel« aufzugeben,
- die Selbsttäuschung (Illusion, dass unsere Gefühle unsere Handlungen kontrollieren) aufzugeben.

Die ACT verlangt von den Klientinnen (und von den Therapeutinnen) nicht mehr und nicht weniger, als eine neue Perspektive gegenüber ihren eigenen Denkgewohnheiten einzunehmen. Bei alldem geht es letztlich immer darum, die psychische Flexibilität und damit den Handlungsspielraum zu erhöhen. Die ACT ist somit nicht nur einfach eine neue Technik oder ein Bündel neuer Tools – es geht vielmehr darum, eine neue und fundamental andere Geisteshaltung zu entwickeln. Diese basiert auf radikal pragmatischen Annahmen. Deshalb kann es auch nicht zur Zufriedenheit führen, wenn man die ACT einfach nur als Werkzeugkoffer verwendet, denn vollkommen verstanden und richtig angewendet verändert sie unsere Grundidee davon, wie ein zufriedenes und erfülltes Leben funktionieren und gelingen kann.

10 Und dies gilt nicht nur für »einfache« Hindernisse wie Faulheit oder Unlust, sondern auch bei intensiven aversiven Emotionen, wie sie z. B. bei PTBS Patienten vorkommen, wie Hayes et al. eindrucksvoll in ihren Arbeiten mit traumatisierten Kriegsveteranen gezeigt haben.

5.4 Das Hexaflex: Die sechs Kernprozesse der ACT

Psychological Flexibility: A Six-Faceted Diamond
(Russ Harris)

Das sogenannte Hexaflex ist das Modell der sechs Kernprozesse, die die ACT ausmachen.

Diese sechs Kernprozesse greifen wechselseitig ineinander und beeinflussen sich gegenseitig – wie so oft hängt eben alles mit allem zusammen. Es gibt dabei keine festgelegte Reihenfolge, in der man die Kernprozesse »abarbeitet«. Das heißt, man ist als Therapeutin sehr frei in der Arbeit, man kann flexibel entscheiden, welche Kernprozesse gerade in diesem Augenblick, in dieser Situation und mit dieser Klientin am meisten Sinn ergibt bzw. am förderlichsten sind. Diese Freiheit und Flexibilität zieht sich durch die gesamte Arbeit mit der ACT, und das macht sie so kreativ, so »leichtfüßig«, sowohl für die Klientin als auch für die Therapeutin. Steven Hayes nennt das sehr treffend den Tanz mit dem Hexaflex (»dance with the hexaflex«). Es ist niemals nötig, Überzeugungsarbeit zu leisten oder gar mit der Klientin in einen Clinch zu gehen. Wenn man merkt, dass es »klebrig« oder zäh wird, dass man mit der Klientin in einen Kampf einsteigt, dann kann man davon ausgehen, dass man den ACT-Pfad verlassen hat. Wenn man also an einer Stelle glaubt festzustecken, kann man einfach zu einem anderen Kernprozess wechseln und dort weiterarbeiten. Es ist ein zutiefst kreatives und lebendiges Arbeiten. Das bedeutet nicht, dass die Arbeit immer angenehm und unanstrengend ist. ACT erfordert viel Mut, sowohl von der Klientin als auch von der Therapeutin, denn man verlässt gewohnte Wege, die Arbeit ist oftmals kontraintuitiv und widerspricht erlernten Mustern und gesellschaftlichen Normen. Man kann sich an keinen manualisierten Ablauf festklammern. Die ACT erfordert auch von den Therapeutinnen ein Höchstmaß an Flexibilität, Offenheit und Bereitschaft, sich einzulassen.

Kern-Ziel dabei ist immer, die psychische Flexibilität zu erhöhen, die Fähigkeit, unserem Er-Leben offen und präsent zu begegnen, uns auf das Leben einzulassen und uns in unserem Handeln von unseren Werten leiten zu lassen. Dies ermöglicht uns, ein erfülltes Leben zu führen, also das tun zu können, was uns am Herzen liegt. Je mehr es uns gelingt, unser Leben im Einklang mit unseren Werten zu gestalten, desto höher ist unsere Lebensqualität.

Die Kurzformel in der ACT für psychische Flexibilität, die sich auch im Hexaflex findet, ist:

- Präsenz,
- Offenheit,
- Bereitschaft: tun, was wichtig ist.

Und hier ist es: **Das Hexaflex,** der Diamant mit den sechs Facetten:

In gerader Schrift sind die Begriffe der sechs Kernprozesse aufgeführt, in kursiver Schrift die Beschreibung des entsprechenden dysfunktionalen Verhaltens.

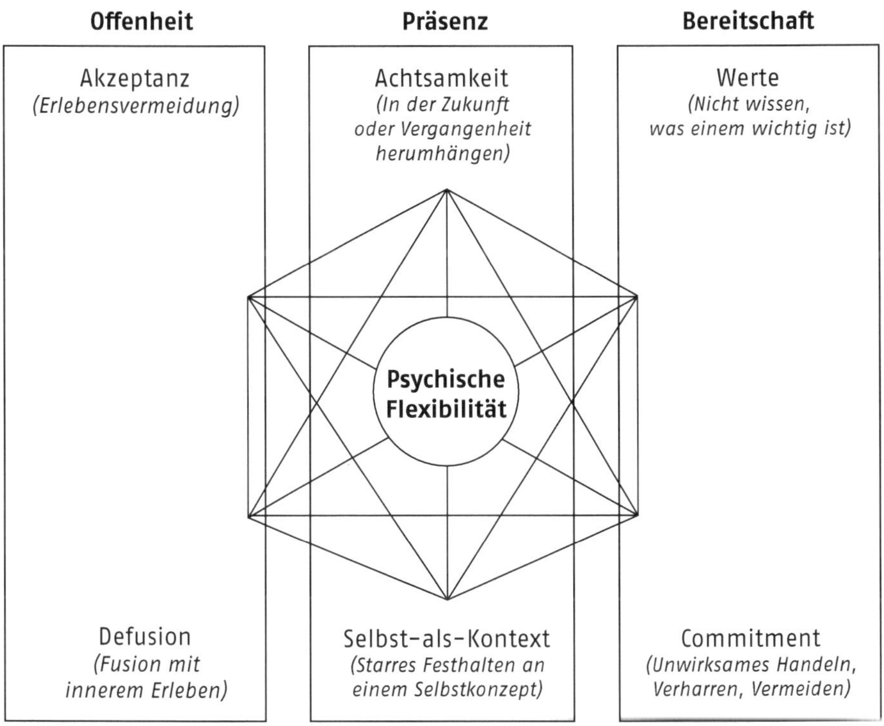

Abbildung 3: Hexaflex

Achtsamkeit – Der Kontakt mit dem jetzigen Moment – Anwesenheit im Hier und Jetzt

Das bedeutet nicht mehr und nicht weniger, als komplett im aktuellen Augenblick psychisch (und natürlich auch physisch) präsent zu sein, uns ganz auf das einzulassen, was gerade *ist*, genau hier, genau jetzt. Es bedeutet, unsere Aufmerksamkeit ganz auf das zu richten, was wir in diesem Augenblick erleben. Es bedeutet, sich nicht in seine Gedanken zu verstricken, nicht in der Zukunft oder Vergangenheit herumzuhängen, sondern sich ganz auf die Erfahrung, das Erleben des aktuellen Augenblicks einzulassen, gegenwärtig zu sein. Es ist also das Gegenteil von Auf-Autopilot-Laufen. Achtsamkeit ist ein mentaler Zustand der Aufmerksamkeit, Offenheit und Präsenz. Er erlaubt uns, jeden Augenblick des (Er-)Lebens in seiner Gänze zu würdigen. Denn (Er-)Leben kann nur im jetzigen Moment stattfinden.

Werte – Wissen und wählen, was uns am Herzen liegt

Werte sind das, was uns am Herzen liegt, das, was uns tief in unserem Innern bewegt, wofür wir »brennen«. Wie wollen wir die kurze Zeitspanne, die wir auf diesem Planeten verbringen dürfen, nutzen? Wofür wollen wir unsere Lebenszeit, unsere Energie aufwenden? Was zählt für uns im großen Lebenszusammenhang, also »am Ende des Tages«? Es geht hier um nicht mehr und nicht weniger als die Ausrichtung des eigenen Lebens. Was bedeutet für uns ein erfülltes, ein »gelingendes« Leben? Unsere Werte sind gewissermaßen der Kompass für unser Leben, da sie uns die Richtung unseres Handelns weisen.

Akzeptanz – Raum schaffen für das, was ist

Akzeptanz bedeutet erst einmal, Raum zu schaffen, Raum für alles, was da ist. Dabei geht es hier in erster Linie um das innere Erleben. Wir öffnen uns dabei für alle Gefühle, Gedanken und Empfindungen, die da gerade kommen und gehen, und zwar für angenehme, neutrale und schmerzliche. Wir geben ihnen diesen Raum, denn sie sind ohnehin da. Indem wir aufhören, gegen unser (inneres) Erleben zu kämpfen und Widerstand zu leisten (Erlebensvermeidung), machen wir uns frei. Frei dafür, nach unseren Werten zu handeln und zu leben.

Defusion – Distanz zum inneren Dialog schaffen

Defusion bedeutet zunächst einmal, dem eigenen Geist nicht alles zu glauben. Dazu können wir unsere Gedanken, den inneren Dialog also, wertfrei beobachten. Wir treten gewissermaßen einen Schritt zurück und nehmen den eigenen Geist bei der Arbeit wahr. Gedanken allein sind zunächst einmal weder gut noch schlecht, problematisch kann allein die Verschmelzung mit dem eigenen Denken werden. Wir schaffen daher Abstand zu den eigenen Geschichten, Bildern, Gedanken etc. und lernen sie als das wahrzunehmen, was sie letztlich sind, nämlich nicht mehr, als Worte und Bilder, die unser Geist ständig produziert. Wir schauen ihnen zu, wie sie kommen und gehen, wir lassen sie vorbeiziehen und halten nicht an ihnen fest, und so sind wir nicht mehr mit ihnen verschmolzen. Anstatt uns von ihnen beherrschen zu lassen, können wir uns von ihnen leiten lassen (oder eben auch nicht). Je weniger Verschmelzung, desto mehr Flexibilität, Entscheidungs- und Handlungsfreiheit.

Selbst-als-Kontext (Beobachter-Selbst) – flexibler Perspektivwechsel

Hier unterscheiden wir zwischen dem Selbst-als-Kontext und dem Selbst als Konzept (eigentlich unterscheiden wir in der ACT drei Selbst-Ebenen, aber dazu später mehr, s. Kapitel »Selbst-als-Kontext«, S. 188 f.). Wir lernen wahrzunehmen, dass es ein denkendes Selbst gibt, das den ganzen Tag Gedanken, Überzeugungen, Bilder, Pläne, Urteile und Bewertungen produziert. Und dann gibt es da noch ein beobachtendes Selbst, eine Instanz, die all das in uns wahrnehmen kann, von der aus wir uns sozusagen selbst beim Wahrnehmen, Denken und Fühlen zuschauen können. Ein Standpunkt, von dem aus wir unser Erleben beobachten können, ohne uns darin zu verfangen. Ein sicherer und stabiler »Ort«, von dem aus schwieriges Erleben nicht mehr als bedrohlich erlebt wird. Je mehr wir die Fähigkeit entwickeln, uns selbst als Kontext des eigenen Erlebens zu erfahren, desto mehr können wir erlernte einschränkende festgefahrene und starre Selbst-Konzepte überwinden.

Engagiertes Handeln – tun, was wichtig ist

Hier geht es um flexibles und wirkungsvolles Handeln, im Einklang mit unseren Werten. »Es gibt nichts Gutes, außer man tut es«, wusste schon Erich Kästner. Ein erfülltes, gelingendes Leben ist nur möglich, wenn wir es ins Tun umsetzen, wenn wir uns also entsprechend verhalten. Das bedeutet im Sinne der ACT, alles aus den anderen Kernprozessen auf der Verhaltensebene umzusetzen. Also alles Handeln, das nicht der Erfahrungsvermeidung (dysfunktionales Verhalten) dient und das uns näher hin zu einem an unseren Werten orientierten Leben (funktionales Verhalten) bringt.

All diese Prozesse zusammengenommen helfen uns dabei, psychische Flexibilität zu entwickeln und zu fördern. Je mehr psychische Flexibilität wir in unserem Leben etablieren können, desto lebendiger, vitaler und erfüllter fühlen wir uns, desto besser wird unsere Lebensqualität.

Es passiert immer wieder, dass Klientinnen dies missdeuten und heraushören, dass es ihnen mithilfe der Kernprozesse des Hexaflex (als Tools sozusagen) gelingen soll, sich besser zu fühlen. Es ist ganz wichtig, an dieser Stelle deutlich zu machen, dass es darum nicht geht. Es geht nicht darum, sich *besser* zu fühlen, sondern darum, besser zu *fühlen* (Hayes, Strosahl, Wilson, 2016 – Übersetzung der Verfasserin).

In meinen Workshops werde ich oft gefragt, mit welchem der Kernprozesse man beginnen sollte. Dies kann ich mit einem ganz klaren »Kommt drauf an« beantworten. Die einzelnen Prozesse sind ja keine abgeschlossenen Einheiten, sondern sie greifen ineinander und beeinflussen sich wechselseitig. Daher kann fast jedes »Problem« sinnvoll und funktional von mehreren Kernprozessen aus angegangen werden. In meinen Fortgeschrittenen-Workshops üben wir dies, indem wir in Rollenspielen verschiedene Ansätze zur gleichen Problemstellung durchspielen. Ausprobieren, üben und eigene Erfahrungen sammeln ist hier das A und O. Bei einer strukturierten Gruppe, die einen Kernprozess pro Sitzung behandelt, stellt sich diese Frage nicht im selben Maße, da der Ablauf ja bereits weitgehend vorgegeben ist.

Es hat sich für die ACT-Gruppen bewährt, in den Sitzungen ein Modell des Hexaflex im Gruppenraum aufzuhängen (ein prima Poster gibt es in Wengenroth 2016, oder man bastelt sich selbst eines). Es ist auch gut, den Teilnehmerinnen das Hexaflexmodell als Handout mit nach Hause zu geben. Das Modell bietet Orientierung und hilft den Klientinnen, zu verstehen, worum es geht und bei welchem Kernprozess man sich gerade befindet. Man kann jederzeit, an jedem Punkt darauf Bezug nehmen, wenn die Klientin verwirrt ist oder es unklar ist, was gerade passiert. So kann man sehr transparent arbeiten. Bei fortgeschritteneren Gruppen kann man sogar die Teilnehmerinnen fragen, in welchem Kernprozess sie gerade feststecken bzw. an welchem Prozess sie arbeiten möchten.

Erinnern wir uns noch einmal: Die ACT ist ein kontextuelles Verfahren. Und so geht es auch in der Therapiegruppe darum, einen Kontext zu schaffen, in dem dysfunktionales Verhalten abgebaut und funktionales Verhalten aufgebaut werden kann. Dazu dienen die sechs Kernprozesse.

5.5 Wesentliche Therapieprinzipien

The good physician treats the desease;
the great physician treats the patient who has the disease
(*Hayes, Strohsahl, Wilson, 2016*)

Aus einer ACT-Perspektive heraus entwickelt sich menschliches Leiden aus normalen psychischen Prozessen, vor allem solchen, die mit der menschlichen Sprache zu tun haben. In der ACT werden daher nicht einzelne Symptome oder Syndrome behandelt, sondern immer der ganze Mensch. Das tun andere Therapieformen selbstverständlich auch – was in der ACT zentral ist, ist folgende Annahme: *Wie* ein Mensch auf seine psychologischen Symptome *reagiert*, mag für sein Leben entscheidender sein als die Symptome selbst.

Wie bei jedem Therapieansatz gibt es dabei bestimmte Prinzipien, die vordringlich zum Einsatz kommen und wirksam sind und die Besonderheiten eben dieses Ansatzes ausmachen. Der folgende Überblick basiert auf praktischen Erfahrungen, auf meinen eigenen und denen vieler Kolleginnen aus der ACT-Community. Es handelt sich dabei um eine Sammlung, die im Laufe der Jahre entstanden ist, und sie erhebt keinerlei Anspruch auf Vollständigkeit.

Im Wesentlichen basiert die ACT auf der traditionellen Verhaltensanalyse, wie wir sie beispielsweise auch aus der KVT kennen. Wichtige Therapieprinzipien in der ACT sind:

- Funktionalität
- Funktionsanalyse
- Konsequenzen: Nutzen und Kosten
- Erfahrensorientierung
- Präsenz
- Kontextabhängigkeit
- Prozess vor Inhalt
- Timing
- kein Reparaturbedarf
- therapeutische Grundhaltung.

Funktionalität (Workability)

Die ACT ist im Grundsatz ein recht pragmatischer Ansatz. Unser Augenmerk gilt dem, was für die Klientin funktioniert, und wir bleiben dabei eng an ihrer *Erfahrung*. Funktionieren bedeutet hier speziell alles, was die Klientin näher zu ihren Werten bringt, in Richtung auf ein wertegeleitetes erfülltes Leben. Hayes, Stosahl und Wilson (2016) sprechen hier auch vom »pragmatic truth criterion«, dem Kriterium der pragmatischen Wahrheit: Wahr ist, was wirkt. In der ACT geht es also nicht darum, was wahr ist im Sinne einer ontologischen Betrachtung, sondern es bedeutet, dass es den von der Klientin gewünschten Outcome erleichtert. Daher verlieren wir uns nicht in Begründungs-Diskussionen (»Aber es ist doch wahr, ich bin doch depressiv und deswegen kann ich xyz nicht machen«), sondern richten das Augenmerk immer wieder darauf, was für die Klientin im jeweiligen Kontext zum jeweiligen Zeitpunkt funktioniert. Wir haben hier ein sehr wirkmächtiges Instrument aus der Verhaltenstherapie zur Verfügung: die Funktionsanalyse.

Funktionsanalyse

Verhalten ereignet sich immer in Situationen, in einem Kontext. Das bedeutet auch, dass es zu einem bestimmten Verhalten Bedingungen gibt, die dem Verhalten vorausgehen, Bedingungen, die es auslösen, Bedingungen, die es aufrechterhalten und Bedingungen, die dem Verhalten folgen (prädisponierende, auslösende und aufrechterhaltende Faktoren sowie Konsequenzen). Im therapeutischen Kontext ist meist dysfunktionales, zu veränderndes Verhalten gemeint (natürlich hat auch funktionales Handeln Bedingungen, unter denen es stattfindet). Meist handelt es sich bei dem problematischen Verhalten um kognitive Fusion und Erlebensvermeidung (Überraschung). Die letzteren, die sogenannten nachfolgenden Bedingungen, sind die Konsequenzen des Verhaltens, die das Verhalten verstärken oder auch nicht, d.h. die Auftrittswahrscheinlichkeit des Verhaltens erhöhen oder eben nicht. Um also die Funktion eines Verhaltens zu analysieren, brauchen wir ein gutes Modell, mit dessen Hilfe auch die Klientin ganz klar den Effekt ihres Verhaltens erkennen kann. In der KVT wird diese Funktionsanalyse beispielsweise als SORKC-Modell oder als ABC-Modell angewandt. In der ACT verwenden wir dieselben oder ähnliche Modelle. Bei der Funktionsanalyse interessieren uns, bezogen auf ein unwirksames Handeln, vor allem die negativen und positiven Verstärker dieses Verhaltens, also die kurzfristigen positiven Konsequenzen bzw. der kurzfristige Wegfall aversiver Konsequenzen, also der kurzfristige Nutzen, den die Klientin aus ihrem Verhalten zieht.

Konsequenzen des Verhaltens

Wir haben also eine Klientin, die ein für sie (langfristig) nicht funktionales Verhalten wiederholt. Warum? Weil sie kurzfristig einen Nutzen davon hat, also eine verstärkende Konsequenz. Wir schauen also, welche Konsequenzen die Auftretenswahrscheinlichkeit dieses dysfunktionalen Verhaltens stärken. Natürlich gibt es umgekehrt auch negative Konsequenzen, die die Auftretenswahrscheinlichkeit von Verhalten minimieren. Wenn es sich dabei um funktionales Verhalten (der Klientin im Sinne ihrer Werte förderliches Verhalten) handelt, dann sprechen wir in der ACT auch von Barrieren oder Hindernissen.[11]

Die Konsequenzen können in der Tat starke Hindernisse auf dem Weg der Veränderung darstellen, einige typische Payoffs sind beispielsweise: Nachlassen der Anspannung durch Vermeidung unangenehmer Situationen, Gedanken oder Gefühle; vermehrte Aufmerksamkeit durch die Partnerin oder andere Bezugspersonen; Kontrollerleben; nach außen gut dastehen; Selbstwerterhöhung; Sicherheitsgefühl; Schutz vor noch »schlimmeren« Gefühlen; in Ruhe gelassen werden; Konfliktvermeidung oder schlicht und einfach »sich besser fühlen«, »besser drauf sein« (kurzfristig).

Wenn man als Therapeutin diesen Payoffs nicht genügend Beachtung schenkt oder zu schnell darüber hinweggeht, besteht die Gefahr, dass die Klientin in ihren dysfunktionalen Verhaltensweisen stecken bleibt. Es empfiehlt sich daher, ein wenig Zeit auf die Funktionsanalyse und hier in besonderem Maße auf die Payoffs zu verwenden. Ein exemplarisches Beispiel ist Grübeln: Solange die Klientin sich suggeriert, mit ihrem Grübeln an ihrem Problem zu arbeiten oder sich damit auf das Schlimmste vorzubereiten, wird sie wenig geneigt sein, dieses Verhalten aufzugeben. Solange die Klientin mit Wut fusioniert ist, um »schlimmere« Gefühle wie Hilflosigkeit oder Trauer nicht aushalten zu müssen, wird sie wenig Motivation haben, auf ihre Wut-Verhaltensweisen zu verzichten. Solange die Klientin mit ihrer Partnerin streitet (»Ich hab Recht und du hast Unrecht«), kann sie damit in ihren Kopf entfliehen und ihren Selbstwert stabilisieren und muss sich nicht mit aversiven Gefühlen (wie Angst vor Beziehungsverlust) auseinandersetzen. Warum sollte sie also von ihrem Streitverhalten ablassen?

---

11 Sie kennen das als Therapeutinnen aus dem SORKC Modell als C-, C+, C-/, C+/. Da sich dieses Buch an erfahrene Therapeutinnen wendet, wird hier das Modell nicht mehr eigens erläutert.

Erfahrensorientierung

In der ACT bleiben wir immer dicht an der Erfahrung, am Erleben der Klientinnen. Wir arbeiten ganz konsequent nach dem Prinzip »Die Klientin da abholen, wo sie ist«. Der Königsweg ist nachfragen und nochmals nachfragen, bis wir als Therapeutinnen die Erlebenswelt der Klientin verstanden haben. Wenn immer möglich, evozieren wir auch direkt in der Sitzung Erleben bei der Klientin. Im Therapieprozess können wir dazu Fragen stellen wie: *»Wie ist es für Sie, wenn diese Gedanken/Gefühle jetzt gerade da sind, was erleben Sie dabei?«, »Fühlen Sie dies jetzt gerade, wo wir über xyz sprechen?«, »Was sind Ihre Erfahrungen, wenn Sie xyz tun?«, »Wie ist es für Sie, so durchs Leben zu gehen, wenn Sie xyz (nicht) tun?«.* Indem wir ganz nah an der Erfahrensebene der Klientin bleiben, minimieren wir zum einen Widerstand, zum anderen lernen wir die Erlebenswelt der Klientin besser verstehen und können durch ihre Brille schauen. Dies hilft einem als Therapeutin auch dabei, nicht vorschnell Schubladen aufzumachen und sich der Überzeugung hinzugeben, man wisse, wie der Hase läuft (ganz gefährlich, wir sollten uns als Therapeutinnen, wann immer es geht, vor unserer eigenen Brillanz hüten), sondern es diszipliniert uns, so lange nachzufragen, bis wir wirklich verstanden haben, was die Klientin in ihrer Welt erlebt (zumindest so gut wie möglich). Scheuen Sie sich nicht vor der Columbo-Technik[12]: Wenn Sie merken, dass Sie etwas (eine Verhaltensweise, eine Situation, eine Kognition, ein Denkmuster etc.) noch nicht völlig verstanden haben oder vielleicht einen vorschnellen Schluss revidieren wollen, machen Sie es wie der alte Fernsehkommissar: Drehen Sie sich sozusagen an der Tür nochmal um und fragen Sie nach.

Die Gruppe eignet sich hier besonders gut, das direkte Erfahren der Klientinnen kann im Wesentlichen durch folgende Vorgehensweisen unterstützt werden:

- Intervention im Hier und Jetzt (informelle Übungen): Wann immer es geht, nutzen wir in der ACT sogenannte »in-the-moment-interventions«. Das bedeutet, wir nutzen das, was gerade auftaucht, für neue Lernerfahrungen. Alles, was in der Gruppe passiert (auch und gerade vermeintliche Störungen), kann

12 Dies ist natürlich kein ACT-Fachterminus. Und für die Jüngeren unter den Lesern (ja, wenn Sie die Fußnote nicht brauchen, schon geoutet als Oldie): Columbo ist ein Fernsehkommissar, ursprünglich aus den 60/70er Jahren, der in den 80er Jahren im deutschen Fernsehen als Krimiserie lief. Columbo ist ein Kommissar, der sehr genau beobachtet (also sehr achtsam ist), und er stellt so lange Fragen, bis er die (Erfahrens-)Welt seines Gegenübers verstanden hat. Sein »Markenzeichen« ist es, an der Tür nochmal umzudrehen mit »Tut mir leid, Sie nochmal belästigen zu müssen, Sir, aber ich habe da noch eine Frage …«

genutzt werden, um daran die Funktionsweise der Kernprozesse zu demonstrieren

- Erfahrensübungen (formelle Übungen): Getreu dem Motto »Probieren geht über studieren« verwenden wir so viele Übungen wie möglich, um die Inhalte der ACT den Klientinnen direkt erfahrbar zu machen.
- Modelllernen: Die Gruppenmitglieder haben hier eine gute Gelegenheit, voneinander und stellvertretend zu lernen, das ist ja gerade eine der Stärken der Gruppe. Und natürlich ist Modelllernen nicht auf die Gruppenmitglieder beschränkt, als ACT-Therapeutin sind Sie natürlich das Modell für alle Kernprozesse. Sie leben den Gruppenmitgliedern sozusagen vor, wie Achtsamkeit, Defusion usw. geht. Aber keine Angst, Sie müssen hier keinesfalls perfekt sein, ganz im Gegenteil, besonders eindrückliche Lernerfahrungen finden oftmals statt, wenn die Therapeutin »vom ACT-Weg« abkommt und dies dann offen und transparent macht.

Das geht natürlich nicht ohne *therapeutische Präsenz.*

Wenn ich als Therapeutin nicht im Augenblick mit meiner Klientin präsent bin, kann ich nicht in ihre Erlebenswelt eintauchen. Typische Hindernisse sind hier zum Beispiel, dass ich bereits bestimmte Interventionen im Hinterkopf habe und überlege, wie ich diese jetzt am besten implementieren kann und dabei gar nicht mehr auf das höre und schaue, was gerade bei der Klientin passiert. Oder die Klientin reagiert auf eine Intervention nicht, wie sie soll (wie soll sie denn?) und ich verkrampfe (»Oh Gott, es klappt nicht, hab's ja gewusst, ich bin eine schlechte Therapeutin, ich kann noch nicht genügend ACT, was mache ich jetzt nur?«). Oder ich denke an meinen Kassenantrag und da ich ja noch so viele Informationen dafür sammeln muss, habe ich bereits die nächste und übernächste Frage im Kopf und bin nicht mehr im Hier und Jetzt. Oder, oder, oder … Durchschnaufen, atmen, präsent sein.

Kontextabhängigkeit

In der ACT betrachten wir Verhalten (und wir erinnern uns, dass damit Verhalten im weitesten Sinne gemeint ist, also auch »inneres« Verhalten wie etwa der innere Dialog) immer als Verhalten-in-Situationen, also in Abhängigkeit von dem Kontext, in dem es gerade auftritt. Ein Verhalten kann beispielsweise in einer Situation funktional und förderlich sein, in einer anderen jedoch nicht. Ein Beispiel: Die Klientin kommt gestresst von der Arbeit nach Hause, sie hat Ärger mit ihrer

Chefin gehabt; sie geht direkt zum Kühlschrank, nimmt ein Stück Torte heraus und schlingt es herunter. Hier hat das Verhalten vermutlich in erster Linie die Funktion der Emotionsregulation. In einer anderen Situation ist die Klientin entspannt zu Hause und isst in Ruhe und achtsam ein Stück Torte mit Genuss. Hier hat das Verhalten vermutlich eher die Funktion der Lustbefriedigung eben im Sinne des Genießens. Viele Klientinnen neigen dazu, ein Schwarz-weiß-Schema im Kopf zu haben – ein Verhalten, Gefühl oder Gedanke ist entweder immer gut oder immer schlecht und muss beseitigt oder repariert werden. Unser Ziel ist es, diese rigide Vorstellung aufzuweichen, die Kontextabhängigkeit erfahrbar zu machen und so flexibles Verhalten-im-Kontext zu ermöglichen.

Prozess vor Inhalt

Es ist schnell passiert, und ich glaube, wir kennen es alle: Man verfängt sich im Inhalt dessen, was die Klientin erzählt. Das heißt nun natürlich nicht im Umkehrschluss, dass man sich niemals mit den Inhalten beschäftigen sollte. Es bedeutet vielmehr, dass es – mindestens ebenso – wichtig ist, die Prozessebene nicht aus den Augen zu verlieren und zu schauen, welche der Kernprozesse gerade aktiv sind. Welche Verhaltens- und Denkweisen zeigt und beschreibt die Klientin, und wie funktioniert das für sie in ihrem Leben? Wir gehen damit also gewissermaßen auf die Metaebene und schauen, wie ihr Verhalten für die Klientinnen funktioniert. Ein Beispiel: *»Wo Sie mir jetzt diese Auseinandersetzung mit Ihrer Mutter gerade so schildern, das klingt sehr schmerzlich und ich sehe, Sie sind recht aufgewühlt. Wie ist das für Sie, was erleben Sie dabei, wenn Sie und Ihre Mutter sich so streiten und anschreien? Was geht dabei in Ihnen vor? … Welche Gedanken gehen Ihnen durch den Kopf? … Welche Gefühle tauchen auf? … Welche Empfindungen können Sie in Ihrem Körper spüren?«* etc. Die Therapeutin hört hier sehr wohl den Inhalt, begibt sich aber nicht auf die inhaltliche Ebene. Sie fördert zum einen, die Achtsamkeit der Klientin auf ihr eigenes inneres Erleben zu richten, andererseits versucht sie herauszuarbeiten, welche Kernprozesse gerade ablaufen. Alles, was auftaucht, jedes »schwierige« Verhalten, bietet eine Gelegenheit, mit den Kernprozessen zu arbeiten. Die Leitfrage hierbei: Welche ACT-Kernprozesse manifestieren sich in dem, was gerade hier geschieht? Und wie können wir auf ACT-gemäße Weise damit umgehen?

Timing spielt im Therapieprozess eine bedeutsame und oftmals unterschätzte Rolle. Es gibt meist zahlreiche Möglichkeiten zu intervenieren, auf das zu reagieren, was die Klientin anbietet, was in der Gruppe passiert. Manchmal ist es gut, zeitnah zu reagieren – und manchmal ist die beste Reaktion, zu warten, Zeit und Raum zu geben. Auch hier ist das Entscheidende, präsent und offen zu sein. Wenn es einem gelingt, als Therapeutin mit voller Achtsamkeit bei den Prozessen zu sein, die gerade ablaufen, dann wird man das angemessene Timing finden. Jede Klientin und jede Gruppe hat ihren eigenen Rhythmus und erfordert ein angepasstes Vorgehen. Das verlangt immer wieder Entscheidungen bei der Therapeutin. Eine große Falle, in die man gehen kann, ist hier, das perfekte Timing erwischen zu wollen. Es ist ein bisschen wie am Aktienmarkt: Es ist unmöglich, immer den perfekten Zeitpunkt zu erwischen. Man kann lediglich achtsam bleiben und das bestmögliche Timing zur jeweiligen Situation anpeilen. Auch zur häufig gestellten Frage, wann welcher Kernprozess denn nun am besten eingesetzt werden sollte, gibt es keine festen Regeln, allenfalls Erfahrungen aus der Praxis. Es hat sich zum Beispiel gezeigt, dass es den Einstieg in die therapeutische Arbeit mit der ACT erleichtert, wenn man mit dem Thema Bereitschaft beispielsweise über die *Kreative Hoffnungslosigkeit* einsteigt. So zeigt sich erfahrungsgemäß im Gruppenprozess immer wieder die Kontrollagenda der Klientinnen, und es ist hilfreich, möglichst früh im therapeutischen Prozess, Strategien zu etablieren, diese zu erkennen und ihr funktional zu begegnen (s. a. Kap. 8.3 »Erste Hilfe«, S. 292). Ansonsten ist das Charmante am Arbeiten mit der ACT, dass wir ganz geschmeidig zu einem anderen Kernprozess wechseln können (Sie erinnern sich, der »Tanz mit dem Hexaflex«), falls wir, aus welchen Gründen auch immer, gerade in der Arbeit an einem Kernprozess stecken bleiben sollten. Natürlich müssen wir immer darauf achten, aus welchem Beweggrund und mit welcher Absicht wir das tun, um damit nicht Vermeidungstendenzen der Klientin (oder eigene) zu verstärken.

Kein Reparaturbedarf

Dies bedeutet schlicht und einfach, dass die Klientin nicht »kaputt« ist und deshalb auch nicht repariert werden muss. Das Problem ist nicht, dass die Klientin »falsche« Gedanken, Gefühle und sonstige innere Erlebnisse hat und diese repariert werden bzw. durch vermeintlich bessere oder auch nur andere ersetzt werden müssen, bevor sie ein gutes Leben führen kann. Die Klientin ist einfach so, wie sie ist, zu diesem Zeitpunkt und in diesem Kontext, und so ist es auch erst einmal in Ordnung (Akzeptanz des Ist). Von diesem Punkt aus kann man dann in Ruhe und ohne Kampf schauen, wo die Klientin hinwill, und anfangen, sich in die entsprechende Richtung zu bewegen.

Therapeutische Grundhaltung
In der ACT begegnen wir der Klientin immer auf Augenhöhe. Das ist ein entscheidender Punkt, daher ist ihm das ganze nächste Kapitel gewidmet.

5.6 Therapeutische Grundhaltung – auf Augenhöhe

Do you see your patient as a roadblock or as a rainbow?
(Russ Harris)

Die therapeutische Grundhaltung ist in der ACT ganz entscheidend. Wir gehen davon aus, dass jede Klientin bereits im Besitz von allem Nötigen ist, was sie braucht, um ein reiches und erfülltes Leben zu führen.[13] Bei den meisten Klientinnen ist der klare Blick auf die eigenen Werte durch kognitive Fusion und Erlebensvermeidung getrübt. Und wir haben als Therapeutinnen die Freude und das Privileg, ihnen dabei zu helfen, ihren Blick wieder zu fokussieren.[14]

Die Grundprinzipien der Lebendigkeit – Präsenz, Offenheit, Flexibilität, Neugier – sind der ACT so inhärent, dass es meiner Meinung nach unmöglich ist, ACT-gemäß zu arbeiten, wenn man dies als Therapeutin der Klientin nicht authentisch vorleben kann. Das heißt keinesfalls, dass wir als Therapeutinnen in jeder Sekunde diese Prozesse perfekt verkörpern müssen. Ganz im Gegenteil, auch wir sind nur Menschen (Überraschung). Aber wir müssen als ACT-Therapeutinnen bereit sein, uns zu öffnen für den Moment, anzunehmen, was gerade im Augenblick geschieht, damit wir diese Lebendigkeit und Flexibilität in den Therapieprozess einbringen können. Die Modellfunktion der Therapeutin ist hier ganz entscheidend, da viele Prozesse der ACT, die psychische Flexibilität ausdrücken, nicht in erster Linie durch Worte vermittelt werden können, sondern durch das direkte Erleben und Erfahren, und dazu muss ein förderlicher Kontext im Therapiesetting von der Therapeutin geschaffen werden. Die ACT ist eine Therapieform, die gelebt und vor-gelebt sein will (jaaa, ich weiß, das hatte ich schon mal erwähnt).

Jede Beziehung und Interaktion zwischen zwei oder mehreren Menschen erfordert Prozesse der psychischen Flexibilität (wenn sie gut laufen sollen). In der

13 Das bedeutet natürlich nicht, dass es nicht nötig ist, ggf. Fähigkeiten oder Fertigkeiten zu erlernen und zu üben.

14 Dies ist hier bewusst etwas einfach dargestellt, um die therapeutische Grundhaltung deutlich zu machen. Selbstverständlich ist ein Störungsgeschehen komplexer.

therapeutischen Beziehung stellt die psychische Flexibilität nicht nur ein Interventionsziel dar, sondern ist vielmehr eine wesentliche Grundlage für eine wirkungsvolle Therapie. Viele Grundprinzipien der ACT widersprechen dem, was wir in unserer Kultur gelernt haben, sie scheinen somit zunächst einmal kontraintuitiv. Dies kann erst einmal Widerstand und Ängste erzeugen – sowohl bei der Klientin als auch bei der (angehenden ACT-) Therapeutin. Um hier wahrhaftig und authentisch arbeiten zu können, hilft es nicht nur, die Grundprinzipien der ACT zu verinnerlichen, sondern es muss der Therapeutin auch klar sein, dass die ACT keine Toolbox ist und sie als »ACT« eben nur als Gesamtpaket funktioniert.

> »ACT is not just a method or technique. It is multidimensional approach linked to a basic and applied model and an approach to scientific development. It applies to clinicians as well as clients. At one level, our goal is to present a process-focused, unified, transdiagnostic account of human pathology and human potential. At another level, we invite you to explore a different conception of your own life and that of your clients. (Hayes, Strosahl, Wilson, 2016).«

Als Therapeutin sollte man sich daher mit dem Paradigmenwechsel komfortabel fühlen, also mit der Annahme, dass aversive und »problematische« Gedanken und Gefühle per se nicht das Problem darstellen, sondern allein der Umgang damit, die Beziehung, die wir zu unserem inneren Erleben aufbauen und pflegen. Dieses muss daher auch nicht inhaltlich modifiziert oder gar »weggemacht« werden. Dies ist auch für uns Therapeutinnen keine Kleinigkeit, denn wenn wir ganz ehrlich sind, hätten wir nicht alle gerne einen Schalter oder einen Zauberstab, um die Probleme der Klientin (und unsere eigenen) einfach auszuschalten, schnelle und schmerzlose Heilung, hurra, wer wünschte sich das nicht?

Die ACT ist mehr als eine Therapieform, sie ist eine Lebenseinstellung. Das ist meine persönliche Meinung, und womöglich würden mir hier nicht alle in der ACT-Community zustimmen (ich glaube aber eigentlich schon – ich freue mich auf jeden Fall über alle Rückmeldungen). Aus meiner Erfahrung heraus ist es unerlässlich, selbst Achtsamkeit zu praktizieren (in welcher Form auch immer), sich in Akzeptanz zu üben und überhaupt alle Kernprozesse der ACT im wahrsten Sinne des Wortes am eigenen Leib erfahren zu haben und zu praktizieren. So verschieden wir als einzelne Individuen auch sein mögen, so gleich sind wir doch als Menschen, als Zugehörige zur menschlichen Gattung. Wir schlagen uns mit denselben Problemen herum, wir verwenden dieselben Lösungs- und Kontrollstrategien (z. B. eben kognitive Fusion, Erlebensvermeidung), egal, ob wir auf dem Therapeutinnen- oder dem Klientinnenstuhl sitzen.

Das verdeutlicht auch die Metapher der beiden Berge sehr schön: Es stehen zwei Berge nebeneinander, einer ist der Berg der Therapeutin, der andere der Berg der Klientin. Beide sind auf ihrem eigenen Berg auf dem Weg zum Gipfel. Beide können ihren eigenen Weg nicht sehen, der verschlungen sein mag, von Bäumen verstellt, durch Talsenken und über Bäche führen und auch mal jäh an einer Schlucht stoppen mag. Auch den Gipfel des eigenen Berges können sie nicht erblicken, bestenfalls ist die Richtung klar. Den Berg der anderen, mitsamt Weg und Gipfel, können sie jedoch sehr deutlich sehen. Durch diese andere Perspektive und durch den Abstand hat die Therapeutin einen besseren Überblick, sie kann im besten Falle sehen, wo auf dem Weg die Klientin sich befindet, sie kann sehen, wo Weggabelungen, Schluchten, dichtes Gestrüpp und sonstige Hindernisse lauern oder ob die Klientin gar auf einem sich wiederholenden Rundweg umherirrt. Bemerken Sie auch, dass die Therapeutin keineswegs allwissend auf dem Gipfel ihres Berges steht, herunterschaut und der Klientin sagt, wo es langgeht. Sie begleitet sie vielmehr auf ihrem Wanderweg und hilft ihr gelegentlich, umgefallene Bäume, Gestrüpp oder sonstige Hindernisse aus dem Weg zu räumen.

Vielleicht hatten wir als Therapeutinnen die Möglichkeit, uns vertiefter mit diesen Prozessen auseinanderzusetzen, haben daher schon ein bisschen mehr Erfahrung und Wissen beim »Bergsteigen« und deshalb unseren Berg schon ein Stückchen weiter erklommen. Aber schließlich hat jeder seinen eigenen Berg zu besteigen, und jeder ist sein ganzes Leben lang unterwegs.

Es folgt eine Zusammenstellung von Aspekten, die mir wichtig erscheinen in der therapeutischen Beziehung. Es handelt sich hier um eine Sammlung, die über meine Jahre der ACT-Arbeit entstanden ist, sie ist daher persönlich gefärbt und sie erhebt keinerlei Anspruch auf Vollständigkeit.

Aspekte der therapeutischen Beziehung in der ACT

- Begegnung auf Augenhöhe: Die Klientin ist ein Mensch genau wie wir, sie lässt sich von ihren Gedanken und Gefühlen in Beschlag nehmen und kämpft gelegentlich gegen das Leben an. Wie wir alle. In diesem Hinblick sitzen wir alle in einem Boot.
- Gewaltfreiheit: Wir schlagen unsere Klientinnen nie – kleiner Scherz, das bedeutet hier natürlich in erster Linie, nicht krampfhaft überzeugen zu wollen, die Klientinnen nicht in eine Richtung zu schubsen. Auch hier können wir das

Konzept der Funktionalität nutzen. Wir bitten unsere Klientinnen immer wieder, für sich selbst zu prüfen, ob ihre Handlungen ihnen ein Gefühl von Sinn, Erfüllung und Lebendigkeit vermitteln. Daher brauchen wir unsere Klientinnen niemals unter Druck zu setzen, zu überzeugen, zu überreden, zu »schubsen«. Wir lenken ihren Blick immer wieder auf die Konsequenzen (Kosten und Nutzen) ihres Handelns einerseits und auf ihre Werte (wo soll's hingehen) andererseits und lassen sie ihren Weg frei wählen.

Die Klientin hat grundsätzlich das Recht, sich zu entscheiden. Selbst wenn die Entscheidung zum momentanen Zeitpunkt aus Therapeutinnensicht dysfunktional oder wenig förderlich wirken mag (CAVE: Ausnahme hier natürlich immer Selbst- oder Fremdgefährdung). Das ACT-Modell stellt lediglich eine *Möglichkeit* dar, anders mit den Dingen umzugehen. Aber letztlich ist auch werteorientiertes Leben keine unumstößliche Wahrheit, dies ist nicht der einzig richtige Weg zu leben, die Klientin hat selbstverständlich das Recht, sich hier anders zu entscheiden. Es gibt keine allgemeingültige Wahrheit, es gibt kein »richtiges« Leben, das mit ACT oder sonst einem Verfahren, einer Überzeugung, einem Glauben o. Ä. erreicht oder bewiesen werden kann – es gibt jedoch das eigene Erleben, die eigene Erfahrung[15], an der man sich orientieren kann.

- Augenmerk auf die therapeutische Beziehung im Hier und Jetzt: Das (dysfunktionale) Verhalten der Klientin präsentiert sich in den Sitzungen, auch in den Beziehungen innerhalb der Gruppe, und wir arbeiten wann immer möglichst direkt damit. Schließlich ist die einzige Beziehung, die wir wirklich unmittelbar kennen, die zwischen unserer Klientin und den Gruppenteilnehmerinnen und uns. Hier ist die Gruppe von unschätzbarem Wert, da sich hier alle dysfunktionalen Muster unmittelbar präsentieren. Hier ist mal wieder die eigene Achtsamkeitspraxis besonders wichtig, damit es uns als Therapeutinnen gelingt, wirklich bei dem zu sein, was gerade passiert und nicht in der eigenen Agenda verstrickt zu sein. Wir richten den Aufmerksamkeitsscheinwerfer immer wieder auf das, was sich im Augenblick und im aktuellen Kontext der Gruppe präsentiert, und arbeiten damit.
- Die Therapeutin als Rollenmodell: Psychische Flexibilität ist nicht nur Interventionsziel, sondern eine ganz wesentliche Grundlage für die therapeutische Beziehung und eine wirkungsvolle Therapie. Daher ist es wichtig, dass die Therapeutin hier auch Rollenmodell für die Klientin ist. Das bedeutet aber keines-

15 Und hier geht es um die wirkliche unmittelbare Erfahrung, nicht um die Annahmen, mit denen man sich seine Welt konstruiert.

wegs, dass wir in jeder Sekunde vollkommene psychische Flexibilität verkörpern müssen – als ACT-Therapeutinnen müssen wir glücklicherweise nicht perfekt sein. Es ist nicht wichtig, dass wir hier keine Fehler machen, es ist wichtig, was danach passiert, wie wir darauf reagieren. Wir haben jederzeit die Möglichkeit, eigene »Fehler« und Schwächen, auch das Abweichen vom ACT-Pfad, offen anzusprechen. Das Instrument der Selbstöffnung der Therapeutin ist hier für die Gruppe sehr lehrreich und für die Therapeutin meist recht entspannend. (*»Ich merke gerade, dass ich nicht voll und ganz hier bei Ihnen war, ich habe gerade nachgedacht, welche Übung ich gleich mit Ihnen machen will und das hat mich abgelenkt, Ihnen aufmerksam zuzuhören, ich glaube, Sie haben das auch gerade gemerkt. Das kann passieren, wenn man in seine Gedanken verstrickt ist. Wenn es für Sie in Ordnung ist, lassen Sie uns also nochmal ein Stück zurückspulen. Ich bin jetzt ganz hier.«*)

- Betonung auf erfahrensorientiertem Arbeiten: Erfahrungen sammeln lassen kommt vor Erklären. In der ACT geben wir immer dem direkten Erleben Vorrang vor dem Darüber-Reden. Wir arbeiten gerne mit Erfahrensübungen wie Emotionsexpositionen etc. und versuchen immer bei der direkten Erfahrung der Klientin zu bleiben. Dazu ist es nötig, diese erst einmal ganz genau zu verstehen, also in ihre Erfahrens- und Erlebenswelt einzutauchen. Das macht es auch erst möglich, Verhalten-im-Kontext zu verstehen. Hier ist es auch wichtig, sich mit eigenen Befürchtungen und diesbezüglichen Ausreden auseinanderzusetzen (z. B. kognitive Fusionen wie »Die Klientin wird das bestimmt blöd finden«, »Was, wenn die Gruppe nicht mitmacht?«, »Heute bin ich zu müde, da erklär ich lieber nur, nächstes Mal mach ich dann die Übung«), gerade wenn Sie vielleicht aus einer Therapierichtung kommen, die nicht so viel mit praktischen Übungen arbeitet, oder wenn Sie das bislang in Ihrer therapeutischen Arbeit eher vermieden haben.
- Innere Haltung der Akzeptanz: »I hear you, I'm here with you, while this is an uncomfortable experience, we don't actually have to *do* anything with it.« (Robyn Walser). Dazu muss vermutlich nicht mehr gesagt werden.
- Sehr schön illustriert diese Haltung auch dieses kleine Gedicht

Rain in your heart
and I with no umbrella
yet I would walk with you
(Unbekannt)

Oftmals ist es genug, ein Stück weit mit der Klientin zu gehen und sie zu begleiten, ohne gleich eine Lösung parat zu haben. Wenn alles glatt läuft, wenn das Leben so läuft, wie wir uns das vorstellen, ist Akzeptanz leicht. Aber sobald es »im Herzen regnet«, sobald das Leben uns Steine in den Weg legt, wollen wir meist gar nicht mehr akzeptieren. Sondern wir wollen eine Lösung, und zwar sofort. Was aber, wenn es die so nicht gibt?

- Die Klientin ist grundsätzlich in Ordnung und »ganz«. Es trägt entscheidend zu unserer Haltung als Therapeutin bei, was wir den Klientinnen zutrauen (z. B. auch beim Prozess der Kreativen Hoffnungslosigkeit), wie wir die Klientinnen sehen. Russ Harris fragt an dieser Stelle: »Do you see your client as a roadblock or as a rainbow?« Gerade wenn es schwierig wird in der Therapie, wenn die Klientin nicht das tut, was sie tun soll (!), oder das, was wir als Therapeutinnen ja ach so klar sehen, was ihr guttun würde, kann es manchmal zäh werden. Dann ringen auch wir als Therapeutinnen oftmals mit unserem inneren Erleben (Hilflosigkeit, Ungeduld, Ärger, Frustration etc.). Erfreulicherweise können wir in der ACT an jedem Hindernis mit den Kernprozessen arbeiten (vielleicht zunächst bei uns selbst?). Jedes Hindernis, das auftaucht, zeigt uns, womit die Klientin fusioniert ist, welches Erleben sie vermeidet. Wir können direkt damit arbeiten und herausfinden, wozu die Klientin motiviert ist (z. B. durch die Arbeit mit Werten). Die ACT stellt hier einen komplett neuen Bezugsrahmen da, weil jedes »Problem«, mit dem wir konfrontiert werden, wieder eine Möglichkeit darstellt, mit den ACT-Kernprozessen zu arbeiten.
- Und, last but not least, Selbsterfahrung praktizieren: eigene Lebendigkeit, Leben des ACT-Modells, Umsetzen der Kernprozesse im eigenen Leben. Es empfiehlt sich daher, Selbsterfahrung mit einer erfahrenen ACT-Therapeutin durchzuführen. Prinzipiell kann man natürlich alle Übungen für die Klientinnen erst mal am eigenen Leib erproben. Dazu habe ich auch in diesem Buch bei den jeweiligen Kernprozessen Vorbereitungsübungen für die Therapeutinnen aufgeführt. Und es ist natürlich auch kein Fehler, vorab die eigene Haltung zu erfahrensorientiertem therapeutischem Arbeiten selbstkritisch zu beleuchten. Welche Hindernisse gibt es hier, welche Befürchtungen (»Was, wenn die Klientin nicht mitmacht?«, »Was, wenn die Klientin das doof findet?«, »Ich kann das nicht!«), kognitive Fusionen (»Erst muss ich in ACT perfekt sein«; »Ich kann meiner Klientin das nicht zumuten«), sonstige Vermeidungsstrategien (»Heute hatte ich schon so einen anstrengenden Tag, ich fange nächste Woche damit an«), eigene aversive Emotionen (Angst, Selbstzweifel, Scham)? Oftmals hält man sich selbst, gerade am Anfang, dadurch zurück, dass man als Therapeutin

nicht bereit ist, Raum für diese (aversiven) Gedanken und Gefühle zu machen. Voilà, ein wunderbares Selbstübungsfeld für die Anwendung der ACT-Prozesse. Prüfen Sie für sich: Kann ich all diese Gedanken *haben* und *mit* ihnen in die ACT-Arbeit mit der Gruppe gehen?

- Und zum Schluss noch ein paar Beispiele »ACT-ischer« Haltung: achtsam sein; offen sein; flexibel sein; präsent sein; um Erlaubnis bitten; eigene Fehler eingestehen; neugierig und spielerisch sein; mit Selbstöffnung arbeiten; Verhalten beschreiben, nicht werten oder beurteilen; entschleunigen und in Kontakt bleiben.

5.7 Ist ACT Verhaltenstherapie? – Gemeinsamkeiten und Unterschiede zur KVT (Kognitive Verhaltenstherapie)

Ist ACT Verhaltenstherapie? Die kurze Antwort: Aber ja. Das ACT-Modell fußt in seiner Anwendung auf der Verhaltensanalyse, und praktisch alle klassischen verhaltenstherapeutischen Interventionen vertragen sich mit der ACT. »… ACT is in essence a hard-core behavior therapy – but featuring thoroughgoing analysis and an approach to cognition that is based on behavioral thinking.« (Hayes, Strosahl & Wilson, 2016)

Die etwas längere Antwort: Die ACT ist ein Verfahren der sogenannten dritten Welle innerhalb der verhaltenstherapeutischen Ansätze und gehört zu den Kontextuellen Verhaltenswissenschaften. Als ich vor mittlerweile ziemlich vielen Jahren anfing, mit der ACT zu arbeiten, war das Verfahren in Deutschland noch recht unbekannt und man stieß bei den etablierten Institutionen eher auf Misstrauen. Sowohl von kassenärztlichen Gutachtern wie auch von verhaltenstherapeutischen Ausbildungsinstituten bekam man verwunderlicherweise zu hören, das sei »nicht VT«. Erfreulicherweise hat sich mittlerweile herumgesprochen, dass es eben doch VT ist, die ACT ist heute auch hierzulande etabliert und ist sogar »kassentauglich« geworden.

Auch wenn viele der Grundsätze und Techniken der ACT mit der klassischen KVT deckungsgleich oder zumindest kompatibel sind, gibt es doch einige wenige zentrale Unterschiede.

Wenn auch manche der Unterschiede nur Nuancen sind, gibt es m. E. einen großen Punkt, wo sich die Verfahren wirklich unterscheiden: die Art und Weise, wie mit aversivem innerem Erleben umgegangen wird. In der KVT wird deutlich mehr inhaltlich gearbeitet, das bedeutet, es wird angestrebt, den Inhalt problematischer Gedanken zu verändern. Es wird etwa mit Realitätsüberprüfung gearbeitet oder es werden, wie in der rational-emotiven Therapie nach Ellis (z.B. im ABC-Modell) oder der kognitiven Therapie nach Beck, dysfunktionale Gedanken in Form von »Denkfehlern« oder kognitiven Verzerrungen identifiziert, inhaltlich modifiziert und durch funktionalere Gedanken ersetzt. Diese Interventionen sind bekannt als kognitive Umstrukturierung. Allein der Begriff »Denkfehler« läuft dem Menschen- und Störungsbild der ACT zuwider, lässt er doch vermuten, dass es hier »falsche« Gedankeninhalte oder ein falsches Denken gäbe, welches repariert werden müsse.

An manchen Punkten muss man sich, meiner Erfahrung nach, als Therapeutin entscheiden, welchen Weg man verfolgt, mit welchem Verfahren man arbeiten will, um die Klientinnen und sich selbst nicht zu verwirren. Bei der folgenden Übersicht schreibe ich mal wieder in erster Linie aus der praktischen Erfahrung heraus und erhebe keinerlei Anspruch auf Allgemeingültigkeit. Manches, was ich hier schreibe, würde möglicherweise sowohl von KVT-Kolleginnen als auch von Kolleginnen der ACT-Community anders gesehen werden (auch hier freue ich mich über das Feedback der Leserinnen).

Eine kleine Übersicht der aus meiner Sicht wichtigsten **Unterschiede und Gemeinsamkeiten ACT – KVT**:

- Symptombeseitigung oder **Symptommanagement** versus »das Symptom an die Hand nehmen«: In der ACT geht es nicht um Symptombeseitigung, sondern darum, ein erfülltes Leben zu führen, *mit* allen Symptomen, die momentan gerade da sind. Es wird also von Anfang an der Aufmerksamkeitsscheinwerfer anders ausgerichtet, nicht problemorientiert, sondern ressourcenorientiert. Es wird dadurch von Anfang an eine andere Beziehung zum (Er-)Leben aufgebaut, weg von der Kontrolle, hin zu dem, was im Leben wichtig ist, hin zu Offenheit, Präsenz, Flexibilität und Lebendigkeit.
- In manchen Techniken der KVT, wie beispielsweise bei der **kognitiven Umstrukturierung,** wird vornehmlich inhaltlich gearbeitet und der Inhalt der Kognitionen modifiziert und z.B. eine Bewertung durch eine andere ersetzt. In der ACT ist ein Gedanke zunächst einmal nur ein Gedanke, ohne weitere Bewertung. Es geht hier in erster Linie um die Veränderung der Beziehung zu den Gedanken, nicht um eine inhaltliche Modifikation. Dabei ist die ACT nicht grundsätzlich gegen eine kognitive Neubewertung – in manchen Kontexten mag auch das nützlich und wirksam sein und der psychischen Flexibilität dienen. In der ACT wird jedoch grundsätzlich weniger mit dem Inhalt der Ge-

danken gearbeitet, als vielmehr mit der Beziehung zu diesen. Sehr salopp gesagt ist die therapeutische Haltung: »Der Inhalt deiner Gedanken ist erst einmal gar nicht so wichtig, aber wie geht es dir damit, wenn du so denkst, wenn du so durchs Leben gehst, was macht es mit dir und mit deinem Umfeld und wo führt es dich hin?« (Sie sehen, auch hier taucht wieder ganz deutlich der Aspekt der Funktionalität auf). In der ACT gehen wir davon aus, dass es keine guten und schlechten oder gar falschen Gedanken/Gefühle gibt. Gedanken und Gefühle sind zunächst einmal da, so wie sie eben da sind. Und es ist auch gar nicht nötig, sie inhaltlich zu verändern. Nach dem ACT-Verständnis ist eben nicht der Inhalt der Gedanken an sich problematisch, sondern unsere Verschmelzung mit ihnen. Insofern ist das Ziel hier nicht, den Inhalt der Gedanken zu modifizieren, sondern eine andere Beziehung zum eigenen Erleben aufzubauen.[16] Das bedeutet nun nicht zwingend, dass man sich niemals mit den Inhalten beschäftigen soll. Wenn es nötig, nützlich und zielführend ist, beschäftigen wir uns in der ACT selbstverständlich auch mit den Inhalten der Gedanken, auch dies kann im Dienste der psychischen Flexibilität und Funktionalität geschehen.[17]

- Analog wird in der klassischen KVT oftmals versucht, ein »negatives« **Selbstbild** durch ein »positives« Selbstbild zu ersetzen. In der ACT geht es eher um die Lösung der Verschmelzung mit dem Selbstkonzept. Nicht um eine wie auch immer zu erreichende Erhöhung des Selbstwertes, sondern eher um Selbstakzeptanz. Wenn man versucht, Selbstwert »herzustellen«, indem man positive Dinge betont, kann dies in einer anderen Form von (dysfunktionaler) Verschmelzung resultieren, und die Klientin steckt damit weiter in ihrem Kampf fest. In der ACT wird daher auch hier nicht inhaltlich, sondern prozessbetont

16 In meiner therapeutischen Praxis habe ich bei der Arbeit mit kognitiver Umstrukturierung immer wieder erlebt, dass wir beide (die Klientin und ich) nach ersten positiven Veränderungen wie vor einer Mauer standen (bis hierher und nicht weiter) – es hatte sich zwar etwas verändert, aber nicht genug, nicht grundlegend, nicht nachhaltig. Es kamen Rückmeldungen wie »Ja, das habe ich verstanden, das ergibt Sinn, aber ich fühle es nicht«, »Ich weiß ja, dass diese Gedanken unsinnig sind und mir nicht guttun, aber die modifizierten Gedanken fühlen sich nicht echt an«. Und, ganz ehrlich, auch für mich selbst hat die kognitive Umstrukturierung nie nachhaltig funktioniert. Das hat mich unzufrieden gemacht und ich habe nach anderen Wegen gesucht. Für mich ist es daher ein zentraler und entscheidender Unterschied in der Art und Weise, wie man mit dem inneren Erleben arbeiten möchte: mit einer Modifikation des Inhaltes oder mit einer Veränderung des In-Beziehung-Tretens zu diesem inneren Erleben.

17 »... ACT is *not* opposed to cognitive reappraisal as a form of cognitive flexibility. What ACT is resistant to is the idea that the content of thinking is necessarily key and thus the primary emphasis should always be on removing bad content and replacing it with good cognitive content.« (Hayes, Strosahl & Wilson).

gearbeitet. Es wird daher nicht primär mit positiven Formulierungen, positiven Selbstinstruktionen oder kognitiver Umstrukturierung gearbeitet. Vielmehr geht es darum, Selbst*akzeptanz* durch Achtsamkeit, Selbst-als-Kontext und andere Kernprozesse zu entwickeln und zu fördern. Charmant dabei ist, dass sie auch als »Nebenprodukt« entsteht, wenn wir immer wieder wertfrei beobachten und dabei Abstand nehmen zu unseren inneren Dialogen, Selbstbeurteilungen und Vergleichen mit anderen.

- **Funktionalität**: Die ACT ist sehr pragmatisch ausgerichtet. Dies ist auch ein häufiger Kritikpunkt, denn der ACT wird (meiner Ansicht nach zu Unrecht) manchmal vorgeworfen, zu wenig in die Tiefe zu gehen, zu wenig an den Hintergründen zu arbeiten. Auch hier geht es wieder um Inhalte versus Funktion: Inneres Erleben, Gedanken, Gefühle etc. sind weder gut noch schlecht, sie sind zunächst einmal einfach, was sie sind. Es ist auch unwichtig, ob sie »wahr« sind, entscheidend ist, wo sie uns hinbringen, also ob sie im Sinne unserer Werte und Ziele förderlich bzw. nützlich sind. Viele Therapieformen gehen das Problem an, indem sie Realitätstests machen oder logische Disputationen (sokratischer Dialog). Manchmal kann das funktionieren, aber oftmals eben auch nicht.
- **Expositionsinterventionen:** Wenn man so will, ist die ACT als solche eine expositionsbasierte Therapieform. Man denke an das »Raum machen« für aversive Gefühle, dass ja nichts anderes als eine Emotionsexposition ist. Wann immer ich Erlebensvermeidung aufgebe, exponiere ich mich. Exposition ist also ein Herzstück der ACT. Der Unterschied zu klassischen Expositionsübungen in der KVT ist das Ziel, das mit diesen Übungen erreicht werden soll. In der KVT geht es um Symptomreduktion. Nehmen wir das Beispiel einer Angst-Exposition. In den meisten VT-Modellen ist Habituation das Ziel der Exposition, und das Ergebnis wird meist auf einer (Angst-)Skala gemessen. Hauptziel ist das Nachlassen der Angst. Nicht so in der ACT, hier kann es eher ein Nebeneffekt sein, der auftreten kann oder auch nicht. Es geht um »organized contact with repertoire-narrowing stimuli for the purpose of increasing emotional flexibility, and behavioral flexibility« (S. Hayes, persönliche Mitteilung, nach Harris, 2018). Das bedeutet, dass in der ACT nicht in erster Linie eine Reduktion der Angst das Ziel ist, sondern Flexibilität, und zwar auf der emotionalen, der kognitiven und der Verhaltens-Ebene. Salopp gesprochen interessiert es uns nicht, wo die Angst gerade auf irgendeiner Skala ist. Entscheidend ist, ob es der Klientin gelingt, *mit* ihrer Angst genügend Bereitschaft aufzubauen, um ihren Werten/Zielen zu folgen. Das Ziel ist es, psychologische Flexibilität zu erhöhen in herausfordernden Kontexten, in denen die Klientin üblicherweise »auto-

matisch« ihr Verhaltensrepertoire einschränkt, also in ihre gewohnten dysfunktionalen Muster verfällt. Exposition steht somit immer im Dienste unserer Werte. Das Ziel ist, wertegeleitet handeln zu können, das Leben unserer Werte und nicht die Reduktion der Angst. Wenn dabei die Angst nachlässt, ist das so, wenn nicht, ist es auch in Ordnung. Es steht also immer das »Wozu« im Vordergrund. Es geht immer um die Werte hinter dem Ziel: Wenn also die Klientin wieder U-Bahn fahren kann (Ziel), fein. Aber wozu will sie das, im Dienste wovon soll das stehen, welcher Wert steht dahinter? Zum Beispiel könnte der Wert dahinter sein, dass sie ihre Familie besuchen will, mit ihren Enkeln in den Zoo fahren will (Wert: soziale Beziehung, Familie), oder dass sie zum Sport fahren will (Wert: gesundheitsbewusstes Leben). Somit wird hier auch nicht die Botschaft vermittelt, dass Angst etwas Schlimmes ist, was vermieden oder gar weggemacht werden muss. Dies ist ein entscheidender Aspekt.

- VT-Strategien wie **Kontingenzmanagement** und **Stimuluskontrolle**: Auf den ersten Blick könnte man meinen, dass diese Techniken den Prinzipien der ACT zuwiderlaufen. Dies wäre jedoch nur der Fall, wenn sie in bestrafender Form eingesetzt werden. In der ACT achten wir daher darauf, sie in direkter Verbindung mit den Werten der Klientin einzusetzen. Das ist freilich nicht immer ganz einfach. Ein Beispiel: Wenn eine online-spielsüchtige Klientin zu Hause ihren Laptop für gewisse Zeiträume wegschließt, dann kann das als eine Form der Selbstbestrafung geschehen oder es kann achtsam und bewusst geschehen, im Dienste ihrer Werte in Richtung auf ein selbstbestimmtes und erfüllendes Leben.
- **Skills:** Alle kognitiven und behavioralen Verfahren beinhalten Skillstrainings, im weitesten Sinne könnte man sogar sagen, sie sind Skillstrainings. (Hier höre ich schon einige Kolleginnen schreien, also schnell zurück zur ACT). Achtsamkeit ist ein Skill, Akzeptanz ist ein Skill, desgleichen Defusion, Perspektivwechsel, einen Handlungsplan entwerfen etc. Hayes, Strosahl und Wilson (2016) sehen hier sogar die Hauptursache für psychische Probleme: »Problems don't originate from unseen forces like unconscious conflicts – rather they originate from skill deficits.«

Oftmals werde ich gefragt, ob man sich denn entscheiden muss zwischen ACT und KVT. Ich hoffe, dass sich aufgrund der obigen Erläuterung diese Frage einigermaßen geklärt hat. Die ACT ist ein Verfahren, das zu den Verhaltenstherapien gehört, mit dem Hauptziel, psychische Flexibilität und flexibles wertebasiertes Handeln zu fördern. Entsprechend möchte ich hier mit einem Zitat einiger

»Väter« der ACT enden: »Our key point is that ACT plus behavioral methods is not an ›addition‹ to ACT. Rather, ACT is designed as a context for the use of behavioral methods. In other words, developing psychological flexibility is properly the focus of how to do behavioral and cognitive therapy.« (Hayes, Strosahl & Wilson, 2016, S. 346)

5.8 ACT in der Gruppe – oder: Gruppengelegenheiten

ACT in der Gruppe hat viele Vorteile, das steht ja schon alles in Kapitel 4 »Warum ACT in der Gruppe«. Ferner finden Sie im praktischen Teil 1 in den einzelnen Kapiteln zu den Kernprozessen unter der Überschrift »Gruppengelegenheiten« gesammelte Ideen, wie Sie zum jeweiligen Kernprozess die Gruppenprozesse und Dynamiken der Gruppe am besten nutzenkönnen.

In diesem Kapitel möchte ich ein paar Aspekte erwähnen, die für eine ACT-Gruppe speziell sind. Literatur zu allgemeinen Gruppenregeln gibt es ja bereits genügend und was dabei allgemein zu beachten ist, ist Ihnen ja bestimmt bereits bekannt.

Es empfiehlt sich, in der ersten Gruppensitzung gemeinsam Gruppenregeln festzulegen. Zusätzlich zu den üblichen Gruppenregeln können hierbei gleich einige ACT-Kernprozesse berücksichtigt werden, die in der Gruppe gelebt werden wollen. Denn auch hier geht es mehr um den Prozess als um den Inhalt. Es geht nicht in erster Linie darum, ein Bündel von Werkzeugen oder Skills zu vermitteln. Es geht darum, die Klientinnen zu befähigen, die Kernprozesse in ihrem Leben einzusetzen. Das Schaffen psychischer Flexibilität ist somit nicht nur ein Interventionsziel, sondern ein Kontext, der im Rahmen der Gruppe entstehen kann und soll und seinerseits flexibles Denken und Handeln fördert.

Deswegen sind diese Gruppenregeln eher »Gruppengelegenheiten«, um die Struktur und Dynamik, und letztlich die Kraft der Gruppe, zu nutzen, um die Kernprozesse erfahrbar zu machen. Das Etablieren folgender Gruppenregeln (oder vielmehr das Nutzen folgender Gelegenheiten), orientiert an den Kernprozessen der ACT, hat sich bewährt:

- **Achtsamkeit und Akzeptanz**: Wir sind präsent bei dem, was gerade in der Gruppe passiert. Wir sprechen über unsere eigene Erfahrung und unser Erleben im Augenblick und für uns selbst. Die Erfahrungen der anderen können wir nicht kennen, wir können aber wertschätzend danach fragen. Wir hören einander achtsam zu, unterbrechen nicht und lenken nicht ab. Wir sind bereit, uns unseren Gefühlen auszusetzen, seien sie stark oder schwach, angenehm, neutral oder unangenehm, um anderen zu ermöglichen, sich gleichfalls mit ihren eigenen Gefühlen auseinanderzusetzen. Wir lassen anderen den Raum, ihre Gefühle in ihrem eigenen Tempo wahrzunehmen. Wenn jemand zu irgendeinem Zeitpunkt nicht über sein inneres Erleben berichten möchte oder mehr Zeit dazu braucht, ist das völlig in Ordnung.

- **Werte**: In der ACT sind Werte etwas selbst Gewähltes und daher für jeden frei wählbar. Sie bedürfen keiner Begründung und schon gar keiner Rechtfertigung. Auch wenn wir nicht gleicher Meinung sind, respektieren wir das Recht anderer auf eigene Ansichten, Meinungen und Werte.[18] Wir be-werten die Werte der anderen nicht.
- **Defusion**: Wir klammern uns nicht an den Inhalt unserer Gedanken. Das bedeutet auch, dass wir keine schnellen inhaltlichen Lösungen für die Probleme anderer Gruppenteilnehmerinnen anbieten (und auch selbst keine erwarten), sondern unser Augenmerk auf die Beziehung zu unseren Gedanken, Gefühlen und Problemen lenken. Hier ist die Gruppe sehr hilfreich, da dies meist bei den Problemen anderer leichter gelingt als bei den eigenen, mit denen man ja so verstrickt ist.
- **Selbst-als-Kontext**: Dies ist der Prozess, in dem deutlich wird, wie eng unser Selbstkonzept manchmal ist und wie sehr es uns einschränken kann. Wie schnell wir uns selbst und andere in Schubladen stecken. Die Gruppe bietet hier eine wunderbare Gelegenheit, andere bei den sich selbst auferlegten, erlernten und gewählten Begrenzungen und Einschränkungen zu beobachten, sie dabei zu unterstützen, diese aufzubrechen und dabei etwas über die eigenen Begrenzungen zu lernen. Wir versuchen also nicht, gegen ein negatives Selbstkonzept eines anderen (»Ich bin halt ein schlechter Vater«) anzuargumentieren (»Aber nein, das stimmt doch nicht, du bist ein ganz toller Vater«). Wir widerstehen der Versuchung, ein (negatives) Selbstkonzept durch ein anderes (positives) Selbstkonzept zu ersetzen. Wir unterstützen vielmehr die anderen Gruppenmitglieder dabei, zu schauen, was denn in diesem Bereich ihre Werte und Ziele sind. (Was bedeutet es für denjenigen, ein guter oder schlechter Vater zu sein? Welches Erleben und welche Werte stehen für ihn dahinter? Welche Gefühle

18 Eine Ausnahme können hier antisoziale »Werte« wie beispielsweise Rache bilden. Siehe dazu die Ausführungen im Kapitel 6.8 »Werte«, S. 211.

und Gedanken tauchen dazu auf? Was heißt das auf der Verhaltensebene, z. B. »Ich möchte jeden Tag eine Stunde mit meinen Kindern verbringen«?).

- **Commitment**: Durch die Teilnahme an der Gruppe gehen wir eine Verpflichtung uns selbst und den anderen Teilnehmerinnen gegenüber ein. Das beinhaltet zunächst die regelmäßige und pünktliche Teilnahme an den Gruppensitzungen. Außerdem hat es sich bewährt, eine Art »Selbst-Verpflichtung« zu erarbeiten, wie etwa »Wir sind bereit, neues Verhalten auszuprobieren und zu erleben, das uns in die Richtung eines werteorientierten Lebens führt.«
- Eine weitere wichtige Gruppenregel ist »**Keine Erste Hilfe**«. Das bedeutet, dass wir den anderen nicht »retten«. Wir geben den Gruppenmitgliedern die Möglichkeit, ihre Gefühle, Gedanken, Empfindungen und sonstigen inneren Erlebnisse zu haben und auszudrücken, ohne ihnen sofort mittels Problemlösung zu Hilfe zu eilen. Also gegenseitige Unterstützung ohne »gute Ratschläge«, einfach durch das aktive Präsent-Sein. Starke Gefühle dürfen da sein und müssen nicht umgehend »weggelöst« werden. Manchmal kann es schwierig sein, anderen Gruppenmitgliedern beim »Leiden« zuzusehen, und man fühlt sich bemüßigt, zu Hilfe zu eilen, auch um sich nicht mit eigenen Gefühlen der Hilflosigkeit auseinandersetzen zu müssen (hier liegt auch eine Gefahr für die Therapeutin). Es empfiehlt sich daher, dies früh im Gruppenprozess zu etablieren, um Prozessen der Erfahrensvermeidung vorzubeugen (z. B. »Du sollst nicht fühlen, was du fühlst; starke und vor allem aversive Gefühle sind gefährlich und nicht aushaltbar – lass es uns daher schnell lösen«). Auch kann man damit dem Effekt vorbeugen, dass die Botschaft gesendet wird, dass ein Gruppenmitglied zu schwach oder zu instabil sei, um seine Gefühle aushalten zu können bzw. dass starke Gefühle irgendwie gefährlich seien.

Was ist fürs Miteinander sonst noch wichtig?

- Verschwiegenheit. Alles, was in der Gruppe passiert, bleibt auch dort.
- Geschützter Raum: Freundlicher, wertschätzender Umgang miteinander.
- Sicherheit: In jeder Beziehung gewaltfreier Umgang miteinander, sodass sich die Gruppenteilnehmerinnen in ihrem Erleben und Verhalten sicher fühlen können.
- Selbstmitgefühl: Freundlicher, wertschätzender Umgang mit sich selbst.
- Jeder hat das Recht auf sein eigenes Problem: Manchmal kann es passieren, dass wir ein Problem des anderen nicht nachvollziehen können oder für »Pippifax« halten. Gerade dann ist es wichtig, Mitgefühl und Geduld zu kultivieren – wenn

ich nicht freundlich und wertschätzend mit den anderen umgehe, dann tue ich das vermutlich mit mir selbst auch nicht. Sie erinnern sich an die Metapher: Jeder ist auf seinem Berg unterwegs. (s. a. Kap. 5.6 »Therapeutische Grundhaltung«, S. 58).

In jedem Fall ist die Gruppe ein Setting, in dem ACT-Prozesse hervorragend explizit gemacht und geübt werden können.

Wo die ACT in der Gruppe ihre besondere Kraft entfaltet, ist, wenn die Gruppenmitglieder feststellen, dass ihnen allen zwei Dinge gemeinsam sind: Etwas in ihrem Leben funktioniert nicht so, wie es »soll« – und die Arte und Weise, *wie* sie darauf reagieren, spielt dabei eine entscheidende Rolle.

Eine der häufigsten Rückmeldungen von Teilnehmerinnen aus meinen Gruppen ist, dass sie bereit waren, sich zu öffnen, sich unangenehmen Gefühlen zu stellen und diese zu akzeptieren, weil ihnen die Sicherheit in der Gruppe und die Unterstützung durch die Gruppenmitglieder dabei geholfen haben. Und auch, weil sie andere dabei beobachten konnten und die (stellvertretende) Erfahrung machen konnten, dass man auch starke Gefühle »aushalten« kann, dass es nicht immer sofort eine Lösung geben kann und muss. Das kann auch für uns als Therapeutinnen eine herausfordernde Erfahrung sein, einfach mit der Klientin, mit der Gruppe mit den auftauchenden aversiven Emotionen zu sitzen und sie nicht vor ihrem Schmerz zu »retten«. Das erfordert Mut, auf beiden Seiten, auch den Mut, seine Verletzlichkeit zu zeigen. Auch aus diesem Grunde bedeutet ACT für mich in erster Linie Lebendigkeit, die ich während dieser Prozesse in der Gruppe immer besonders spüre.

Ein weiterer Gruppenvorteil ist, dass sich aus den Gruppen oftmals Netzwerke ergeben, in denen die Teilnehmerinnen sich gegenseitig auch nach Gruppenende weiter unterstützen. Auch ein Partnerinnen-System ist hier sinnvoll. Als Gruppenleiterin kann man dies unterstützen, indem Paare oder Kleingruppen gebildet werden, die sich auch nach Gruppenende regelmäßig treffen und sich bei der weiteren Etablierung der ACT-Prozesse in ihrem Leben unterstützen.

KAPITEL 6

Die Kernprozesse – Praktischer Teil 1

Cognitive Fusion and experiential avoidance – the »siren songs« of human suffering.
(Strosahl & Robinson, 2008)

6.1 Die Kernprozesse und ihre Anwendung

In diesem Teil des Buches werden die sechs Kernprozesse sowie zwei weitere vorbereitende Prozesse (Wert- und Zielklärung und Kreative Hoffnungslosigkeit) und deren Vermittlung in der ACT-Gruppe eingehend dargestellt. Viele ACT-Therapeutinnen beschränken sich auf die sechs Kernprozesse des Hexaflex, aus meiner Erfahrung heraus ist es jedoch gerade in den Gruppen sinnvoll, sozusagen zwei »Einheiten« vorzuschalten und einige Zeit mit der Wert- und Zielklärung und der Kreativen Hoffnungslosigkeit zu verbringen. Die Zeit, die man damit verbringt, rechnet sich später doppelt und dreifach, da diese beiden Prozesse wie ein Katalysator wirken und den Boden so gut bereiten, dass man sich viele spätere Widerstände erspart.

Die einzelnen Kapitel der Kernprozesse im praktischen Teil 1 folgen dabei jeweils einem einheitlichen Schema, nach dem auch die Gruppensitzungen aufgebaut werden können.

Jedes Kapitel besteht aus drei großen untergliederten Teilen:

1. Vor der Gruppe: Einführung und Grundprinzipien
   - Ziele
   - Therapeutische Grundhaltung
   - Vorbereitung für die Therapeutinnen

2. In der Gruppe – »Los geht's«
   - Hilfreiche Requisiten
   - Vorschläge zur Einstimmung
   - Zentrale Inhalte
   - Gute Frage!
   - Gruppengelegenheiten – Wie kann ich die Gruppe nutzen?
   - Umgang mit Stolpersteinen
3. Übungen und sonstige Materialien – »Let's ACT«
   - Auswahl an Übungen und Hausaufgaben

Teil 1 »Vor der Gruppe« beinhaltet Selbsterfahrungselemente und dient – neben der inhaltlichen Einstimmung auf das Thema – auch dazu, sich als Therapeutin intensiver mit dem jeweiligen ACT-Kernprozess auseinanderzusetzen und die Wirkung am eigenen Leib zu erleben. Dies ist unerlässlich für die authentische Arbeit mit ACT. Ich möchte Sie also ausdrücklich ermuntern, sich diese Zeit zu nehmen. Aber auch hier ist es – wie im richtigen Leben – gut, die Balance zu halten. Es ist natürlich nie ein Fehler, sich gut vorzubereiten, aber übertreiben Sie es auch nicht, defusionieren Sie von etwaigen Perfektionsgedanken, denn »preparation is good, but being present is better« (Westrup, 2017). Am besten lesen Sie jeweils die Einführung, Ziele und die therapeutische Grundhaltung ganz entspannt durch und machen dann eine oder mehrere Selbsterfahrungsübungen. Viel Spaß beim Er-Leben!

Teil 2 »In der Gruppe« beginnt mit »Hilfreiche Requisiten«, was hier nur als Anregung dient, selbstverständlich kann jede Therapeutin eigene Materialien verwenden und eigene Ideen verwirklichen. Im Sinne der ACT, die ja viel mit Bildern und Metaphern arbeitet, ist es schön, den Raum ansprechend auszugestalten. Der Vorgang dient auch der eigenen Achtsamkeit und Einstimmung.

Als Einstimmung in den jeweiligen Kernprozess bietet sich eine Erlebensübung an, selbstverständlich kann man auch variieren und eine Metapher, Geschichte, Bild o. ä. verwenden. Auf jeden Fall ist es gut, lebendig einzusteigen, also mit etwas, das die Teilnehmerinnen erfahren und erleben können, und die Theorie dann nachzureichen.

Anschließend werden die wichtigsten zentralen Inhalte beschrieben, die die Teilnehmerinnen aus der Sitzung mitnehmen sollen. Am besten, Sie nehmen sich ein wenig Zeit und überlegen sich anhand der zentralen Inhalte und der zentralen Fragen, ob Ihnen selbst die Inhalte vollständig klar sind (was gerade bei etwas trickreicheren Kernprozessen wie Selbst-als-Kontext manchmal gar nicht so einfach ist) und welche Botschaften Sie wie an die Teilnehmerinnen vermitteln wollen. Der Punkt »Gruppengelegenheiten – Wie kann ich die Gruppe nutzen?« ist eine Sammlung von Erfahrungswerten aus meinen Gruppen und Workshops, wie man Struktur, Prozesse und Dynamik der Gruppe besonders gut nutzen kann, um das Erleben und Erfahren der ACT-Kernprozesse zu fördern.

Daran anschließend habe ich unter dem Punkt »Gute Frage!« Fragen bzw. Formulierungen zusammengefasst, die ich als hilfreich in der Arbeit mit den Klientinnen in der Gruppe erlebt habe. Auch hier sind es wieder eigene Erfahrungswerte, zum Beispiel auch Formulierungen, die ich gerne in meiner therapeutischen ACT-Arbeit anwende. Diese sind freilich nur als Anregung zu verstehen, natürlich muss jede Therapeutin ihre eigenen Formulierungen finden, die zur eigenen Arbeitsweise und Persönlichkeit passen.

Der letzte Punkt »Umgang mit Stolpersteinen« beschreibt »typische« Schwierigkeiten bzw. Fallen bei der Arbeit mit der ACT (nicht nur) in Gruppen. Diese Aufstellung erhebt keinen Anspruch auf Vollständigkeit, und die Vorschläge, damit umzugehen, sind aus meiner persönlichen Arbeit heraus und den Anregungen vieler guter ACT-Practitioner entstanden. Hier ist es wichtig, dass jede Therapeutin sich genügend mit der ACT auseinandersetzt, um ihren eigenen ACT-Stil zu entwickeln, um flexibel, kreativ und authentisch mit Hindernissen umgehen zu können. Setzen Sie sich auch hier nicht unter Druck, das braucht Zeit und Erfahrung. Um es mit Sir Winston Churchill zu sagen: »Success is not final. Failure is not final. It is the courage to continue that counts.«

Zu jedem der Kernprozesse gibt es am Ende des jeweiligen Kapitels den Teil »Übungen und sonstige Materialien«. Es handelt sich hier um eine von mir ganz persönlich getroffene Auswahl aus der mittlerweile riesigen Fülle an Übungsmaterial der ACT-Community. Viele weitere Materialien aus der ACT-Community finden Sie auch frei zugänglich im Internet (gute Quellen sind die Homepages der Association for Contextual Behavioral Science: www.contextualscienc.org, oder die Deutschsprachige Gesellschaft für Kontextuelle Verhaltenswissenschaften e.V. (DGKV): https://dgkv.info). Es gibt auch eigene Toolsammlungen, beispielsweise »Therapietools ACT« (Wengenroth, 2017). Es ist wichtig, sich als Therapeutin mit den Übungen vertraut zu machen und herauszufinden, welche Übungen einem am besten liegen und mit welchen man am liebsten arbeitet. Und besonders viel Spaß macht es freilich, selbst kreativ zu werden und sich eigene Übungen auszudenken. Und noch eine dringliche Bitte an Sie: Die Texte der einzelnen Übungen sind als Formulierungsvorschläge zu sehen. Diese stammen aus meiner eigenen Arbeit und sind nur als Anregungen zu verstehen. Es ist sehr wichtig für die eigene Arbeit mit der ACT, Formulierungen und ein Vorgehen zu finden, die einem selbst entsprechen und zu einem passen. Ich möchte Sie daher wirklich ermutigen, furchtlos auszuprobieren und den eigenen Weg zu entdecken. Experimentieren Sie, probieren Sie die Übungen in Ihrem eigenen Wording aus. Ergänzen Sie, verändern Sie, solange bis Sie sich mit der Übung wohl fühlen. Wenn Sie sich anfangs bei der Anwendung im Therapieprozess unsicher sind, probieren Sie es mit Transparenz. Sagen Sie der Klientin, dass Sie etwas Neues ausprobieren, und fragen Sie, ob es stört, wenn Sie die Übung ablesen. Ich habe damit nur gute Erfahrungen gemacht (vor allem, wenn man damit an seinen eigenen dysfunktionalen Kognitionen wie »Ich muss immer alles perfekt können«, »Ich bin doch die Expertin, ich darf keinesfalls ablesen«, »Wenn ich ablese, denkt die Patientin, ich bin eine schlechte Therapeutin« usw. arbeitet).

CAVE: Bei allen Emotionsexpositionen versteht es sich von selbst, dass man behutsam und empathisch vorgeht und als Therapeutin ein Höchstmaß an Achtsamkeit walten lässt. Dennoch kann es vorkommen, dass eine Teilnehmerin emotional sehr aufgewühlt wird, destabilisiert wird, dissoziiert oder Ähnliches. Daher sollten alle diese Übungen nur von erfahrenen Therapeutinnen, die in einem anerkannten Therapieverfahren ausgebildet sind, durchgeführt werden.

Die Reihenfolge, in der die Kernprozesse hier dargestellt sind, bedeutet keinesfalls, dass sie zwingend in dieser Reihenfolge in der Gruppe bearbeitet werden müssen. Alle Kernprozesse greifen ineinander und ergänzen sich. Der Beginn mit jedem einzelnen der Kernprozesse hat jeweils seine spezifischen Vor- und Nachteile, auf die ich später in den einzelnen Kapiteln noch eingehe. Die Meinungen der ACT-Practitioner gehen hier auseinander, was Sie merken, wenn Sie unterschiedliche Autorinnen lesen, jede ordnet die Kernprozesse unterschiedlich an. Wenn es der zeitliche Rahmen zulässt, sollte man aber auf jeden Fall mit der Kreativen Hoffnungslosigkeit beginnen, da dieser Prozess den Boden für ein grundsätzliches Verständnis des Paradigmenwechsels in der ACT bereitet.

Auch innerhalb der einzelnen Kapitel zu den Kernprozessen ist ganz bewusst kein starrer manualisierter Ablauf für jede einzelne Sitzung vorgegeben, sondern es werden Vorschläge und eine Auswahl an Übungen präsentiert, die Sie ganz flexibel einsetzen können. Auch die zeitliche Behandlung der einzelnen Kernprozesse können Sie an die Bedürfnisse der Gruppe anpassen (und an die zeitlichen Gegebenheiten, durch die man ja oftmals vor allem im stationären Setting in

Gruppenprogrammen eingeschränkt ist), d. h., es muss nicht zwingend jedes einzelne Modul (nur) eine Doppelstunde dauern.

Damit hier jedoch kein Missverständnis entsteht: Die ACT ist ein »Gesamtkunstwerk«, das heißt, dass man zwar die einzelnen Kernprozesse flexibel einsetzen kann, dass aber jeder einzelne Kernprozess zum Gesamtkonzept gehört, die Kernprozesse miteinander verwoben sind, sich wechselseitig beeinflussen und einer ohne den anderen nicht im Sinne der ACT funktionieren kann. Natürlich kann man sich den einen oder anderen Prozess heraussuchen und damit arbeiten, man kann zum Beispiel »nur« Achtsamkeitsübungen machen oder ausschließlich Wertearbeit mit der Klientin. Auch das ist gut und hat sicherlich seine Berechtigung, aber es ist dann eben nicht ACT. Ich möchte Sie daher ermuntern, sich mit allen ACT-Kernprozessen gleichermaßen vertraut zu machen. Die Erfahrung aus den Supervisionen und Workshops zeigt, dass einige Prozesse »geschmeidiger« laufen als andere, das heißt, dass man sich in der Regel mit einigen Prozessen leichter tut als mit anderen (sowohl als Klientin wie auch als Therapeutin). Zum Beispiel wird die Achtsamkeit von den meisten Therapeutinnen ohnehin schon in der einen oder anderen Form angewendet. Andere Konzepte wie beispielsweise Selbst-als-Kontext sind da auf den ersten Blick schon »sperriger« und verlangen mehr Einarbeitung und eine intensivere persönliche Auseinandersetzung mit der Thematik, bis man sie wirklich verinnerlicht hat und auch in der Therapie wirklich fundiert einsetzen kann. Sie werden feststellen, nur wenn Sie sich diese Mühe (oder vielmehr Freude) machen, werden Sie wirklich in den Genuss des »Tanz mit dem Hexaflex« in Ihrer therapeutischen Arbeit mit der ACT kommen.

Und jetzt: Let's ACT!

6.2 Ablauf der Gruppe und Struktur der Sitzungen

An dieser Stelle möchte ich zunächst nochmals kurz auf die grundsätzliche Planung eines Gruppenkonzeptes eingehen.

Die häufigsten Gruppenvarianten:

1. Strukturierte ACT-Skills Gruppen (es wird i. d. R. jeweils ein Kernprozess pro Sitzung behandelt).
2. Gruppenaufbau anhand eines Rahmen-Modells wie Matrix oder Choice Point Model

3. Anliegen-orientierte Gruppen (hier wird von Anfang an mit allen Kernprozessen an den aktuellen Anliegen der Teilnehmerinnen gearbeitet, wobei die Kernprozesse oftmals auch informell einfließen).

   Zu den Varianten 1 und 2 gibt es im folgenden Kapitel je eine Übersichtstabelle für einen möglichen Ablauf der Gruppe. Für die ACT-Skills-Gruppe (1) können Sie die Kernprozesse Schritt für Schritt wie in den entsprechenden Kapiteln beschrieben einführen. Ein Beispiel zum Aufbau der Gruppe anhand des Choice Point Models (2) wird zusätzlich im Kapitel 7.1.1 Choice Point Model ausführlich beschrieben.

   Innerhalb der Gruppenvarianten gibt es weitere Parameter miteinzubeziehen:

   - offene oder geschlossene Gruppe
   - ambulantes oder stationäres Setting
   - störungsübergreifend oder störungsspezifisch
   - Gruppengröße
   - Gruppendauer: gesamte Sitzungsanzahl sowie zeitlicher Rahmen der einzelnen Sitzungen.

   Oftmals ist die Entscheidung einfach vom Setting abhängig, wird also von den äußeren Gegebenheiten vorgegeben. Vor allem im stationären Bereich muss man diese Entscheidung meist danach treffen, wie viel Zeit einem zur Verfügung steht, wie die Klientinnenstruktur ist, wie die Verweildauer der Klientinnen ist etc.

Die ACT-Skillsgruppe beinhaltet als sequenzieller Ansatz Vor- und Nachteile. Da die ACT erlebensorientiert und von der Grundhaltung her ein fortlaufender Prozess (»ongoing process«) ist und eben keine Toolbox, aus der man hier und da einfach mal eine Technik einwirft, könnte man meinen, dass eine reine ACT-Skillsgruppe dem per se zuwiderläuft. Gerade bei einem Verfahren, bei dem man mit dem arbeitet, was sich im Augenblick präsentiert und das davon lebt, dass alle Kernprozesse ineinandergreifen, kann ein Gruppenkonzept mit einem festen Ablauf von einem geplanten Kernprozess pro Sitzung natürlich einengend sein. Es liegt auf der Hand, dass die therapeutische Flexibilität und das spontane Eingehen auf bestimmte Geschehnisse eingeschränkt sind, wenn der Inhalt der einzelnen Sitzungen und der Gesamtablauf weitgehend vorgegeben sind (aber das ist natürlich das altbekannte »Manual-Problem«). In einer zeitlich begrenzten Gruppensituation mit vorgegebenen strukturellen Gegebenheiten ist dies aber oftmals nicht anders möglich. Die Strukturierung der Inhalte geht zu Lasten des flexiblen Prozesses. Eine hochstrukturierte Gruppe kann also immer nur einen Kompromiss darstellen. Folgende Vor- und Nachteile sind dabei beim sequenziellen Ansatz abzuwägen:

- Die Therapeutin ist durch eine Agenda eingegrenzt und kann u. U. nicht mehr frei, flexibel und uneingeschränkt auf das reagieren, was gerade passiert.
- Kernprozesse werden eher explizit und formell behandelt. Ohne festgelegte Agenda besteht mehr Freiraum, Themen zunächst indirekt, am Prozess orientiert, anzugehen.
- Jede Sitzung hat ein klares, abgegrenztes Thema (z.B. Akzeptanz) mit den dazugehörigen Übungen, die ausgewählt sind, um speziell diesen Prozess zu fördern. Dies kann bei den Teilnehmerinnen für Klarheit und leichteres Verständnis sorgen.

Dasselbe kann nach meiner Erfahrung auch für Therapeutinnen gelten, gerade für Anfängerinnen. Der sequenzielle Ansatz ist erst einmal leichter zugänglich, er schafft Struktur, Übersichtlichkeit und Orientierung. Er bietet damit auch zunächst einmal mehr Sicherheit, wie die Arbeit mit einem Manual, wobei man sich natürlich die Frage stellen muss, ob dies im Rahmen der ACT wünschenswert ist oder nicht gar die eigene Erlebensvermeidung fördert. Dies möge aber jede ACT-Gruppenleiterin für sich selbst überprüfen.

Es besteht hier eher die Gefahr (sowohl bei der Klientin als auch bei der Therapeutin), die ACT als eine Sammlung von Werkzeugen oder Techniken zu sehen und zu vermitteln anstatt als therapeutisches Gesamtkonzept.

Wenn ich aus meiner Erfahrung heraus ein Fazit ziehen sollte, dann würde ich sagen, dass beide Ansätze ihre Berechtigung haben und dass es bei beiden Vorgehensweisen vor allem auf die Ausführung ankommt, sprich, wenn die ACT gut gemacht ist, die Inhalte gut, lebensnah und authentisch vermittelt werden, dann »funktioniert« sie unabhängig von der gewählten Form. Der sequenzielle Ansatz kann dabei auch als Rahmen zur Orientierung verstanden werden, nicht als starre Abfolge. Eher wie eine Girlande, an deren Anknüpfungspunkte man immer wieder zurückkehren kann. Wichtig ist es, sich immer wieder zu vergegenwärtigen, dass das Befolgen der vorgegebenen Inhalte nicht auf Kosten der therapeutischen Präsenz und Flexibilität gehen sollte. Das Aufgreifen und Arbeiten mit dem, was gerade passiert, sollte immer Vorrang haben, mit etwas Übung kann dies auch gut in einen sequentiellen Ansatz integriert werden.

Weiterhin muss man entscheiden, ob man das Gruppenkonzept als offene oder geschlossene Gruppe anbieten möchte. Ich persönlich präferiere die geschlossene Gruppe, denn:

- sie bietet einen geschützteren Raum,
- man kann anfangs einmal die Gruppenregeln festlegen,
- man kommt in intensiveres Arbeiten, da die Teilnehmerinnen sich kennen,
- alle sind auf dem gleichen Stand, d. h., man muss nicht so viel wiederholen und hat nicht die Schwierigkeit, dass einzelne Teilnehmerinnen nicht auf bestimmte Vorerfahrungen, gerade was die Kernprozesse angeht, zurückgreifen können.

Doch wie kann denn nun die Gruppe aussehen? Die folgenden Vorschläge sind aus meiner Praxis heraus entstanden und sie sollen gerne als Leitfaden dienen – ich möchte Sie an dieser Stelle aber auch nochmals ermuntern, kreativ zu sein und die Gruppe den jeweiligen individuellen Gegebenheiten anzupassen.

Vorschläge zum Ablauf der Gruppe

Bei allen Planungsabwägungen darf man sich ja auch nichts vormachen: In der Praxis richtet sich der Ablauf der Gruppe meist an organisatorischen Gegebenheiten aus, z. B., wie viele Gruppenabende man zur Verfügung hat oder, besonders im stationären Setting, nach der Verweildauer der Klientinnen. Es bietet sich auf jeden Fall an, pro Kernprozess und auch für die vorbereitende(n) Sitzung(en) (Kennenlernen, Erarbeitung der Gruppenregeln, Kreative Hoffnungslosigkeit, Zielklärung,) sowie die Abschlusssitzung(en) (Tanz mit dem Hexaflex) mindestens eine Doppelsitzung einzuplanen (das ist schon eher auf der knappen Seite). Eine häufig auftauchende Frage ist die nach der besten Reihenfolge der Kernprozesse. Die Antwort ist eine ganz klare: Kommt drauf an. Da alle Kernprozesse ineinanderwirken, gibt es nicht *die* gute Reihenfolge, die man zwingenderweise befolgen müsste. Die Tabelle im nächsten Kapitel und auch die Anordnung der Kernprozesse hier im Buch ist daher lediglich ein Vorschlag. Im Einzelsetting kann man das als Therapeutin natürlich flexibler gestalten und die Klientin kernprozesstechnisch da abholen, wo sie gerade steht. In der Gruppe kann man nur einen möglichst guten Kompromiss finden. Hier einige Erfahrungswerte:

Ich persönlich beginne am liebsten mit der Kreativen Hoffnungslosigkeit, um den Boden für die Bereitschaft zu schaffen, um die Grundgedanken der ACT und den Paradigmenwechsel einzuleiten. Aus meiner Erfahrung hat sich gezeigt, dass dies alle nachfolgenden Prozesse enorm begünstigt.

Das Anfangen mit Achtsamkeit bietet den Vorteil, dass die meisten Klientinnen hier schon Erfahrungen mitbringen, es ist der Prozess, der erfahrungsgemäß am einfachsten zu verstehen ist, und das bietet natürlich eine gute Grundlage für alle weitere therapeutische Arbeit. Allerdings trifft man hier, gerade weil der Prozess schon aus anderen Kontexten bekannt sein mag, bei manchen Klientinnen auch auf Widerstände (»Hab ich schon probiert, hat nichts genützt«, »Esoterischer Kram«).

Der Beginn mit Werten legt hingegen eine gute Grundlage für die weitere Motivation, den Klientinnen wird deutlich, wofür und mit welchem Ziel sie etwas tun. Dies erleichtert zum Beispiel den Umgang mit Akzeptanz (im Dienste der eigenen Werte ist Akzeptanz viel leichter). Mit der Werte-Arbeit kann ebenfalls der Paradigmenwechsel gut eingeleitet werden: Blick weg vom Symptom und dahin, wo es hingehen soll.

Der Beginn mit Defusion räumt viele Barrieren aus dem Weg. Wenn die Klientin weniger mit dysfunktionalen Gedanken verschmolzen ist, erleichtert das die Veränderungsbereitschaft und erweitert ihren Handlungsspielraum.

Sie sehen also, am liebsten möchte man mit allen Kernprozessen gleichzeitig beginnen ;)). Aber Scherz beiseite, ich hoffe, dass anhand dieser Beispiele ein wenig deutlicher geworden ist, dass jedes Vorgehen seine Vor- und Nachteile hat und es keine »richtige« Reihenfolge gibt.

Es hat sich bewährt, am Anfang der jeweiligen Sitzung einen gewissen Raum zu geben, um neben der Besprechung der Hausaufgaben auch nach den Erfahrungen mit dem in der Woche zuvor behandelten Thema zu fragen und Raum für einen Erfahrungsaustausch zu geben. Dieser Erfahrungsaustausch ist auch deshalb so wichtig, weil sich hier viel Material bietet, anhand dessen die Therapeutin die Kernprozesse explizit aufzeigen kann und wo sich erfahrungsgemäß auch viele Hindernisse und Schwierigkeiten, also Vermeidungsprozesse wie kognitive Fusion oder Erlebensvermeidung, zeigen. Hier können die Teilnehmerinnen die Erfahrung machen, dass es ganz ähnliche Prozesse sind, die zu ihren jeweiligen Problemen führen. Auch wenn man, wie in den meisten Gruppensettings, nur 90–120 Minuten Zeit zur Verfügung hat, sollte man daher diesem zentralen Punkt ausreichend Gewicht schenken.

Lieber ein bisschen Zeit an der Theorie einsparen, es hat sich ohnehin bewährt, den theoretischen Teil möglichst kurz zu halten. Besser das erlebensorientierte ACT-Modell vorleben und die Teilnehmerinnen gleich direkt die einzelnen Kernprozesse und ihre Wirkung anhand von Übungen erfahren lassen. ACT ist etwas, was man lebt und »tut« (to act), daher hat direktes Erfahren und Erleben immer

Vorrang vor theoretischen Erklärungen und dem Über-etwas-Reden (ja, ich weiß, ich weiß, das wissen Sie jetzt schon …).

Tipps für die Einführungssitzung(en)

Hier geht es in erster Linie darum, sich gegenseitig kennen zu lernen, Gruppenregeln zu erarbeiten, die Kreative Hoffnungslosigkeit einzuführen und erste individuelle Ziele zu erarbeiten. Die Inhalte dazu sind in den entsprechenden Kapiteln dargestellt. Wie oben schon erwähnt, ist es gut, bereits am Anfang die Weichen für ein Verständnis des Paradigmenwechsels zu stellen, indem man die Probleme und Themen, mit denen die Klientinnen kommen, ACT-gemäß aufnimmt. Bereits hier kann die Therapeutin auf erste Problembeschreibungen ACT-gemäß eingehen bzw. den Blick durch die ACT-Brille lenken (z. B.: *»Ich sehe, Sie sind gerade sehr aufgeregt, da ist ganz viel Anspannung, während Sie uns über xyz berichten … wäre es okay, wenn wir einen Augenblick bei Ihrem Erleben bleiben? Dabei, wie es in Ihrem Inneren gerade aussieht? … Was geht Ihnen gerade durch den Kopf? … Welche Gefühle sind da? … Wie und wo in Ihrem Körper können Sie diese spüren?«*). Für sich selbst als Therapeutin ist es gut, wenn man nicht mit zu viel Agenda im Hinterkopf in diese Sitzungen geht, das geht meist zulasten der Präsenz. Gehen Sie ganz offen und präsent in die Gruppe, beobachten Sie, erfahren Sie, lassen Sie sich ein, erleben Sie. Was für Menschen sind in Ihre Gruppe gekommen? Mit welchen Anliegen? Wie sieht ihre Lebens- und Erfahrenswelt aus? Welche Kernprozesse sind bei ihnen aktiv? Womit sind sie verschmolzen? Was versuchen sie zu vermeiden? Was ist ihnen wichtig?

Tipps für die Schlusssitzung: Wie bringt man die Gruppe zu einem guten Ende? Ende ist hierbei tatsächlich ein wenig irreführend, denn mit ACT ist man nie wirklich fertig im Sinne eines »erledigt«. Vielmehr ist es eine Lebensweise, nämlich auf eine neue und andere Art und Weise mit seinem Erleben umzugehen. Im besten Fall haben die Teilnehmerinnen ein Verständnis der Kernprozesse entwickelt, angefangen, diese in ihrem Leben umzusetzen, ihren Handlungsspielraum ein wenig erweitert und erste Schritte in Richtung ihrer Werte unternommen. Entscheidend für den weiteren Erfolg ist es, inwieweit es den Klientinnen gelingt, die ACT-Prozesse in ihrem täglichen Leben zu etablieren. Eine mögliche Falle dabei ist, dass am Schluss einer gut gelaufenen Gruppe wieder das Gefühl bzw. die Idee auftaucht »Jetzt bin ich repariert«. Gerade in Gruppen, in denen die Teilnehmerinnen viel erreicht haben, muss die Therapeutin hier sehr achtsam sein, dass nicht die Botschaft gesendet wird »Jetzt ist die Arbeit geschafft«. ACT bedeutet Dranbleiben, ist konstante Arbeit, ein immerwährender Prozess. Das heißt nicht, dass man sich nicht zurücklehnen darf, auf die erreichten Erfolge schauen und sich auch mal auf seinen Lorbeeren ausruhen darf. Wichtig und entscheidend für die langfristige Prognose ist, dass der Transfer »ins richtige Leben« gelingt, d. h. dass es den Klientinnen gelingt, die ACT Prozesse konsequent in ihr tägliches Leben einfließen zu lassen.

Daher empfiehlt es sich, in der letzten Sitzung einen gemeinsamen Rückblick zu halten mit besonderem Augenmerk auf die Kernprozesse. Dabei kann man z. B. folgende Punkte aufgreifen:

- Festigung des Transfers der erlernten Prozesse, konkret auf der Verhaltensebene, ggf. nochmals mit Beispielen aus dem Leben der Teilnehmerinnen. (Hier kann es nach meiner Erfahrung gar nicht genügend Wiederholung geben).
- Hängepunkte und Hindernisse klären bzw. vorwegnehmen (ähnlich wie bei Flag the Minefield-Übungen).
- Aha-Erlebnisse Revue passieren lassen und verankern.
- Ggf. Etablieren von »Tandems« oder Gruppentreffen zur weiteren gegenseitigen Unterstützung.

Vorschläge zur Struktur der einzelnen Sitzungen

Auch hier gibt es keine zwingend vorgeschriebene Abfolge – dennoch haben sich aus der Erfahrung heraus folgende Strukturen bewährt:

Wie man anfängt, setzt den Standard, daher ist es gut, von Anfang an Kernprozesse explizit zu machen, indem man Achtsamkeit etabliert, kognitive Fusionen aufzeigt etc. Dies kann sowohl formell geschehen durch Achtsamkeitsübungen, als auch informell durch achtsames Vorgehen in der Gruppe. Die Eröffnung der Sitzung hat einen großen Einfluss (»How you begin sets the tone«). Es empfiehlt sich daher, nicht mit »Wie war Ihre Woche?« oder »Wie geht's Ihnen?« zu beginnen, sondern gezielt mit einer Achtsamkeitsübung, mit einer aktiven Wiederholung der letzten Sitzung, mit der Besprechung der Hausaufgaben.

Detaillierte Voschläge zur Sitzungsstruktur finden Sie unter Kap. 6.2 in der Tabelle.

An dieser Stelle noch ein Wort zu Hausaufgaben. … Uff, Hausaufgaben, konnte ich ja schon in der Schule nicht leiden. Ja, das Wort ist leider für viele negativ besetzt, und so manche klappt, wenn sie dieses Wort auch nur hört, sofort die Ohren zu und begibt sich in Widerstand. Aber man muss es ja auch nicht unbedingt so nennen. Manchmal wirkt schon ein anderes Etikett Wunder. Ich spreche am liebsten von Experimenten, von Etwas-Ausprobieren, von Erlebensübungen o. Ä. Wie immer man es jedoch nennt, Hausaufgaben haben eine große Bedeutung und werden leider oftmals nicht genügend nachverfolgt. Anhand der Hausaufgaben (und anhand der »Begründungen« und Ausreden, warum man sie leider gerade nicht machen konnte) zeigen sich viele Muster, aufgrund derer die Klientinnen in ihrem Leben feststecken! Nutzen Sie daher die Wirkmacht der Hausaufgaben. Geben Sie sich nicht zufrieden mit einem »Es hat nicht funktioniert«, »Keine Zeit gehabt«, »Der Hund hat meine Hausaufgaben gefressen« oder Ähnlichem. Die Liste der Ausreden ist so unoriginell und so lang wie Abrahams Bart. Nutzen Sie diese Gelegenheit, um mit der Gruppe zusammen ganz genau hinzuschauen: Was genau hat nicht funktioniert, was genau hat die Klientin versucht bzw. getan, was genau hat sie nicht gemacht und was braucht die Klientin, um es beim nächsten Mal machen zu können? Finden Sie zusammen mit der Klientin die Hindernisse heraus.

Häufige Barrieren bei den Hausaufgaben sind:

1. Die Klientin weiß nicht, wozu sie diese Aufgabe machen soll, es ergibt für sie schlicht und einfach keinen Sinn. Hier ist es ganz wichtig, ein Rational zu erarbeiten, am besten an den Werten der Klientin orientiert.
2. Die Aufgabe war zu groß. Hier kann man die Aufgabe in kleinere Schritte zerlegen und jeweils das Commitment überprüfen. Erst wenn die Klientin sagt »Ja, das mach ich bis zum nächsten Mal«, ist der Schritt klein genug. Achtung: »Ich versuch's« ist kein echtes Commitment, dazu weiter unter mehr.
3. Sonstige Hindernisse: Der Klientin fehlen Fertigkeiten oder es mangelt an günstigen Rahmenbedingungen etc. In diesem Fall muss man gemeinsam schauen, welche Fertigkeiten die Klientin braucht und wie sie sie erlangen kann, bzw. wie die Klientin bessere Rahmenbedingungen herstellen kann.

In der ACT betonen wir hier auch gerne das aktive Element der Entscheidung und die Möglichkeit, eine Entscheidung zu treffen (von der der Klientin oft gar nicht klar ist, dass sie sie hat), und damit die Eigenverantwortung: *»Was hat Sie dazu gebracht, sich zu entscheiden, die Hausaufgabe nicht zu machen?«*

Zentral für die Hausaufgaben ist es, die Bereitschaft (Commitment) zu überprüfen. Häufig werden Sie von Ihrer Klientin hören: »Ich versuch's«. Das ist weit entfernt von »Ich bin fähig dazu und werde es tun« (s. a. Gummibärchen-Übung im Kapitel Commitment). Wenn die Klientin es nur versuchen möchte, schauen

Sie, was ihre Befürchtungen sind, bearbeiten Sie mögliche Hindernisse und brechen Sie gegebenenfalls gemeinsam die Aufgabe herunter.

Es folgt ein Vorschlag für einen möglichen Gruppenablauf in tabellarischer Form. Die erste Version stellt den Ablauf anhand der Kernprozesse dar. Die zweite Version ist anhand des Choice Point Models (s. Kap. 7.1.1) aufgebaut. Beide Beispiele beziehen sich auf geschlossene störungsübergreifende Gruppen mit ca. 6–10 Teilnehmern im stationären oder ambulanten Setting.

Tabelle zur Sitzungsstruktur

Vorschlag zur **Sitzungsstruktur:**

- Beginn mit einer Achtsamkeitsübung
- Besprechung der Hausaufgaben[19]/Erfahrungsaustausch über Veränderungen, die die Klientinnen seit der letzten Sitzung vorgenommen haben (Achten Sie hier auf die aktive Formulierung. Nicht »was hat sich verändert«, sondern »was haben *Sie* verändert?«).
- Kurze Agenda/Überblick der heutigen Inhalte, praktischer Einstieg ins Thema mit einer Übung
- Vermittlung der zentralen Inhalte: Kurzer Theorieteil (am besten mit Metaphern, Bildern, Geschichten) und Schaffen eines Rationals für den Kernprozess (wozu Akzeptanz, Werte, Defusion, etc.)
- Üben, üben, üben: Haupt-Übungsteil.
- Hausaufgaben (Nicht vergessen: Commitment überprüfen).

19 Der Besprechung der Hausaufgaben kommt eine ganz zentrale Bedeutung zu. Zum einen werden die Teilnehmer ermutigt sich zwischen den Sitzungen mit den Inhalten zu beschäftigen. Zum anderen bietet sich hier eine hervorragende Möglichkeit auf Schwierigkeiten, also Vermeidungsstrategien wie Fusion, Erlebensvermeidung etc. einzugehen. Die Therapeutin bekommt dabei einen guten Einblick in die Denk- und Verhaltenster der Klientinnen und damit in ihrer Erlebenswelt. Das ist ACT wie sie leibt und lebt.

Version 1: Aufbau der Gruppe anhand der Kernprozesse

Sitzung (jeweils mindestens eine Doppelsitzung)	Inhalte	Ziel, Vorgehen	Vorschläge für Übungen[20]	Vorschläge für Hausaufgaben	Materialien/ Requisiten
1. Sitzung und ggf. 2. Sitzung (Einführungssitzungen)	Kennenlernen: ▪ Kurze Vorstellung ▪ Warum sind die TN hier (erstes Explorieren von Zielen und Werten)	Bereits die Kennenlern-Runde kann vom TH genutzt werden, um zu erfahren wo es für die TN hingehen soll (Werte) und was Ihnen dabei im Wege steht (Fusionen, Strategien der Erlebensvermeidung, etc.)	Einstieg mit einer Achtsamkeitsübung aus Kapitel 6.6, z. B. - Stille Minuten - Zehn Atemzüge - Ein-Aus-Übung		Klangschale
	Erarbeiten der Gruppenregeln	▪ Schaffen von Sicherheit, Kohäsion ▪ Erste (implizite) Etablierung der ACT-Prozesse			Flipchart
	Erste Vermittlung der Inhalte und Möglichkeiten der ACT: ▪ kurze theoretische Einführung ▪ erste Übung(en)	▪ Verschaffen eines Überblicks ▪ Motivierung der TN ▪ Orientierung: Was kann mir diese Gruppe bringen?	Hier lässt sich z. B. gut die große Hexaflex Übung aus Kapitel 5 einsetzen oder auch eine Adaptation der Selbsterfahrungsübung aus Kapitel 1.		Hexaflex Poster

20 Am besten, Sie probieren die Übungen vorab aus, ruhig auch zunächst in einer Einzelsitzung. So bekommen Sie zum einen ein Gefühl für die Dauer der Übungen, zum anderen merken Sie welche Übungen Ihnen liegen und mit welchen Sie am liebsten arbeiten, so dass Sie für die Gruppe eine gute Auswahl treffen können.

Sitzung (jeweils mindestens eine Doppelsitzung)	Inhalte	Ziel, Vorgehen	Vorschläge für Übungen[20]	Vorschläge für Hausaufgaben	Materialien/ Requisiten
	Kreative Hoffnungslosigkeit	■ Einführung des Paradigmenwechsels ■ Aufbau von Veränderungsbereitschaft ■ Erstes Erarbeiten der zentralen Vermeidungsstrategien der Klientinnen	■ »Was ich schon alles probiert habe« ■ Das Brett vorm Kopf ■ Die Chinesische Fingerfalle ■ Die Kosten des Vermeidens ■ Die Geschichte vom Menschen in der Grube ■ Der Wasserball ■ Tauziehen mit dem Monster	■ Arbeitsblatt: Die Kosten des Vermeidens ■ Mein Kontroll-Tagebuch: Eigene Kontrollstrategien beobachten und aufschreiben	■ Chinesische Fingerfallen ■ Din A 5-Karteikärtchen, Stifte ■ Seil und Handtuch (für Tauziehen-Übung)
	Zielklärung	■ Erster Blick auf Ziele/Werte durch die ACT-Brille ■ Schaffen von Motivation ■ Von Emotions-(vermeidungs)zielen zu Verhaltenszielen	■ Werte-Zielscheibe (s. Kap. Werte) ■ Wunderfrage (s. Kap. Werte) ■ Filmfrage	■ Ausarbeiten/Vervollständigen der Wunderfrage bzw. der Werte-Zielscheibe ■ Schriftliches Ausarbeiten der persönlichen Ziele	■ Arbeitsblatt zur Zielklärung (bspw. Goal-Attainment-Scale)

Version 1: Aufbau der Gruppe anhand der Kernprozesse *(Fortsetzung)*

Sitzung (jeweils mindestens eine Doppelsitzung)	Inhalte	Ziel, Vorgehen	Vorschläge für Übungen[20]	Vorschläge für Hausaufgaben	Materialien/ Requisiten
3. Sitzung	Akzeptanz	Aufdecken von Kampf-, Kontroll- und Vermeidungsstrategien; Fördern von Akzeptanz, sich öffnen, Bereitschaft	▪ Mein Lebensbus ▪ Gefühle akzeptieren ▪ Vertiefte Emotionen ▪ Drei Minuten Zuhören ▪ Was kann ich kontrollieren, oder das kleine grüne Schweinchen. ▪ Informelle Emotionsexposition der Gruppe ▪ Das Monster am Wegesrand ▪ Grundsätzlich alle Übungen aus der Kreativen Hoffnungslosigkeit (Kap. 6.3.2), falls man dafür keine eigene Sitzung macht	▪ Tagebuch des Innehaltens ▪ Wertfreies Beobachten von Situationen in denen schwierige Gedanken und Gefühle auftauchen und die Klientin anfängt zu kämpfen und/oder zu vermeiden	▪ chinesische Fingerfallen ▪ Gelassenheitsgebet auf Flipchart (s. Kap. 6.3.2)
4. Sitzung	Defusion	▪ Aufdecken von kognitiven Fusionen und Fördern der Loslösung von der Verschmelzung mit den eigenen Gedanken	▪ Gedanken benennen: »Mein Geist sagt mir gerade« ▪ Verschiedene kognitive Defusionstechniken ▪ Das Speichelglas ▪ Die Lotto-Übung	▪ Gedanken Tagebuch der typischen problematischen Gedanken. ▪ Defusionstechniken ausprobieren und damit experimentieren	▪ Klangschale ▪ Zettel oder Postkarten mit typischen »problematischen« Gedankeninhalten ▪ Film »Our common fate«

Sitzung (jeweils mindestens eine Doppelsitzung)	Inhalte	Ziel, Vorgehen	Vorschläge für Übungen[20]	Vorschläge für Hausaufgaben	Materialien/ Requisiten
			▪ Defusion wozu überhaupt? ▪ Loslassübungen: Blätter im Fluss & Co ▪ Sich begegnen		
5. Sitzung	Achtsamkeit	▪ Fördern der Präsenz im Hier und Jetzt	▪ Den Anker werfen 1 ▪ Den Anker werfen 2 ▪ Stille Minuten ▪ Zehn Atemzüge ▪ Wunderding Rosine ▪ Abwarten und Tee trinken ▪ Das ist ja Aller-Hand ▪ Achtsames Gehen ▪ Ein-Aus-Übung. Achtsames Atmen ▪ Fünf Sinne, fünf Dinge ▪ Der leichte und der noch leichtere Weg	▪ Atemübungen ▪ Achtsamkeit im Alltag ▪ Fünf Dinge, fünf Sinne ▪ Warteübungen	▪ Klangschale ▪ Emotionskarten/ Bildkarten ▪ Teezubehör bzw. Säfte
6. Sitzung	Selbst als Kor text	▪ Kontakt mit allen Ebenen des Selbst und Fördern der Fähigkeiten des flexiblen Perspektivwechsels	▪ Die innere Beobachterin ▪ Innerere Beobachterin Zwei Kurzversionen ▪ Die Schachbrett-Metapher ▪ Mein Selbstbild ▪ Die »Ich bin« Übung	▪ Mein Rollenmodell ▪ Mein Selbstkonzept ▪ Mein Drehbuch	▪ Schachbrett mit Figuren ▪ Fotos eines Lebensweges

Version 1: Aufbau der Gruppe anhand der Kernprozesse *(Fortsetzung)*

Sitzung (jeweils mindestens eine Doppelsitzung)	Inhalte	Ziel, Vorgehen	Vorschläge für Übungen[20]	Vorschläge für Hausaufgaben	Materialien/ Requisiten
7. Sitzung	Werte	▪ Mit dem im Kontakt kommen, was für einem wirklich wichtig ist, was einem am Herzen liegt.	▪ 90-Kästchen-Übung; ▪ Grabrede ▪ Wunderfrage revisited ▪ Wertetabelle (Schicksalsübung) ▪ Wertekärtchen ▪ Werte-Zielscheibe (Bulls Eye)	▪ Würzen und Genießen ▪ die Grabrede (vervollständigen), ▪ Wert-volle Gespräche ▪ Wertetagebuch	▪ Wertekärtchen ▪ Kompaß ▪ Zielscheibe
8. Sitzung	Commitment	▪ Den Weg zum werteorientierten Handeln bereiten ▪ Ins Tun kommen (Let's ACT)	▪ Der Gummibärchen Versuch ▪ Die »Ich-kann-nicht-Mauer« ▪ Der Commitment-Kreis ▪ Der winzigste Schritt ▪ Verhaltensaktivierende Methoden aus der Verhaltenstherapie ▪ Auch das Choice Point Model lässt sich hier gut einsetzen (s. Kap. 7.1.1)	▪ Die vier Schritte Übung	▪ Bergsteigerschuhe (symbolisieren den ersten Schritt auf dem Weg zum Gipfel), Gummibärchen auf einen Teller

Sitzung (jeweils mindestens eine Doppelsitzung)	Inhalte	Ziel, Vorgehen	Vorschläge für Übungen[20]	Vorschläge für Hausaufgaben	Materialien/ Requisiten
9. Sitzung (Schlusssitzung)	Tanz mit dem Hexaflex, Rückfallprophylaxe	▪ Flexibles Wiederholen der Kernprozesse je nach Bedürfnissen der GruppenTN ▪ »Bilanz« und Validieren des Erreichten ▪ Festigung des Erarbeiteten im Sinne der Rückfallprophylaxe ▪ Ggf. Etablieren von »Tandems« oder Unterstützergruppen	Dies ist eine »offene« Sitzungen, d. h. man kann ganz flexibel mit dem arbeiten, was für die TN am wichtigsten ist. Daher sind hier grundsätzlich alle Übungen einsetzbar.	▪ Meine ACT-Box	▪ Hexaflexmodell ▪ Klangschale
Evtl. Zusatzsitzungen	Choice Point-Model, Matrix, weitere Tanz-mit-dem-Hexaflex-Sitzungen, etc	▪ Den Autopiloten ausschalten ▪ Alternativen zu »automatischen«, alten Verhaltensmustern finden und einsetzen ▪ Erarbeitetes festigen im Sinne der Rückfallprophylaxe	▪ Choice Point-Model ▪ Matrix	▪ Choice Point Model Arbeitsblatt ▪ Matrix Arbeitsblatt	▪ Grafik des Choice Point Models ▪ Matrix Quadranten Modell

Tabelle zur Sitzungsstruktur

Version 2: Aufbau der Gruppe anhand des Choice Point Model (analog mit der Matrix). Die Arbeit mit den einzelnen Kernprozessen wird von Anfang an in die Rahmenmodelle eingebettet.

Sitzung (jeweils mindestens eine Doppelsitzung)	Inhalte	Ziel, Vorgehen	Vorschläge für Übungen	Vorschläge für Hausaufgaben	Materialien/ Requisiten
1. Sitzung und ggf. 2. Sitzung (Einführungssitzungen)	Wie in Version 1				
3. Sitzung	Einführung Choice Point Model (s. Kap. 7.1.1)	▪ die TN zu ermächtigen, eine bewusste Entscheidung zu treffen zwischen wertorientiertem Handeln und nicht-wertorientiertem Handeln. ▪ Alte automatisierte Reiz-Reaktionsmuster zu durchbrechen ▪ Förderung der psychischen Flexibilität und Erweiterung des Handlungsspielraums	Gruppenübung zum Choice Point. (Ausführliche exemplarische Darstellung in zwei verschiedenen Versionen im Kap. 7.1.1)	Choice Point Arbeitsblatt	▪ Choice Point Grafik (Flipchart) ▪ Spickzettel: Den Autopiloten ausschalten

Sitzung (jeweils mindestens eine Doppelsitzung)	Inhalte	Ziel, Vorgehen	Vorschläge für Übungen	Vorschläge für Hausaufgaben	Materialien/ Requisiten
4. bis 8. Sitzung	Arbeit anhand konkreter Situationen der TN anhand des CPM. In jeder Sitzung liegt der Schwerpunkt auf einem der Kernprozesse (analog Tabelle Version 1)	▪ Ziele der jeweiligen Kernprozesse analog Tabelle Version 1 ▪ Erleben, dass alle Menschen in schwierigen Situationen mit ganz ähnlichen Weg-von-Verhaltensweisen kämpfen. ▪ Aufbau psychischer Flexibilität ▪ Schaffen von Wahlmöglichkeiten und flexiblen Handlungsoptionen ▪ Zurückgewinnen von Eigenverantwortung, das eigene Leben (wieder) in die Hand zu nehmen ▪ Förderung von Lebensentscheidungen im Sinne eigener Werte.	Alle Übungen zu den jeweiligen Kernprozessen können wie in Version 1 verwendet werden.	analog Tabelle Version 1	analog Tabelle Version 1
9. Sitzung (Schlusssitzung)	Analog Tabelle Version 1: 9. Sitzung				

6.3 Vorbereitende Prozesse

6.3.1 Zielklärung – wo soll es hingehen?

Aus meiner Erfahrung mit der ACT-Arbeit mit Klientinnen, aber auch aus zahlreichen Workshops mit Kolleginnen, hat es sich bewährt, zunächst einige Zeit in die Zielklärung zu investieren. Dies ist in keinem Falle verlorene Zeit, weil es den Boden gut vorbereitet und oftmals für den Erfolg späterer Prozesse ganz maßgeblich ist.[21]

Es gibt viele Kriterien und Hilfsmittel für »gute« Zielfindung in der VT (SMARTE Ziele, goal attainment scales, etc.). Dies kann man natürlich alles in die ACT integrieren. Besonders wichtig finde ich jedoch – und deswegen widme ich diesem Punkt als vorbereitendem Prozess gerne explizit Zeit am Anfang der Gruppen –, dass man bereits hier die Weichen für ein erstes Verständnis der ACT-Prozesse stellen kann.

ACT ist Verhaltenstherapie. Es geht darum, auf der Verhaltensebene etwas zu verändern. Das ist die Ebene, auf die wir direkten Einfluss haben. Unsere Gefühle und Gedanken hingegen können wir nicht direkt verändern. Wir wollen also mit den Klientinnen Ziele auf der Verhaltensebene formulieren und emotionale Ziele in konkrete Verhaltensziele übersetzen – auf VT heißt das »operationalisieren«. Viele Klientinnen kommen zunächst

- mit emotionalen Zielen: »Ich will glücklicher sein«, »Ich will mich besser fühlen«, »Ich will selbstbewusster sein«, »Ich will nicht mehr depressiv sein« etc. Letztlich sind dies Emotionsvermeidungs- bzw. Erlebensvermeidungsziele: Ich will bestimmte Gefühle nicht mehr haben: »Ich will mich nicht mehr unglücklich/depressiv/klein/dumm/ungenügend/unsicher/hilflos/schlecht fühlen.« Hier haben wir die Möglichkeit, frühzeitig zu reframen und einen Blick durch die ACT-Brille zu ermöglichen: *»Ja, genau, es wird hier in unserer Arbeit viel*

21 In der ACT werden meist zuerst Werte etabliert und dann von diesen Werten aus Ziele abgeleitet. Dies ist sicherlich ein gutes Vorgehen. Aus meiner Erfahrung heraus ist es jedoch empfehlenswert, in den Gruppen mit den Zielen zu beginnen. Meist ist der Begriff »Werte« für die Teilnehmer abstrakt und schwer mit Inhalt zu füllen. Ziele sind leichter festzulegen. Und da man in den Gruppen oftmals zeitlich recht beschränkt ist und auch nicht im selben Maße individuell auf den Einzelnen eingehen kann wie in der Einzelarbeit, ziehe ich dieses pragmatische Vorgehen in einem vorbereitenden Prozess vor. Werte und Ziele sind natürlich eng verknüpft, und es ist gut, wenn man flexibel von einem zum anderen übergehen kann. In diesem Kapitel spreche ich daher immer von Zielklärung, ja nach Klientin und Kontext kann es Werte und Ziele beinhalten.

darum gehen, neue Fertigkeiten zu lernen, um mit diesen Gedanken und Gefühlen anders umzugehen.«

- mit Vermeidungszielen bzw. Weg-von-Zielen: »Ich will keine Angst mehr haben«, »Ich meine Kinder nicht mehr anschreien«, »Ich will keinen Essanfall mehr haben« etc. In der englischen ACT-Literatur werden diese auch als »dead man's goals« beschrieben, weil dies alles Dinge sind, die man als lebende Person möglicherweise immer wieder tun bzw. erleben wird. Wenn die Klientin »keine Angst mehr haben« möchte, kann man explorieren, was sie denn dann tun könnte in ihrem Leben. Hier ist hilfreich, das Ziel (ggf. auch den Wert hinter dem Ziel) zu explorieren, z. B.: »Was möchten Sie stattdessen? Dann wären Sie frei, um was zu tun?«. Womöglich kommt etwas heraus wie: »Wenn ich weniger Angst hätte, könnte ich besser auf Leute zugehen und würde Freundschaften schließen können« (Wert: Nähe/Bindung).
- mit Ergebniszielen: Hier möchte die Klientin etwas bekommen: »Ich möchte eine bessere Arbeit«, »Ich möchte eine Partnerin finden«. An diesen Zielen kann man natürlich in der Therapiegruppe nicht direkt arbeiten (da wir ja kein Jobcenter oder keine Partnervermittlung sind, und selbst dann hätten wir wenig direkte Kontrolle darüber ...), man kann sie aber gut zur Motivation nutzen. »Ja, genau, wir werden hier zusammen lernen – neue Fähigkeiten, Dinge anders zu machen, uns auf andere Art und Weise zu verhalten und Dinge in unserem Leben zu tun (und zu lassen), sodass wir die Wahrscheinlichkeit erhöhen können, eine bessere Arbeit/einen neuen Partner zu finden.« Hier können wir auch frühzeitig die Weichen stellen für das Verständnis davon, was wir kontrollieren können und was nicht, nämlich, dass wir nicht immer direkte Kontrolle über das Ergebnis unseres Verhaltens haben.
- mit Erkenntniszielen: »Ich will verstehen, warum ich so bin«, »Ich muss herausfinden, warum ich xyz immer wieder mache« etc. Die Gefahr hier ist, dass die Klientin dies als Vermeidung benutzt, denn solange sie mit der Ursachenforschung beschäftigt ist, muss sie ja noch keine Veränderungen vornehmen. Hier hilft die leicht abgewandelte Wunderfrage weiter: »Ja, genau, und wir werden hier zusammen sicherlich einiges darüber herausfinden. Nämlich, wie Ihr Verstand funktioniert und warum Sie tun, was Sie tun. Und angenommen, Sie würden jetzt bereits über diese Erkenntnis verfügen, also wissen, warum Sie so sind, was würden Sie dann jetzt anders machen? Wovon würden Sie in Ihrem Leben mehr tun, wovon weniger? Woran würden die Menschen in Ihrem Umfeld, auch wir hier, das merken?«

Alle diese Ziele sind aus vielerlei Gründen aus ACT-Sicht problematisch. Weil sie Prozesse der Erlebensvermeidung verstärken; weil sie suggerieren, dass bestimmtes Erleben und bestimmte Gefühle nicht gut sind und weggemacht werden müssen (also Emotionskontrolle); weil sie negativ formuliert sind und nicht klar wird, was die Klientin stattdessen tun will; weil sie nicht konkret, nicht operationalisiert sind, weil sie an sich Vermeidungs- und Kontrollstrategien darstellen.

Wir wollen bei der Zielklärung den Klientinnen bereits einen ersten Blick durch die ACT-Brille ermöglichen. Wir schauen, (1) an welchen Werten sich die Klientinnen orientieren möchten. Was ist ihnen wirklich wichtig, wie möchten sie mit sich selbst und anderen umgehen, wofür möchten sie sich einsetzen, welche Art von Beziehungen möchten sie führen, wofür möchten sie ihre Zeit und Energie aufwenden?, und (2) was steht ihnen dabei im Wege? Auch hier haben wir also die Hauptpunkte für »Feststecken« im Hinterkopf: Erlebensvermeidung, kognitive Fusion und unwirksames Handeln. Wir versuchen, die Ziele mit den Klientinnen zusammen bereits von Anfang an ACT-konform und möglichst konkret auf der Verhaltensebene zu formulieren: Wir geben uns dann eben nicht zufrieden mit »Ich will mich besser fühlen«, sondern gehen auf die nächste Ebene. Wir füttern es mit Inhalt und erforschen, was das für die Klientinnen genau bedeutet, was die Klientinnen denn dann anders tun werden.

Ein hilfreiches Instrument bei der Zielfindung ist immer wieder die alte Wunderfrage (s. Kap. 6.8 »Werte«).

Besonders wirkungsvoll ist es, wenn man der Zielklärung gleich ein erstes kleines Commitment folgen lässt, etwa: »Was ist der erste klitzekleine Schritt, den Sie heute noch tun können, der Sie in diese Richtung bringt?«

Wichtig ist auch, darauf zu achten, dass Therapeutin und Klientin dieselbe Agenda haben, und vor allem auch, dass es keine doppelte Agenda gibt. Dies gilt natürlich nicht speziell für die ACT, ich erwähne es aber dennoch hier, weil es ein Kernpunkt ist, dem leider oftmals nicht genügend Zeit und Aufmerksamkeit geschenkt wird, und nicht selten führt deshalb eine Therapie unnötig »in den Wald«. Ein Beispiel: Die Klientin kommt mit dem Ziel »Ich will mich von meiner Familie abgrenzen«, der eigentliche Auftrag (hidden agenda) lautet aber »Mach, dass sich meine Familie ändert« – und entsprechend ist der eigentliche Wert dahinter Nähe/Bindung. Es ergibt also durchaus Sinn, erst einmal herauszufinden, worum es eigentlich geht, und nicht gleich auf den erstbesten Zug aufzuspringen. Psychotherapie ist oftmals Detektivarbeit. Ich benutze hier gern die Metapher des Kühlschrankes: Bevor ich zum Einkaufen gehe, ist es sinnvoll, erst einmal in den Kühlschrank zu schauen, damit ich überhaupt weiß, was mir fehlt und was ich einkaufen möchte, anstatt planlos loszugehen und dann manches gar nicht zu haben und anderes womöglich doppelt oder lauter Dinge, die ich eigentlich gar nicht brauche.

Ich widme daher gern einen großen Teil der ersten Gruppensitzung der Zielklärung. Sie kann aber auch in einer vorgeschalteten Screening-Sitzung (hier ggf. auch im Einzelsetting) geschehen. In jedem Fall sollte man in der Folgesitzung ausreichend Zeit einplanen, um die Ziele nochmals auf ihre Stimmigkeit zu überprüfen.

Die Vorteile einer genauen, achtsamen und stimmigen Werteklärung und Zielfindung sind vielfältig:

- Man hat später weniger mit Widerständen zu tun;
- die Motivation ist gesteigert (der Klientin wird deutlich, wozu sie etwas tut, daher fällt auch das Dranbleiben leichter, vor allem, wenn es um das Akzeptieren aversiven Erlebens geht);
- man hat von Anfang an einen roten Faden in der Therapie etabliert (auch für die Therapeutin), auf den man immer wieder zurückgreifen kann, wenn es holprig oder zäh wird;
- es wird damit bereits am Anfang deutlich, wo der Ansatz zur Veränderung ist (auf der Verhaltensebene, nicht auf der emotionalen Ebene);
- der therapeutische Auftrag ist geklärt und man arbeitet an derselben Agenda, man zieht am selben Strang;
- man arbeitet nicht »gegen« eine hidden agenda der Klientin;
- Ziele auf der Verhaltensebene sind ein prima Ausgangspunkt für spätere Werte-Arbeit.

Ein weiterer Vorteil ist, dass man als Therapeutin hier bereits einen ersten Eindruck bekommt, nicht nur von der Veränderungsmotivation der Klientin, sondern auch von ihren Vorstellungen darüber, wie die Therapiegruppe ihr helfen kann und was sie bereit oder nicht bereit ist, zu tun. Womöglich ist sie noch im Wasch-mich-aber-mach-mich-nicht-nass-Modus o.Ä. verhaftet. Jede erfahrene Therapeutin weiß, nur weil eine Klientin in Therapie kommt und Leidensdruck zeigt, bedeutet das noch lange nicht, dass sie auch bereit ist, auf der Verhaltensebene etwas zu verändern. Und so haben wir bei der anfänglichen Werte- und Zielklärung bereits die Möglichkeit, entsprechend mit ACT-Ohren zuzuhören. Das (von der Klientin) verfolgte Ziel stellt oftmals selbst das Problem dar bzw. hat zu ihren Problemen beigetragen.

Wenn Therapien »schieflaufen«, dann liegt es meiner Erfahrung nach oftmals maßgeblich an ungenügender Zielklärung.

Wir können hier also bereits erste ACT-Weichen stellen, indem wir gemeinsam mit der Gruppe aus Emotionszielen (oder vielmehr Emotionskontroll- bzw. Emotionsvermeidungszielen) konkrete Hin-zu-Verhaltensziele[22] erarbeiten. Damit ermöglichen wir den Klientinnen von Anfang an, den Weg der (Erlebens-) Vermeidung zu verlassen und den Weg hin zu ihren persönlichen Werten einzuschlagen.

Übungen

Werte-Zielscheibe (s. Kap. 6.8, »Werte«, S. 230)
Wunderfrage (s. Kap. 6.8, »Werte«, S. 226)
Filmfrage: Stellen Sie sich vor, wir würden Sie eine Woche lang mit einem Kamerateam begleiten, das jeden Ihrer Schritte filmt. Und dann würden wir dasselbe nochmal tun, nachdem die Therapiegruppe zu Ende ist und die Probleme, derentwegen Sie hier sind, keine Probleme mehr für Sie darstellen. Was wäre der Unterschied zwischen diesen beiden Filmen? Was werden wir im zweiten Film sehen, was Sie anders machen werden? Wann und wie werden Sie sich anders verhalten? Was könnten wir da beobachten, wie Sie mit sich und Ihrer Umwelt anders umgehen? Wovon werden Sie mehr tun, wovon weniger? Welchen Personen und Dingen widmen Sie Ihre Zeit und Energie?

6.3.2 Kreative Hoffnungslosigkeit – weg vom Symptom-Management

Gib mir die Gelassenheit, Dinge hinzunehmen,
die ich nicht ändern kann,
den Mut, Dinge zu ändern, die ich ändern kann,
und die Weisheit, das eine vom anderen zu unterscheiden.
(Reinhold Niebuhr)

Kreative Hoffnungslosigkeit: Das Tor zur Bereitschaft

22 Mit Hin-zu ist hier gemeint Hin-zu den Werten der Klientinnen, also in die werteorientierte Richtung (vgl. Kap. Choice Point Model).

Vor der Gruppe: Einführung und Grundprinzipien

Der Prozess »Kreative Hoffnungslosigkeit« ist nicht als eigenständiger Prozess im ACT-Hexaflex verankert und dennoch im wahrsten Sinne des Wortes grundlegend, bereitet er doch den Boden für die weitere Arbeit mit der ACT. Es ist auch der Prozess, bei dem es erfahrungsgemäß zu den meisten Missverständnissen und Schwierigkeiten einerseits und zu den meisten Ängsten und Vermeidungen (auch auf Seiten der Therapeutin) andererseits kommt. Viele ordnen die Kreative Hoffnungslosigkeit unter den Kernprozess Akzeptanz ein, was ihm, wie ich finde, nicht ganz gerecht wird. Er kann allerdings gut als eine Art Hinleitung zur Akzeptanz dienen. Meiner Erfahrung nach ist es jedenfalls ein ganz entscheidender Prozess, der maßgeblich die Weichen für den weiteren Fortgang der Arbeit mit der ACT stellt. Dieser Prozess bildet die Basis, bereitet sozusagen den Acker vor, damit die ACT-Saat gut aufgehen kann.

Warum ist Kreative Hoffnungslosigkeit am Anfang so wichtig, warum kann sie entscheidend für den weiteren Therapieerfolg sein? Viele Klientinnen befinden sich zu Therapiebeginn – und oftmals schon jahre- und jahrzehntelang – in einer Art Warteschleife. Sie denken und empfinden Dinge wie: »Erst muss ich das Problem xyz (Angst, Depression, geringes Selbstvertrauen, etc.) los sein, dann kann mein Leben beginnen«, »Wenn ich erst die Angst los bin, dann könnte ich …«, »Wenn ich nur selbstbewusster wäre …«, »Wenn die Depression weg wäre, dann …«.

Was passiert hier? Die Klientin schaut wie das berühmte Kaninchen vor der Schlange auf ihr Problem, sie verharrt gewissermaßen in einer Starre (»freeze«), und ihr restliches Leben darum herum findet nicht mehr oder nur noch in sehr reduzierter Form statt. Ihre Welt ist klein geworden. Die Klientin hat hier hohe Kosten, sie verzichtet auf vieles, nicht zuletzt auf jede Menge Lebendigkeit und Lebensfreude. Die Kreative Hoffnungslosigkeit kann hier als echter Gamechanger fungieren, indem sie den Paradigmenwechsel, also das radikale Umdenken der Klientin einleitet (s. a. Kap. 5.3, »Paradigmenwechsel«, S. 41).

Aber was zum Kuckuck ist jetzt bloß diese Kreative Hoffnungslosigkeit und wie funktioniert sie?

Kreative Hoffnungslosigkeit wird erlebbar gemacht, indem die Klientin dazu befähigt wird, zu erkennen, dass alle ihre bisherigen Versuche, das Problem »in den Griff zu kriegen«, dieses letztlich nur schlimmer gemacht haben (Hoffnungslosigkeit). Und übersetzt in VT heißt das: Ihre bisherigen dysfunktionalen Bewältigungs- und Kotrollversuche, Symptommanagement- und Lösungsstrategien führen zu keiner nachhaltigen Lösung des Problems, sondern wirken langfristig aufrechterhaltend für das Symptom/Syndrom.

Ziel des Prozesses der Kreativen Hoffnungslosigkeit ist es, die Kontroll-Agenda der Klientin zu unterminieren. Russ Harris nennt dies auch sehr treffend »confronting the agenda« (Russ Harris, 2018).

Die Klientin wird also dazu befähigt zu erkennen, dass ihre bisherigen Kontrollversuche das Problem und nicht die Lösung sind. Sie erkennt, dass »mehr desselben« erst recht keine Lösung sein kann. Und genau hier wird Raum und Energie frei für neue Wege, für einen anderen Umgang, eine neue Herangehensweise.

Es ist gewissermaßen ein therapeutischer Spagat zwischen der Hoffnungslosigkeit (in Bezug auf die Kontrollstrategien) und der realitätsangemessenen Hoffnung, dass man (also die Klientin selbst) etwas verändern kann. Entscheidend ist herauszuarbeiten: Nicht die Klientin ist hoffnungslos, wohl aber ihre bisherigen Kontrollversuche. An dieser Stelle ist es wichtig, die bisherigen Lösungsversuche der Klientin ordentlich zu validieren, damit bei ihr nicht das Gefühl entsteht, sie habe alles falsch gemacht.

Natürlich ist Kontrolle nicht per se und in allen Situationen schlecht oder dysfunktional. Daher ist es wichtig, mit der Klientin herauszuarbeiten, wann Kontrolle Sinn ergibt und wann nicht, wann sie nützlich ist und wann nicht.

Bei Dingen, die sozusagen außerhalb unserer Haut liegen, ist direkte Einflussnahme oftmals nützlich und funktional. Ich kann viele Dinge anpacken und verändern. Bei innerpsychischen Erlebnissen, also Erfahrungen, die innerhalb unserer Haut liegen, ist dies anders, hier ist eine direkte Einflussnahme oft unmöglich. Den berühmten Gefühlsschalter gibt es eben nicht. Es ist wichtig, hier ganz eng an der Erfahrung der Klientin zu bleiben, mit ihr gemeinsam zu erforschen, wo Kontrollstrategien bislang in ihrem Leben funktioniert haben und wo nicht. Hier ist es wichtig, die lang- und kurzfristigen Folgen zu betrachten, denn oftmals funktioniert Kontrolle ja kurzfristig (wenn auch oft nur scheinbar), langfristig hat sie aber negative Folgen. Klassisches Beispiel ist die sozial unsichere Klientin, die regelmäßig ein paar Gläschen Wein trinkt, um sich auf eine Feier begeben zu können. Kurzfristig entspannt sie dies, nimmt ihr Angsterleben und ermöglicht ihr so, auf die Feier zu gehen. Langfristig ergeben sich jedoch eine Menge negativer Folgen wie Insuffizienzgefühl, keine Selbstwirksamkeitserfahrung, Selbstvorwürfe, Scham, etc. – vom schädlichen Gebrauch und dem Weg in eine mögliche Abhängigkeit ganz zu schweigen.

Immer wieder erlebe ich in meinen Workshops, dass Therapeutinnen Vorbehalte und sogar Ängste in Bezug auf die Kreative Hoffnungslosigkeit haben (»Ich kann das nicht«, »Wie soll ich vorgehen?«, »Was, wenn meine Klientin nicht mitmacht?«, »Was, wenn es nicht funktioniert?«, »Was, wenn es die Klientin destabilisiert?«, »Ich kann das meiner Klientin nicht zumuten«). Danken Sie an diese Stelle Ihrem problemlösenden Geist für diese Gedanken und schauen Sie, ob Sie mit allen diesen Gedanken mit der Klientin arbeiten können (Defusion).

CAVE: Es gibt m. E. nach ganz klare Ausschlusskriterien für die Anwendung dieses Prozesses. Wenn die Klientin in einer schweren depressiven Episode verhaftet ist, wenn die Klientin deutliche kognitive Einschränkungen hat, wenn die Klientin suizidal ist, wenn die Klientin akut psychotisch ist, sollte dieser Prozess selbstverständlich keine Anwendung finden.

Ziele

Wie Sie also sehen, hat die Kreative Hoffnungslosigkeit ein ganz einfaches Prinzip, das man mit folgenden Fragen zusammenfassen kann:

- Was hat die Klientin schon alles probiert, um ihr Problem in den Griff zu bekommen?
- Wie hat das bislang funktioniert? (Lang- und kurzfristig)
- Was hat es sie gekostet (an Zeit, Energie, Beziehungen, Gesundheit, Lebensfreude etc.?)
  Und:
- Ist sie jetzt bereit, sich auf etwas anderes einzulassen?

Das Ziel ist, den Paradigmenwechsel einzuleiten und Veränderungsbereitschaft aufzubauen. Es geht darum, weg vom »Symptom-Management« zu kommen. Solange die Klientin ihr Symptom noch verteidigt oder es nur um »irgendwie aushalten« (oder kämpfen, oder »mehr desselben«) geht, ist sie nicht wirklich frei für etwas Neues, ihre Kapazitäten sind noch im alten Kampf gegen das Symptom gebunden.

Die Klientin soll hier lernen, erkennen und vor allem erleben, dass

- ihre bisherigen Kontroll- und Vermeidungsstrategien wirkungslos sind,
- Kontrolle nicht die Lösung, sondern das Problem ist.

Damit wird sie befähigt, aus der Warteschleife und dem zermürbenden Kampf auszusteigen und sich etwas Neuem zuzuwenden.

Die Vorbereitungssitzung der Kreativen Hoffnungslosigkeit hat dabei mehrere Funktionen:

- das (erlernte) Kontrollprinzip wird untergraben,
- soziale Normen in der Sprache und damit in der Vorstellung, wie, dass etwas repariert oder weggemacht werden muss oder dass es ein Patentrezept gibt, werden unterlaufen (»Man muss nur wollen«, »Jetzt reiß dich halt mal zusammen«),
- diagnostische Funktion: die Therapeutin kann deutlich erkennen, wo die Klientin steht, welche Kontroll- und Vermeidungsstrategien sie anwendet, wie diese für sie funktionieren und ob sie zum jetzigen Zeitpunkt bereit ist, diese aufzugeben (oder ob es womöglich eine doppelte Agenda gibt).

Ein häufiges Missverständnis: Es geht nicht darum, Hoffnungslosigkeit zu erzeugen, sondern das direkte Erleben der Klientin zu bestätigen. Die Klientin macht ja eben diese Erfahrung genauso in ihrem Leben, sonst säße sie ja jetzt nicht bei Ihnen in der ACT-Gruppe. Es geht also darum, sich von dem zu lösen, was nicht seinen Zweck erfüllt – und die Tür zu einer Möglichkeit der Veränderung zu öffnen. Also nochmals (weil es so wichtig ist): Nicht die Klientin ist hoffnungslos, nur ihre bisherigen Kontrollversuche.

Somit ist der Prozess der Kreativen Hoffnungslosigkeit ein erstes Aufrütteln, ein Untergraben und Infragestellen des Bisherigen und damit die Einleitung des Paradigmenwechsels. Im besten Fall bekommt die Klientin eine erste Vorstellung davon, dass es auch anders gehen könnte, sie wird neugierig auf einen neuen Weg. Russ Harris nennt die Kreative Hoffnungslosigkeit auch »Cultivation of Willingness«. Sie ist gewissermaßen das Tor zur Bereitschaft.

Ein kurzer Exkurs zur Begrifflichkeit: In den Workshops haben immer wieder einige Teilnehmer Schwierigkeiten mit dem Begriff der Kreativen Hoffnungslosigkeit. Die Wirksamkeit des Prozesses hängt natürlich nicht am Begriff. In der Arbeit mit den Klientinnen muss man nicht zwingenderweise den Begriff »Kreative Hoffnungslosigkeit« verwenden. Ich selbst habe zwar durchweg gute Erfahrungen damit gemacht, meist macht er die Klientinnen neugierig. Wenn man sich damit unwohl fühlt, kann man das komplette Thema aber auch behandeln, ohne den Begriff als solchen zu verwenden. Man kann beispielsweise von bisherigen Lösungsstrategien, oder -versuchen sprechen und was einen diese bisher gekostet haben, man kann vom Steckenbleiben sprechen und davon, Raum zu schaffen, um etwas Neues auszuprobieren. Man kann dem Prozess verschiedene Namen geben, z. B. »Was ich schon alles probiert habe«.

Ich frage meine Klientinnen zum Beispiel nach der »Was ich schon alles probiert habe«-Übung gerne: »Sind Sie bereit, etwas anderes, etwas Neues, eine andere Herangehensweise auszuprobieren?« Bitte beachten Sie die Formulierung. An dieser Stelle wird von den Klientinnen nicht erwartet, ihre Kontroll- und Vermeidungsagenda sofort über Bord zu werfen und sich zur Akzeptanz hin zu bewegen. Es geht an dieser Stelle zunächst einmal darum, die Tür einen Spalt weit zu öffnen, für Bereitschaft als alternative Sichtweise, als alternatives Verhalten.

Therapeutische Grundhaltung

Bei der Kreativen Hoffnungslosigkeit ist es noch wichtiger als bei allen anderen Prozessen, ganz eng bei den Klientinnen und ihren Erfahrungen zu sein und zu bleiben. Es geht nicht darum, die Klientinnen von etwas überzeugen zu wollen, die Kreative Hoffnungslosigkeit muss nicht »verkauft« werden.

Es ist wichtig, die bisherigen Lösungsversuche der Klientinnen authentisch und ehrlich zu würdigen. Validieren, validieren, validieren, aber selbstverständlich auf Augenhöhe, keinesfalls oberlehrerhaft oder mechanisch.

Entscheidend ist auch das Timing – den Klientinnen die Zeit zu lassen, die sie brauchen. Die Kreative Hoffnungslosigkeit kann ein sehr schmerzhafter Prozess sein (muss nicht immer), und jede Klientin braucht ihre eigene Zeit, um sich diesem Schmerz zu stellen. Es ist ein recht radikaler Prozess, der viel Mut erfordert, und den muss jede in ihrem eigenen Tempo gehen. Nach meiner Erfahrung ist einer der häufigsten Fehler, wenn die Kreative Hoffnungslosigkeit »nicht funktioniert«, dass man die Klientinnen gehetzt oder in eine Richtung geschubst hat. Hilfreich ist hier der Ansatz »Go Slow« (s. Kap. 7.5), sowie auch Selbsterfahrungsübungen als Therapeutin zu machen (s. u.).

Vorbereitung für die Therapeutinnen

Wählen Sie eine Ihrer Klientinnen aus, die besonders am Kontrollprinzip festhält. Oftmals sind das Klientinnen, bei denen man sich als Therapeutin dabei ertappt, ganz viele Interventionen anzubieten, also viel für die Klientin zu arbeiten. Spielen Sie den Prozess der Kreativen Hoffnungslosigkeit als Trockenübung durch. Sie können das natürlich auch mit einem freiwilligen Versuchskaninchen tun. Überlegen Sie sich einen Dialog, üben Sie dabei auch Formulierungen, die Ihnen entsprechen, bis Sie sich mit dem Prozess wohlfühlen.

Sie können die Strategien natürlich auch erst einmal auf sich selbst anwenden, das ist der Königsweg. Wenn Sie das erste Kapitel (»Eine kleine Selbsterfahrung«) nicht übersprungen haben, hatten Sie dazu ja bereits Gelegenheit. Wenn nicht, auf geht's. Üben Sie beispielsweise mit der Übung: »Die Kosten des Vermeidens« (S. 118): Wählen Sie dazu Gedanken und Gefühle aus, gegen die Sie schon lange ankämpfen, oder ein (innerpsychisches) Problem, mit dem Sie sich schon lange herumschlagen und das einfach nicht »weggehen« will. Nutzen Sie dazu auch die Liste mit Vermeidungsstrategien und seien Sie dabei ganz ehrlich zu sich selbst. Lassen Sie sich dabei Zeit und nehmen Sie alle Gefühle wahr, die auftauchen.

Verinnerlichen Sie die Leitfragen: (1) Was hat die Klientin bisher alles versucht (Sammeln aller bisherigen Kontroll- und Vermeidungsstrategien)? (2) Wie hat das für sie funktioniert (hier ist es wichtig, ganz eng an der Erfahrung der Klientin zu bleiben und nichts einfach anzunehmen oder vorauszusetzen) (3) Welchen Preis hat sie dafür gezahlt (kurz- und langfristige Kosten)?

Entscheidend ist, als Therapeutin selbst keine Angst vor der Kreativen Hoffnungslosigkeit zu haben. Überprüfen Sie Ihre eigenen Kognitionen dazu (typische Gedanken, die in meinen Workshops immer wieder auftauchen, sind: »Das kann ich meiner Klientin nicht zumuten, der geht's eh schon so schlecht«, »Was, wenn es ihr danach noch schlechter geht, sie gar suizidal wird?«, »Wie hol ich sie denn dann wieder raus?«, »Ich kann das nicht«, »Ich muss erst noch mehr über ACT lernen«, »Was, wenn die Klientin nicht mitmacht/das blöd findet?«). Prüfen Sie für sich: Müssen diese Befürchtungen und Kognitionen erst »weg« sein und müssen Sie sich erst 150-prozentig gut und sicher fühlen? Dann sind Sie in der klassischen Warteschleife … und das ist eine prima Chance, sich mit Ihren eigenen Vermeidungsstrategien diesbezüglich auseinanderzusetzen, ggf. zu defusionieren und dann gleich eine »Committed ACTion« anzuschließen.

In diesem Sinne ist hier auch eine Auseinandersetzung mit dem eigenen Hilflosigkeitserleben unerlässlich. Immer wieder kommen wir in der Therapie (wie im richtigen Leben) an den Punkt, an dem es keine schnelle Änderung oder Lösung gibt, an dem wir einfach akzeptieren müssen, was ist, an dem wir nicht nur unsere aversiven Gefühle aushalten müssen, sondern auch noch den Zustand, keine schnelle Lösung zu haben, den Punkt, an dem wir innehalten müssen, um Raum zu schaffen, an dem wir einfach nur da sein können, mit der Klientin sein können. Hier müssen wir vor allem auch dem eigenen Impuls widerstehen, es »für die Klientin richten« zu wollen, ein schnelles Heilmittel, einen Zauberstab zur Verfügung zu haben. Steven Hayes bringt das etwas rustikal, aber sehr klar auf den Punkt: »If you don't know what to say, shut the fuck up, and just sit there with your client« – für die meisten von uns Therapeutinnen eine der schwierigsten Übungen.

In der Gruppe – Los geht's

Hilfreiche Requisiten

Chinesische Fingerfallen (s. Übung chinesische Fingerfallen, S. 113), Flipchart oder Whiteboard, Moderationsarten und Stifte.

Vorschläge zur Einstimmung

Einstiegsübung mit den chinesischen Fingerfallen (s. Übungen)

»Was ich schon alles probiert habe«-Übung (s. Übungen).

Freies Sammeln von bisherigen Bewältigungsstrategien auf Moderationskarten

Zentrale Inhalte

- Bisherige Lösungs- und Bewältigungsversuche haben es »nicht gebracht«, d. h., sie haben der Klientin nicht langfristig geholfen.
- Kontrollstrategien (bzw. Erlebensvermeidung) sind das Problem, nicht die Lösung.
- Dabei validieren, was die Klientin bislang schon alles unternommen hat, um ihr Problem in den Griff zu bekommen
- Bewusstsein dafür schaffen, welchen Preis die Erlebensvermeidung kostet: Kosten (kurz- und langfristig) der bisherigen Bewältigungsstrategien transparent machen.
- Womöglich gibt es keine (schnelle) Lösung.
- Die Frage klären: Ist die Klientin jetzt bereit, einen alternativen Weg, etwas ganz Neues, auszuprobieren? Ist sie wirklich bereit? (Oder hält sie noch an den alten Kontrollstrategien fest, hat sie noch die Agenda »mehr desselben«?)
- Das Konzept der Bereitschaft erstmals einführen und für später vorbereiten (zunächst die Bereitschaft, offen für einen neuen Weg zu sein; später die Bereitschaft, unangenehme Gedanken und Gefühle da sein zu lassen, um etwas tun zu können, was einem wichtig ist).

Gruppengelegenheiten – Wie kann ich die Gruppe nutzen?

Die Gruppe eignet sich hervorragend, um das existenzielle menschliche Dilemma aufzuzeigen: Wir alle wollen Schmerz und Leid vermeiden. In unserem Leben können wir dem aber nicht entfliehen, was in vielen Fällen dazu führt, dass wir dann zusätzlich zu dem Schmerz und Leid noch diesen Kampf dagegen führen und unsere Probleme damit potenzieren. In der Gruppe können die Teilnehmerinnen die Erfahrung machen, dass dies ein allgemeines menschliches Dilemma ist. Sie machen die Erfahrung, dass es nicht daran liegt, dass sie selbst zu dumm, zu schwach, zu klein, zu kaputt oder was auch immer sind. Sondern es ist etwas Existenzielles, das wir alle, die wir Menschen sind, erfahren. Und es gibt keine gute und glatte »Lösung« dafür.

Umgang mit Stolpersteinen

Die Falle, in die man wohl am häufigsten hineinfällt, ist, Leere füllen zu wollen. Man kann dies auf verschiedenste Weise tun, mit Reden, Erklären, Fragen, Übungen etc. Wenn man als Therapeutin diese eigene Vermeidungsstrategie erkennt, kann man auf unterschiedliche Weise damit umgehen. Man kann seine Vermeidungsstrategie einfach wahrnehmen, sich ankern, defusionieren und zur Kreativen Hoffnungslosigkeit zurückkehren. Man kann im Sinne der Selbstöffnung und eines therapeutischen Rollenmodells ansprechen, was gerade passiert, also wobei man sich selbst gerade erwischt hat. »Ich merke gerade, dass ich versuche, eine schnelle Lösung zu finden. Mein Wunsch ist es, Ihnen jetzt und hier ganz schnell etwas anbieten zu können. Damit würden wir jedoch in dieselbe Falle laufen. Ist es in Ordnung, wenn wir hier kurz innehalten und einfach einen Augenblick mit dem, was ist, hier sitzen … und einfach nur wahrnehmen?«

Weitere Barrieren können Ängste vor der Hoffnungslosigkeit der Klientin (und vor der eigenen therapeutischen Ohnmacht/Hilflosigkeit) sein. Es tauchen zum Beispiel Fusionen auf mit Kognitionen wie: »Die Klientin soll sich nach der Sitzung gut (aufgebaut/zuversichtlich/keinesfalls deprimiert/besser/etc.) fühlen«. Hier ist es wichtig, sich mit den eigenen therapeutischen Erwartungen und dem eigenen Leistungsdruck auseinanderzusetzen.

Oftmals wird auch von Seiten der Klientinnen ein großer »Hoffnungsdruck« an die Therapeutin herangetragen. Ich arbeite häufig mit sog. chronifizierten Klientinnen, die bereits umfangreiche Therapieerfahrung mitbringen (»Ich hab' alles schon ausprobiert, Sie sind meine letzte Hoffnung«). Dann bedarf es eines tiefen Durchschnaufens und Selbst-Ankerns, um nicht auf den Zug aufzuspringen. Um beiseitezutreten und die Klientin zunächst einmal – wie es scheint – ins Leere laufen zu lassen und eben nicht sofort ein neues Tool mit Heilsversprechen anzubieten.

Kontextabhängigkeit: Strategien müssen nicht per se gut oder schlecht sein. Sie können in verschiedenen Kontexten Unterschiedliches bedeuten. So kann z. B. Meditation eine Strategie sein, die von Werten getragen ist, sie kann aber ebenso als emotionale Kontrollstrategie zur Vermeidung eingesetzt werden.

Übungen

1. »Was ich schon alles probiert habe«
2. Das Brett vorm Kopf
3. Die chinesische Fingerfalle
4. Die Geschichte vom Menschen in der Grube
5. Der Wasserball
6. Tauziehen mit dem Monster

Hausaufgaben

1. Die Kosten des Vermeidens (Arbeitsblatt)
2. Kontroll-Tagebuch: Eigene Kontrollstrategien beobachten und aufschreiben

1. »Was ich schon alles probiert habe«

Beispielhafter Ablauf:

Die Klientinnen haben einige Minuten Zeit, um, jede für sich, an ihr Problem zu denken, also an das, weswegen sie hier in der Gruppe sind, was sie gerne verändern möchten. Achten Sie darauf, Ihren Klientinnen dabei genügend Zeit zu lassen, und leiten Sie sie verbal dabei an, sich ihr Problem zu vergegenwärtigen und sich hineinzufühlen. Dabei muss keine Klientin an dieser Stelle ihr Problem schildern, jede kann sich ihr Problem im Stillen und ganz für sich vergegenwärtigen.

Therapeutin (TH): *Ich möchte mit Ihnen gerne gleich mit einer kleinen Übung beginnen. Da wir uns alle noch nicht lange kennen, muss bei dieser Übung niemand sein Problem vor der Gruppe schildern. Ist es in Ordnung für Sie, wenn wir gleich mit dieser kleinen Übung einsteigen?*

Also, setzen Sie sich am besten ganz bequem hin ... Sie können die Augen schließen oder auch nicht, wie es Ihnen lieber ist ... und dann nehmen Sie ein paar entspannte Atemzüge ganz in Ihrem eigenen Rhythmus ... und dann denken Sie an das, was Sie hierher geführt hat, warum Sie an dieser Gruppe teilnehmen, an das Problem oder die Schwierigkeiten, mit denen Sie sich herumschlagen und wegen derer Sie hier in diese Gruppe gekommen sind ... führen Sie sich Ihr Problem vor Augen, lassen Sie es vor Ihrem geistigen Auge Revue passieren ... und atmen Sie dabei in Ihrem eigenen Rhythmus weiter ... vielleicht fällt Ihnen ja eine typische Situation ein, eine Situation, in der dieses Problem kürzlich aufgetaucht ist ... versuchen Sie sich für einen Moment lang ganz mit diesem Problem, das Sie schon so lange begleitet, zu verbinden, es wahrzunehmen und zu spüren (Pause) ... und dann kommen Sie mit Ihrer Aufmerksamkeit wieder hier zurück in den Raum, Sie dürfen sich gerne recken und strecken.«

Dann sammelt die Therapeutin zusammen mit den Klientinnen am Flipchart oder Whiteboard alle bisherigen Bewältigungsstrategien. Zu meiner eigenen Entlastung bitte ich hier gerne eine Gruppenteilnehmerin, »Schriftführerin« zu sein.

TH: *»Jetzt würde ich mir gerne mit Ihnen zusammen anschauen, was Sie bislang schon alles unternommen haben, um Ihr Problem in den Griff zu bekommen. Niemand muss sein Problem an dieser Stelle schildern, woran wir jetzt interessiert sind, sind Ihre bisherigen Lösungsversuche. Was Sie also bisher alles unternommen haben, um mit Ihrem Problem umzugehen.«*

Hier kann die Therapeutin auch Beispiele geben. Wenig sozial akzeptierte oder schambehaftete Bewältigungsversuche (Drogen nehmen, Partnerin anschreien, Kühlschrank leer essen, sich selbst verletzen[23]) werden hier selten genannt, dazu bedarf es manchmal der Ermutigung. Es ist auch wichtig, sich für diesen Schritt genügend Zeit zu nehmen, erfahrungsgemäß läuft die Sammlung etwas zäh an, wenn die Klientinnen aber erst einmal sehen, worum es geht, und verstanden haben, was alles Lösungsversuche sind, wird es meist recht lebhaft. Wichtig ist es, an dieser Stelle die gesammelten Lösungsversuche ausreichend zu validieren. Die Klientinnen haben oftmals bereits eine jahrzehntelange (gescheiterte) »Bewältigungskarriere« hinter sich, in die viel Zeit und Energie und Hoffnung geflossen ist.

TH: *Wow, was für eine Liste. Toll, was Sie bislang schon alles unternommen haben. Man kann wirklich nicht sagen, dass Sie faul oder untätig waren. Sie haben unermüdlich viele verschiedene Strategien ausprobiert. Und das zum Teil schon über Jahre und Jahrzehnte ...*
In einem nächsten Schritt sammeln wir auf einem neuen Flipchart die Kosten dieser Bewältigungsversuche, langfristige und kurzfristige.

TH: *Und was mich jetzt interessiert ... wir schauen auf diese lange Liste von allen möglichen Lösungsstrategien ... was Sie schon alles unternommen haben bislang ... Wie hat das bislang für Sie funktioniert? ... Was konnten Sie alles nicht tun, worauf haben Sie verzichtet? ... Und was haben Sie für einen Preis gezahlt, im Hinblick auf*

23 Weitere Anregungen dazu unter Übungen: Die Kosten des Vermeidens , S. 118.

Ihre Gesundheit ... Beziehungen ... Lebensfreude ... in finanzieller Hinsicht ... Ihre Arbeit ... Ihre Familie ... Ihre Lebensqualität?
Nun kommt der Schritt, in dem wir den Paradigmenwechsel ganz sanft einleiten. Ist die Klientin bereit, etwas Neues auszuprobieren? Aber Achtung: Nicht als neues Tool, nicht als neuen Bewältigungsversuch!

TH: *Und wo wir jetzt hier alle bisherigen Lösungsversuche und auch die Kosten so vor uns sehen, was gehen Ihnen für Gedanken durch den Kopf ... und was taucht an Gefühlen auf?... Jetzt in diesem Augenblick. (Pause) Ja, Sie haben über diese ganze Zeit, in der Sie sich mit Ihrem Problem herumschlagen, ganz schön viel Zeit und Energie in diesen Kampf gesteckt und ganz ordentliche Kosten gehabt. Ganz schön viel, was Ihnen entgangen ist, auf was Sie verzichtet haben ... Und ganz schön viel Leid, viel Kampf ... aber ich sehe noch etwas, fällt Ihnen etwas auf? ... Sie sind hier! Weil Sie etwas verändern wollen ... Und dieses ganze Zeugs ...* (TH zeigt auf die Liste mit den bisherigen Bewältigungsstrategien) ... *hat nicht langfristig für Sie funktioniert. Weil es nicht funktioniert. Nicht für Sie, nicht für mich, für niemanden. Sie haben da gar nichts falsch gemacht, es ist kein Fehler von Ihnen. Sie sind nicht zu dumm oder zu faul oder zu unfähig. Es liegt auch nicht daran, dass Sie es einfach eifriger versuchen müssten oder irgendetwas anderes herausfinden müssen, damit das Leben endlich funktioniert. Das haben Sie ja alles schon lange genug probiert ... Und hier sitzen wir jetzt zusammen ... Diese Agenda, sich anders zu fühlen, sich besser zu fühlen, repariert zu sein, »normal« zu sein, keine Ängste mehr zu haben, funktioniert nicht. Für niemanden ... Das ist ein existenzielles Dilemma, ein menschliches Dilemma. Irgendwie denken wir immer, dass mit unserem Denken und Fühlen etwas nicht stimmt, dass wir nicht denken oder fühlen sollten, was wir eben gerade denken und fühlen. Und dass wir diese Gedanken und Gefühle erst loswerden müssen, bevor wir das Leben beginnen können, das wir uns wünschen. Aber schauen Sie sich das nochmal anhand Ihrer eigenen Erfahrung an* (TH deutet wieder auf das Flipchart mit den gesammelten Bewältigungsversuchen und Kosten), *hat das für Sie wirklich funktioniert? ... Alle diese Strategien, haben die langfristig für Sie wirklich funktioniert ... Was, wenn das wirkliche Problem hier genau diese Versuche wären?* (TH deutet auf die Listen am Flipchart). *Was, wenn diese Kontrollversuche selbst die eigentlichen Probleme sind? ... Und wo wir hier so an diesem Punkt sitzen mit allen diesen unseren Erfahrungen ... sind Sie bereit, etwas Neues auszuprobieren?*
Wenn es die Zeit erlaubt, ist es an dieser Stelle gut, eine Rückmelderunde zu machen, wie es den Teilnehmern geht, was sie erlebt haben, welche Gedanken und Gefühle und womöglich Impulse gekommen sind.

2. Das Brett vorm Kopf

Mit dieser Übung können Sie der Gruppe das gesamte ACT-Modell recht kurz und kompakt beispielhaft erlebbar machen. Sie können diese Übung auch in mehrere Teile aufteilen und zu verschiedenen Zeitpunkten in der Gruppe einbringen. Es bietet sich jedoch an, die gesamte Übung irgendwann zu Beginn der Gruppe durchzuführen, weil damit sehr viel in sehr kurzer Zeit deutlich wird. Sie brauchen dazu eine Freiwillige, um eine Demonstration vor der Gruppe durchzuführen.

Beispielhafter Ablauf:

Legen Sie ein Klemmbrett, ein großes Buch, eine Dokumentenmappe oder Ähnliches bereit. Setzen Sie sich auf Armeslänge entfernt gegenüber von der Klientin und halten Sie das Klemmbrett hoch.

TH: *Ich möchte gern etwas mit Ihnen ausprobieren, ist das in Ordnung? Sie können dabei gar nichts falsch machen, es ist einfach eine Erlebensübung. Stellen Sie sich vor, dieses Klemmbrett stellt Ihr Problem dar bzw. alle Ihre schwierigen Gedanken und Gefühle, mit denen Sie kämpfen (oder noch besser, auf die Klientin bezogen nennen Sie direkt das, womit diese Klientin kämpft, im Folgenden »xyz« genannt). Jetzt möchte ich Sie bitten, dieses Klemmbrett so vor Ihr Gesicht zu halten.*
(TH demonstriert, indem er das Klemmbrett direkt vor sein Gesicht hält und es dann der Klientin überreicht.)
So, gut, halten Sie es ganz dicht vor Ihr Gesicht, sodass es fast Ihre Nase berührt. So ist es, wenn Sie sich ganz in xyz verlieren, ganz auf xyz konzentriert sind, wenn Sie mit xyz kämpfen. Kennen Sie das? ... Wie ist das jetzt für Sie? Können Sie sich noch gut mit mir unterhalten? ... Haben Sie das Gefühl, einen guten Kontakt zu mir zu haben? ... Und zum Rest der Gruppe? ... Wenn Sie so in xyz gefangen sind, was passiert mit Ihrer Aufmerksamkeit? Können Sie noch den Raum um sich herum wahrnehmen, die anderen Gruppenteilnehmer sehen? ... Wenn Sie sich also ganz auf xyz konzentrieren, sich ganz von yxz gefangen halten lassen, dann verlieren Sie den Kontakt zu der Welt um sich herum. Kennen Sie dieses Gefühl? ... Solange Sie also mit xyz kämpfen, können Sie nicht ganz hier bei mir und bei der Gruppe sein, denn Sie sind mit xyz beschäftigt.
Ich möchte Ihnen noch etwas zeigen. Bleiben Sie einfach so sitzen und lassen Sie das Klemmbrett ruhig da, wo es ist, halten Sie es weiterhin dicht vor Ihr Gesicht. Ich werde jetzt von hier aus gegen das Klemmbrett drücken und bitte Sie, dagegenzuhalten.

(TH legt beide Hände auf das Klemmbrett und drückt mit steigendem Druck dagegen.)

Drücken Sie ruhig dagegen, so fest Sie mögen. Versuchen Sie, mich und das Brett wegzuschieben. Schließlich wollen Sie ja xyz nicht haben. Sie wollen es wegschieben. Drücken Sie ruhig, Sie wollen ja, dass xyz verschwindet, Sie wollen es loswerden.

(Je fester die Klientin drückt, umso fester drückt auch die Therapeutin dagegen.)

Sie versuchen also, xyz los zu werden, wegzuschieben. Wie ist das für Sie? Anstrengend? ... Ja, das Brett ist jetzt nicht mehr direkt vor Ihrer Nase, sondern auf Armeslänge entfernt, was macht das für einen Unterschied? ... Und was kostet es Sie, an Energie, an Konzentration? ... Wie fühlen sich Ihre Arme an, Ihre Schultern? Angestrengt? Frustriert? Ermüdet? ... (Falls die Klientin sagt, es fühlt sich o. k. an oder nicht anstrengend, kann man nachfragen: wie würde es sich in einer halben Stunde anfühlen oder nach mehreren Stunden?)

(TH drückt weiterhin gegen das Klemmbrett.) (Und ja, diese Übung ist auch für die Therapeutin anstrengend ;)

Und während Sie so drücken und damit beschäftigt sind, yxz von sich wegzuhalten, hätten Sie jetzt Kapazitäten, um andere Dinge zu tun? Lesen, Auto fahren, einen kleinen Hund streicheln, mit Ihren Kindern spielen, etwas kochen, telefonieren, einen Film schauen, sich mit mir und der Gruppe unbeschwert unterhalten?...

Und wie geht es Ihnen jetzt, wo Sie so dagegen drücken? Wie fühlen Sie sich dabei? Angestrengt? Frustriert? ... Der Versuch, ständig dagegenzuhalten, kostet einiges an Kraft und Energie ... und das haben Sie jetzt schon eine ganze Weile lang in Ihrem Leben gemacht ...

Wie wäre es, etwas anderes auszuprobieren?

(TH nimmt den Druck langsam weg und lässt das Klemmbrett in den Händen der Klientin.)

Ich lade Sie ein, das Klemmbrett jetzt einfach in Ihren Schoß zu legen ... Legen Sie es einfach da hin und lassen Sie es liegen. Fühlt sich das nicht viel bequemer an? ... Wie geht es Ihren Schultern und Armen jetzt? ... Und wie sind Sie mit mir und der Gruppe in Kontakt? ... Und Sie haben jetzt die Hände frei – könnten Sie jetzt einer anderen Tätigkeit nachgehen, wie etwas lesen, telefonieren, jemanden umarmen oder einen Kaffee trinken?... Es ist also ein großer Unterschied zwischen dem ...

(TH greift das Klemmbrett und hält es dicht vor das Gesicht der Klientin)

und dem ...

(TH legt das Klemmbrett wieder in den Schoß der Klientin).

Und fällt Ihnen auf: xyz ist nicht weg, es ist immer noch da, bei Ihnen ...

(Manchmal fragen Klientinnen an dieser oder einer anderen Stelle, ob sie nicht das Klemmbrett einfach auf den Boden werfen können oder sonstwie loswerden können. Ja, klar, aber ist das nicht genau das, was sie bereits seit Jahren und Jahrzehnten versuchen und was nicht klappt? Wenn man zuvor die große Übung zur Kreativen Hoffnungslosigkeit gemacht hat, kann man an dieser Stelle auf die ganzen nicht funktionierenden Lösungsstrategien der Klientin verweisen.)
Also, ich weiß auch nicht, wie man das Klemmbrett loswerden oder verschwinden lassen kann, zumindest nicht dauerhaft. Immer, wenn man härter dagegen drückt, taucht es umso hartnäckiger wieder auf. Es gibt keine Zauberlösung dafür. Und das liegt einfach daran, dass wir alle Menschen sind. Dass Leid und Schmerz und Probleme wie xyz einfach zum menschlichen Leben dazugehören. Wir alle haben leidvolle Erfahrungen und schmerzliche Gedanken und Gefühle. Dieses ganze Zeugs wie xyz wird also immer wieder auftauchen, mal mehr und mal weniger, aber wir alle können es nicht aus unserem Leben verbannen. Ob es auftaucht oder nicht und wann und wo, darauf hat man meist wenig Einfluss. Worauf man jedoch Einfluss hat, ist, wie man darauf reagiert, wenn es auftaucht. Ob man dies tut ...
(TH hält das Klemmbrett dicht vor ihr eigenes Gesicht)
oder dies ...
(TH legt das Klemmbrett in ihren eigenen Schoß).
Was fühlt sich leichter und besser an? Was ist weniger anstrengend? Was verschafft Ihnen mehr Freiheit und Handlungsspielraum? ...
Und jetzt möchte ich Ihnen noch etwas zeigen. Mögen Sie mal mit mir aufstehen?
(Beide stehen auf und stehen sich gegenüber.)
Stellen Sie sich vor, hier vor Ihnen liegt das Leben, das Sie führen wollen ...
(TH deutet hinter sich, in Blickrichtung der Klientin)
... alles, was Ihnen wichtig ist, was Ihnen etwas bedeutet, ist dort. Das ist die Richtung, in die Sie sich bewegen wollen, wenn Sie ein erfülltes und zufriedenes Leben führen wollen. Jetzt bitte ich Sie nochmals, mit beiden Händen hier gegen zu drücken.
(TH hält das Klemmbrett in Gesichtshöhe zwischen beide und drückt dagegen.)
Halten Sie den Druck aufrecht, das Klemmbrett darf nicht runterfallen.
(TH hält den Gegendruck und fängt an, mit der Klientin und dem Klemmbrett langsam im Halbkreis zu laufen, bis die Klientin mit dem Rücken zu ihrem »werterfüllten Leben« steht.)
Und was ist jetzt passiert? ... In welche Richtung bewegen wir uns? ... Wo ist Ihr erfülltes Leben? Kommen Sie dem gerade näher oder nicht? Bewegen Sie sich darauf zu oder davon weg? ... Kennen Sie das aus Ihrem Leben? ... Da waren Sie wieder mal

so mit xyz beschäftigt, dass Sie nicht nur alles, was Ihnen wichtig ist, aus den Augen verloren haben, Sie haben sich auch noch davon entfernt ...
O. k., also wenn Sie auf Ihr Leben, auf das, was Ihnen wichtig ist, zugehen wollen, was müssen Sie dann tun? In welche Richtung müssen Sie gehen? ... O. k., dann drehen Sie um und gehen Sie langsam ein paar Schritte in diese Richtung ...
(Üblicherweise geht die Klientin jetzt ohne Klemmbrett in diese Richtung.)
Ohoooo, halt! Haben Sie nicht was vergessen?
(TH hält das Klemmbrett der Klientin hin.)
Hier, das können Sie nicht einfach zurücklassen. Das ist ein Teil von Ihnen, Ihr yxz, das sind Ihre Gedanken und Gefühle, wo auch immer Sie hingehen, die kommen mit. Die Frage ist, wie wollen Sie sie mitnehmen?
(Üblicherweise klemmt sich die Klientin das Klemmbrett unter den Arm.)
Aha, gut, Sie können also xyz mitnehmen und es hält Sie nicht davon ab, in die gewünschte Richtung zu gehen ...
Vielen Dank, dass Sie diese Übung mitgemacht haben! Ich wollte Ihnen allen damit demonstrieren, wie wir mit der ACT arbeiten. Wir versuchen, einen Abstand, eine andere Beziehung zu unseren Problemen, zu unseren schwierigen Gefühlen und Gedanken zu bekommen und uns nicht von ihnen herumschubsen zu lassen. Das macht uns im wahrsten Sinne des Wortes die Hände frei, um das zu tun, was wir eigentlich wollen, was uns in unserem Leben wichtig ist. Es gibt uns auch den Blick wieder frei auf die Richtung, wo es für uns hingehen soll.
In der Übung sind ein paar Stellen, wo die Klientin natürlich auch anders reagieren kann (und wird). Hier sind Ihre Offenheit, Flexibilität und Kreativität als ACT-Therapeutin gefragt.

3. Die chinesische Fingerfalle

Man kann diese Übung auch ganz ohne Einleitung oder Kommentar machen lassen. Indem man einfach eine Runde chinesischer Fingerfallen an die Gruppe ausgibt, alle experimentieren lässt und dann nach den Erfahrungen fragt. Sie können die Fingerfallen übrigens ganz einfach im Internet bestellen, unter dem Stichwort »chinesische Fingerfallen« gibt es jede Menge Anbieter.

Ziel der Übung: Wir wollen demonstrieren und vor allem erfahrbar machen, was es heißt, Raum zu schaffen. Bewegungs-Raum (»wriggle room«) zu schaffen, indem wir den Kampf aufgeben, und das geht manchmal nur durch kontraintuitives Handeln.

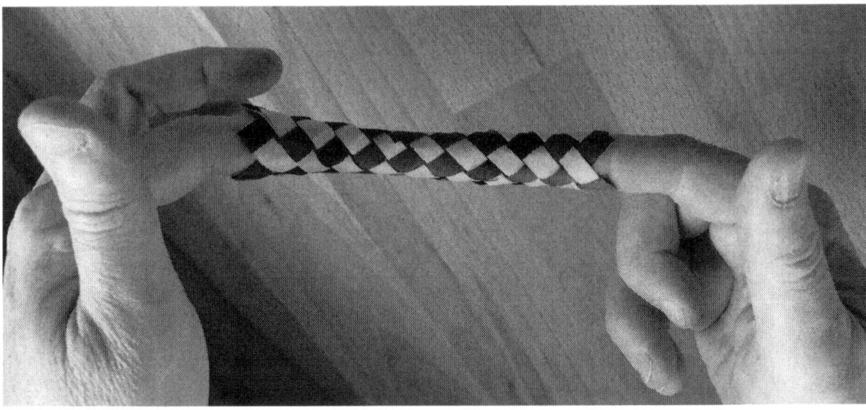

Abbildung 4: Chinesische Fingerfalle

Anleitungsvorschlag für die Übung:

Dies sind sogenannte chinesische Fingerfallen. Sie können Ihre Zeigefinger an beiden Enden in die Falle stecken, probieren Sie das mal aus.
Und jetzt versuchen Sie, Ihre Finger wieder herauszuziehen ... was passiert?
Stellen Sie sich vor, das ist Ihr Problem ... und Sie versuchen herauszukommen, es loszuwerden ...
Wie funktioniert das?
Das ist nun erst mal ein bisschen verwirrend: Die Finger herauszuziehen scheint die klare und natürliche Lösung zu sein. Funktioniert aber nicht ... Die Falle zieht sich nur enger zusammen, bis man gar keinen Spielraum mehr hat ... Je mehr man versucht herauszukommen, umso enger schließt sich die Falle ... Die instinktive Lösung ist hier nicht die beste ... der vermeintliche Lösungsversuch verschlimmert das Problem, je mehr ich ziehe, umso enger wird die Falle ...
Also was tun?
So funktioniert es auf jeden Fall nicht, ich muss etwas anderes ausprobieren ... Erst mal innehalten und durchatmen ... eine Verschnaufpause schaffen, Raum schaffen ... probieren Sie aus, was noch geht ...

Aha, (TH beschreibt die Lösungsmöglichkeiten, die sie beobachten kann, wie z. B. die Finger weiter hineinschieben, lachen, eine Pause machen, rabiat ziehen etc.) ... *es gibt also andere Möglichkeiten, damit umzugehen, Möglichkeiten, die erst mal ungewohnt und sogar kontraintuitiv sind ...*
Was bedeutet das nun für Ihr Problem? (Rückmeldungen der Teilnehmerinnen) *Ge-*

nau, je mehr man zieht und kämpft, umso fester sitzt man erst mal. Wenn man den Kampf sein lässt, bekommt man die Freiheit, um neue Dinge auszuprobieren. Die kontraintuitive Handlung, das Innehalten, die Finger weiter hineinschieben, gibt Ihnen mehr Bewegungsspielraum ... Es schafft Handlungsmöglichkeiten, wo man vorher nur festgesteckt ist. Vielleicht muss man auch nicht sofort rauskommen, sondern es geht erst mal nur um ein wenig Bewegungsspielraum ... Was hat das mit Ihrem Problem zu tun?

4. Geschichte vom Menschen in der Grube (mod. nach Hayes et al., 2012)
Stellen Sie sich Ihr Leben als ein weites, offenes Feld vor, auf dem Sie fröhlich herumlaufen. Auf einmal fallen Sie in eine tiefe Grube. Damit hatten Sie nicht gerechnet – wie gemein. Sie schauen nach oben, der Grubenrand ist weit entfernt. So leicht kommen Sie da wohl nicht mehr raus ... Was nun? Sie stellen fest, dass man Ihnen offenbar einen Rucksack mitgegeben hat. Sie schauen nach und es ist eine Schaufel drin. Na ja, denken Sie, die werden sich schon was dabei gedacht haben, mir eine Schaufel mitzugeben. Dann fang ich mal an zu graben. Nach einiger Zeit stellen Sie fest, dass Sie sich immer tiefer in das Loch hineingraben. Mist, das scheint ja nicht zu funktionieren. Sie denken: Ich grabe und grabe und gerate nur immer tiefer in dieses Loch hinein ... und ich will ja aus dem Loch raus, ist ja ungemütlich hier. Aber ich habe doch nur diese Schaufel ... und außer graben kann ich damit nichts anfangen ... und irgendwas muss ich doch tun!
Anschließende Fragen zur Diskussion in der Gruppe, evtl. Sammlung am Flipchart:
Was bedeutet diese Geschichte für Sie? Erkennen Sie Parallelen zu Ihrem Leben?
Welches ist Ihre Grube?
Und Ihre Schaufel?
Und was passiert normalerweise, wenn Sie immer weiter schaufeln?

5. Wasserball-Metapher
Stellen Sie sich einen großen bunten Wasserball vor. Dieser Wasserball symbolisiert Ihr Problem, Ihre Sorgen, Ängste, das, womit Sie sich gerade am meisten herumschlagen. Stellen Sie sich vor, wie Sie diesen großen Wasserball in den Armen halten, er ist so groß, dass sich Ihre Fingerspitzen gerade so berühren, wenn Sie ihn umschlingen. Jetzt stellen Sie sich vor, Sie sind mit diesem Wasserball in einem Schwimmbecken oder See. Der Wasserball schwimmt dick und fett vor Ihnen und versperrt Ihnen die Sicht. Sie versuchen, Ihr Problem loszuwerden bzw. unter Kontrolle zu halten, indem

Sie den Wasserball unter Wasser drücken. Wie klappt das? Was passiert dabei? Schaffen Sie das?
Kurzfristig vielleicht, aber was passiert dann? Der Wasserball flutscht immer wieder hoch. Und Sie sind vollkommen damit beschäftigt, den Ball unter Wasser zu halten. Sie können sich um nichts anderes mehr kümmern. Sie können den Tag am See nicht recht genießen. Wenn Sie einen Moment lang nicht aufpassen, flupps, schon ist er wieder hochgeflutscht. Das ist sehr mühsam und anstrengend – und lässt Ihnen auch keine Muße, um sich mit irgendetwas anderem zu beschäftigen. Ihr Leben ist völlig darauf ausgerichtet, den Wasserball unter Wasser zu halten ...

Anschließende Diskussion in der Gruppe
Was wären andere Möglichkeiten, mit dem Wasserball umzugehen?
Weitere Fragen wie unter »4. Mensch in der Grube«.

6. Tauziehen mit dem Monster

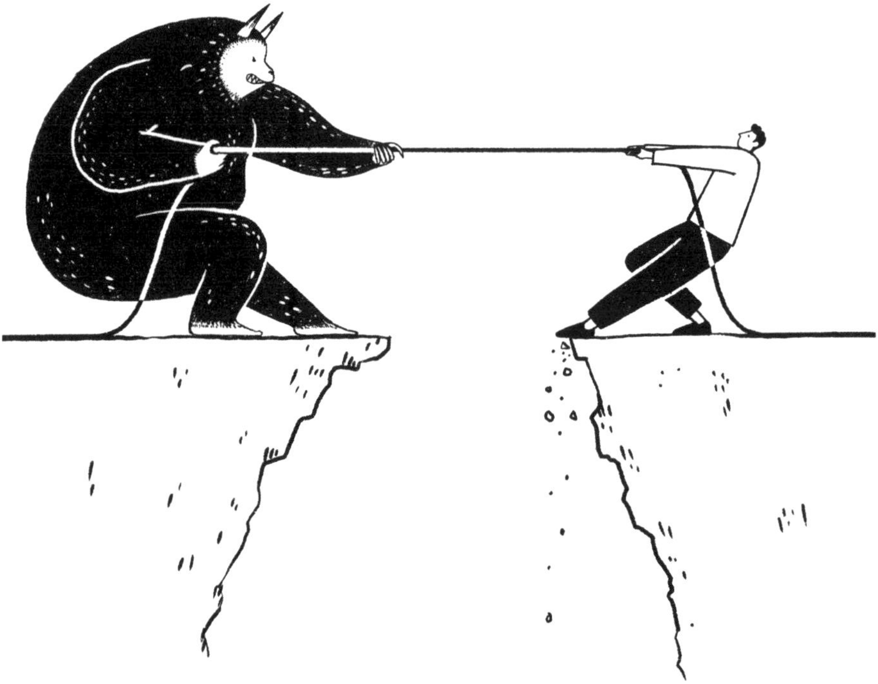

Abbildung 5: Tauziehen mit dem Monster

Sie brauchen eine Freiwillige aus der Gruppe. Als Vorbereitung legen Sie ein Seil bereit und ein Handtuch, Decke o. Ä. auf den Boden, um einen Abgrund zu symbolisieren. Im Folgenden ist die Übung exemplarisch anhand einer Situation mit einer Angst-Klientin aus einer Therapiegruppe dargestellt. Natürlich geben nicht alle Klientinnen »Musterantworten« – da sind dann Ihre Kreativität und Flexibilität als ACT-Therapeutin gefragt.

TH: *Wir werden jetzt eine Runde Tauziehen spielen. Kennen Sie das, haben Sie das als Kind auch gespielt? Also, Sie stehen dort …*
(TH zeigt auf die andere Seite des »Abgrundes«, symbolisiert durch das Handtuch, das auf dem Boden zwischen Klientin und Therapeutin liegt)
… und ich stehe hier drüben, und zwischen uns ist dieser tiefe Abgrund. Dieser Abgrund symbolisiert Ihre Angst. Was ist für Sie am schwierigsten/schmerzhaftesten an Ihrer Angst? Womit kämpfen Sie am meisten? Wollen Sie uns eine typische Situation schildern?
Patientin (P): »Ja, ich bin auf einer Feier und stehe allein in einer Ecke herum, weil ich mich nicht traue, mit Leuten zu sprechen. Und dann denke ich, bestimmt halten mich jetzt alle für blöd oder komisch oder denken, dass ich ein Freak bin. Und dann bekomme ich Herzklopfen und meine Hände schwitzen und bestimmt werde ich auch rot und alle sehen, was ich für ein Loser bin. Ich will am liebsten gleich wieder gehen.«
TH: *O. k., Ihr Monster ist also im Moment die Angst, die Sorge, dass andere Sie irgendwie komisch finden könnten, die Angst, mit anderen zu sprechen. Ich werde jetzt einmal dieses Monster für Sie spielen. Ich bin diese Angst, all die Gedanken und Gefühle, die Sie so fürchten, die Sie loswerden wollen, mit denen Sie schon so lange kämpfen. Also Sie halten das eine Ende des Seils …*
(TH wirft der Klientin ein Ende des Seils zu und behält das andere Ende in der Hand)
… und das Angst-Monster hält das andere Ende, los geht's!
(TH fängt an, sanft und dann stärker zu ziehen.)
Was passiert? … Zwischen Ihnen und Ihrem Monster klafft dieser riesige bodenlose Abgrund, in den Sie keinesfalls hineinfallen wollen. Was tun Sie?
(TH zieht ein wenig stärker. Meist sagt die Klientin hier etwas wie »Ich muss stärker ziehen«.)
… Hm ja, das ist das, was Sie tun, was Sie seit Jahren schon tun? … Und wie funktioniert das?
(TH zieht noch ein wenig stärker.)
Anstrengend, oder? … Je stärker Sie ziehen, umso stärker zieht auch das Monster

...und Sie haben auch beide Hände voll zu tun ... Sie haben keine Zeit, um andere Dinge wahrzunehmen, wenn jetzt jemand aus der Gruppe Ihnen einen Kaffee bringen würde, wären Sie nicht frei dafür oder ...
Was können Sie also tun?
(Frage an die Teilnehmerin und die Gruppe. Meist kommt jetzt etwas wie »Das Seil loslassen?«)
Ja, das wäre eine Möglichkeit (TH zur Klientin: *Lassen Sie mal los) ... das Monster wäre dann zwar immer noch da* (TH wedelt mit den Händen oder springt auf und ab), *der Abgrund auch, aber was wäre anders?...* (Frage an die Teilnehmerin und die Gruppe)
Genau ... Sie hätten die Hände frei ... Sie wären auch nicht mehr am Rande des Abgrunds gefangen ... Sie wären frei, in eine andere Richtung zu gehen, etwas anderes zu tun ...

Hausaufgaben

1. Arbeitsblatt: Die Kosten des Vermeidens

Vervollständigen Sie folgende Sätze in Bezug auf das Problem, dessentwegen Sie hier in der Gruppe sind:

- Die Gedanken, die ich am liebsten los wäre, sind:

  ....

- Die Gefühle, die ich am liebsten los wäre, sind:

  ....

- Die Körperempfindungen, die ich am liebsten los wäre, sind:

  ....

- Die Erinnerungen, Bilder, die ich am liebsten los wäre, sind:

  ....

- Nehmen Sie sich jetzt ein paar Minuten Zeit, um aufzuschreiben, was Sie alles schon probiert haben, um diese unangenehmen Gedanken, Gefühle, Empfindungen und so weiter zu vermeiden oder loszuwerden. Versuchen Sie, jede einzelne Strategie aufzulisten, die Sie je eingesetzt haben (ob absichtlich oder automatisch). Schreiben Sie hinter jede Strategie eine Zahl von 0–10, wie gut diese kurz- und langfristig funktioniert hat. Schreiben Sie zum Beispiel K10 für kurzfristig hervorragend und L0 für langfristig gar nicht. Hier zur Hilfe ein paar Kategorien, Sie können es aber natürlich auf völlig frei aufschreiben.

Denkstrategien: Schreiben Sie alle Denkstrategien auf, die Sie (absichtlich oder unabsichtlich) angewandt haben, wenn schmerzliche Gedanken und Gefühle auftauchten, zum Beispiel sich selbst gut zureden, mit sich schimpfen etc. Schreiben Sie ruhig alles auf, was Sie innerlich zu sich selbst sagen, und zwar ganz wörtlich, genauso wie es Ihnen durch den Kopf geht, z. B.: »Jetzt reiß dich doch mal zusammen«, »Du musst dich nur anstrengen«, »Andere schaffen das doch auch« etc.

....

Kreuzen Sie auf folgender Liste alle sonstigen Strategien an, die Sie angewandt haben, und fügen Sie eventuell noch weitere hinzu:

- sich Sorgen machen
- über der Vergangenheit brüten
- über die Zukunft phantasieren
- sich Flucht-Szenarien ausmalen (z. B. Kündigung oder Trennung)
- sich Rache-Szenarien ausmalen
- sich Selbstmord-Szenarien ausmalen
- denken: »Es ist so unfair, dass ...«
- denken: »Wenn doch nur ...«
- sich selbst Vorwürfe machen
- anderen Vorwürfe machen
- der Welt Vorwürfe machen
- tagträumen
- mit sich selbst logische Selbstgespräche führen
- mit sich selbst positiv reden
- mit sich selbst negativ reden
- sich selbst analysieren (nach Gründen suchen, warum ich so bin)

- die Situation analysieren (nach Gründen suchen, warum das passiert ist)
- andere analysieren (nach Gründen suchen, warum sie so sind)

weitere: ....

Substanzen: Schreiben Sie alle Substanzen auf, die Sie je benutzt haben, um sich besser zu fühlen, auch Nahrungsmittel (z. B. Schokolade), Getränke, Zigaretten, Drogen und Medikamente:

....

Ablenkung: Schreiben Sie alles auf, was Sie je getan haben, um sich von diesen schmerzlichen Gedanken, Gefühlen, Körperempfindungen oder Erinnerungen abzulenken, um abzuschalten oder auf andere Gedanken zu kommen:

....

Und sonst noch? Schreiben Sie alle weiteren Strategien auf, die Sie versucht haben, wenn diese schmerzlichen Gefühle und Gedanken auftauchten – um sich ein wenig besser oder nicht so schlecht zu fühlen:

....

Wie hat das bisher für Sie funktioniert?
Kosten: Schreiben Sie alle persönlichen, sozialen und evtl. auch finanziellen Kosten auf, die mit Ihren Strategien verbunden waren. Was hat es Sie gekostet in Bezug auf Ihre Arbeit, Ihre Familie, Ihre Freunde, Ihre Zeit, Ihre Energie und Energie, Ihre Gesundheit, Ihre Lebensfreude?

....

Verzicht: Schreiben Sie alles auf, was Sie vermieden oder nicht getan haben (Aktivitäten, Interessen, Anlässe, Menschen, Orte), alle Gelegenheiten, die Sie verpasst haben, weil Sie sich nicht wohlfühlten oder einem unangenehmen Gefühl ausweichen wollten:

....

Gesamtbeurteilung: Würden Sie sagen, dass all diese Strategien Ihnen dabei geholfen haben, Ihr Problem langfristig in den Griff zu bekommen? Und wie sieht es mit Ihrer Lebensqualität und Lebensfreude aus? Ist Ihre Lebensqualität durch alle diese Strategien eher besser oder schlechter geworden?

....

Sind Sie jetzt bereit dafür, etwas Neues auszuprobieren?

2. Mein Kontrollstrategie-Tagebuch (ein Beispiel)

Situation	Gedanken	Gefühle	Empfindungen	Kontrollstrategien
Geburtstagsfeier eines Freundes	*Alle sehen, dass ich rot werde, die halten mich alle für blöd, ich will nur weg hier, ich bin so blöd, hoffentlich spricht mich niemand an, alle anderen schaffen das doch auch, warum kann ich nicht normal sein?*	*Angst, Scham, Ärger auf mich selbst*	*Schwitzen, Enge in der Brust, Kloß im Hals*	*Ich trinke zügig ein paar Gläser Wein, verstecke mich in einer Ecke, spreche mit niemandem, gehe so bald wie möglich heim*

6.4 Kernprozess 1: Akzeptanz: Sich öffnen – Bereitschaft

This is one of the lovely paradoxes of ACT: acceptance is change!
(Russ Harris)

Akzeptanz: Raum geben für das, was ist.

Vor der Gruppe: Einführung und Grundprinzipien

Was bedeutet Akzeptanz?

Akzeptanz bedeutet schlicht und einfach, die Dinge (damit sind in der ACT in erster Linie innerpsychische Prozesse gemeint wie Gedanken, Gefühle, Emotionen, Empfindungen etc.) für den Moment so sein zu lassen, wie sie eben gerade sind. Es bedeutet, den (inneren) Erlebnissen Raum zu geben und nicht dagegen anzukämpfen. Es bedeutet, sich die Erlaubnis zum Er-Leben zu geben. Somit ist es eine Alternative zur Kontrollstrategie.[24]

Dennoch ist Akzeptanz nichts Passives und darf nicht mit Erdulden, Aushalten oder gar Resignieren gleichgesetzt werden, ganz im Gegenteil! Und es bedeutet auch nicht, etwas krampfhaft durchzustehen (»white-knuckle acceptance«). Nicht »Augen *zu* und *durch*«, sondern vielmehr »Augen *auf* und *hinein*«. Es geht darum, anzunehmen, dass es jetzt momentan so ist, wie es eben ist, und den Kampf gegen die Gegebenheiten ruhen zu lassen. Dies unterscheidet sich fundamental von unserem Autopilotmodus, in dem wir uns so schnell wie möglich von Schmerz und unangenehmen Gefühlen abwenden, indem wir versuchen, sie zu unterdrücken, zu verleugnen, uns abzulenken, sie zu vermeiden oder ihnen sonstwie zu entfliehen. Akzeptanz brauchen wir immer dann, wenn die Realität gerade nicht so ist, wie wir sie haben wollen, wenn es etwas in unserem Leben gibt, was wir so nicht haben wollen, wogegen wir uns wehren und gegen das wir kämpfen. Manchmal kann der Kampf sinnvoll sein und große Kräfte freisetzen, die dann auch zu einer Veränderung führen. Manchmal jedoch ist der Kampf vergebens, vor allem, wenn wir gegen Dinge kämpfen, auf die wir keinen unmittelbaren Einfluss haben. Dann verselbständigt sich dieser Kampf oftmals und wird selbst zum Lebensinhalt, und wir reiben uns dabei auf. Die Kosten für einen solchen Kampf können extrem hoch sein, denn es bleibt wenig Energie übrig für das restliche Leben, für Genuss und Lebensfreude.

In der amerikanischen ACT-Literatur wird auch oft von Bereitschaft (willingness) gesprochen. Gemeint ist damit eben diese aktive Bereitschaft, sich auf sein inneres Er-Leben (und auf das Leben als solches) einzulassen, ohne sich in Vermeidungs- oder Kontrollstrategien zu flüchten.

In unserer Gesellschaft und Kultur haben wir meist gelernt, dass es gut ist, die Dinge in die eigene Hand zu nehmen, Probleme aktiv zu lösen. Und das ist auch gut so und in vielen Situationen durchaus die richtige Strategie. Was aber, wenn es nicht hilft? Wenn ich nicht weglaufen kann? Wenn ich keinen direkten Einfluss habe? Wenn es mir nicht gelingt, etwas »in den Griff« zu bekommen? Das trifft auf vieles von unserem inneren Erleben zu: Emotionen und Empfindungen

---

24 Achtung, hier liegt auch ein großer Fallstrick. Manche Klientinnen wenden die Akzeptanz als eine weitere Lösungs- und Kontrollstrategie an: »Wenn ich nur lange genug aushalte, dann wird xyz weggehen.« Das ist natürlich nicht der Sinn der Akzeptanz, so funktioniert es nicht, das ist Pseudo-Akzeptanz. Echte Akzeptanz ist weder an Bedingungen geknüpft noch auf ein Ergebnis ausgerichtet – sie ist vollkommen bedingungs- und absichtslos.

(wie z. B. Schmerzen) unterliegen nicht der direkten Kontrolle. Natürlich sind wir in der ACT keine »Akzeptanzfaschisten«. Es ist vielmehr wichtig, unterscheiden zu lernen, wann und wo Kontrolle sinnvoll und Veränderung angebracht und funktional ist, und wo Kontrolle (und Kampf) selbst zum Problem wird. Wann also Akzeptanz Sinn ergibt und wann nicht.

CAVE: Akzeptanz in der ACT bezieht sich in erster Linie auf inneres Erleben. Es heißt keinesfalls, schwierige oder gar schädigende Situationen auf Teufel komm raus auszuhalten oder in ihnen zu verharren. Situationen, die für die Klientin oder ihr Umfeld schädigend sind (Missbrauch, Gewalt, Fremd- oder Selbstverletzung o. Ä.) müssen natürlich verändert bzw. verlassen werden. In der ACT würden wir hier die Klientin ermächtigen, über wertegeleitetes Handeln in Aktion zu treten, um die Situation zu verändern (bzw. wenn nötig, selbstverständlich Hilfe von außen in die Wege zu leiten). Beispiel Suchtproblematik: Hier kann es natürlich nicht darum gehen, die Sucht als solche zu akzeptieren. Vielmehr geht es hier darum, aversive Gefühle, die die Klientin mit ihrem Suchtmittel »wegzumachen« versucht, zu akzeptieren – und dann das Gefühl des Craving zu akzeptieren, das Verlustgefühl, das entstehen kann, wenn man seine bevorzugte Problemlösestrategie aufgibt, die innere Leere oder den emotionalen »Tumult« und körperliche Missempfindungen, wenn man seine gewohnte Emotionsregulationsstrategie (oder Erlebensvermeidungsstrategie) nicht mehr zur Verfügung hat.

Ziele

Wozu aber überhaupt Akzeptanz?

Um Raum zu schaffen. Anstatt gegen schmerzliche Gefühle, Gedanken, Empfindungen etc. anzukämpfen, vor ihnen zu flüchten oder sich von ihnen überwältigen zu lassen, öffnen wir uns und geben ihnen Raum. Wir laufen ja nicht weg, weil wir Angst oder andere schmerzliche Gefühle *haben*, sondern weil wir nicht bereit sind, diese zu *spüren*.

In der Akzeptanz erlauben wir uns also, alle Erfahrungen, auch die schmerzlichen, da sein zu lassen und das Leben in all seinen Facetten zu erfahren. Dazu laden wir auch schon einmal unser (Angst-)Monster zu uns auf die Couch ein:

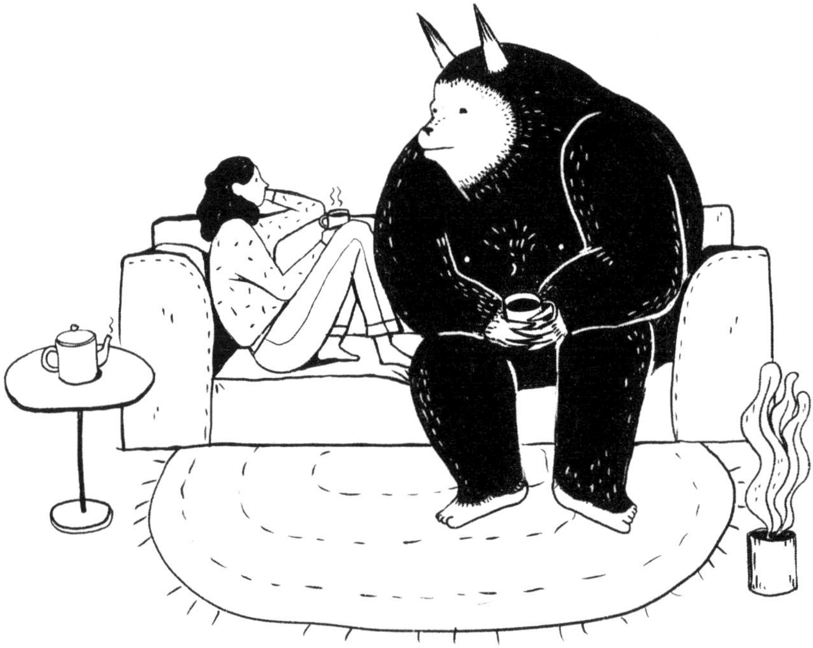

Abbildung 6: Angstmonster auf der Couch

So wird Energie frei, um zu tun, was »wichtig« ist (siehe auch Kapitel 6.8 Werte).

Wenn unser Leben nicht so läuft, wie es soll, wenn Schmerz und Leid und Widrigkeiten auftauchen, dann neigen wir alle dazu, zu flüchten. Und das ist ja auch eine verständliche und natürliche – und manchmal auch sinnvolle – Reaktion. Leider helfen viele dieser Fluchtstrategien meist nur kurzfristig. Langfristig machen sie unser Leben in der Regel schlechter und uns unzufriedener und oftmals sogar krank. Und Fluchtstrategien gibt es zahllose: Alkohol und sonstige Drogen, Grübeln, Essen, übermäßig Sport treiben, Fernsehmarathon, Kaufrausch, Selbstverletzung oder gar Suizidalität (s. a. Übung »Die Kosten des Vermeidens«, S. 118).

In dem Maße, wie es uns gelingt, den Kampf gegen unerwünschtes inneres Erleben ruhen zu lassen, wird Energie frei, um uns dem zu widmen, was in unserem Leben eigentlich wichtig ist. Wir kultivieren die Akzeptanz also als eine Alternative zum Kontroll- und Problemlöseprinzip, wenn es um unsere inneren Reaktionen geht. Es ist ein aktiver behavioraler Prozess (auf der Verhaltensebene), eine Moment-zu-Moment-Entscheidung, die immer wieder getroffen werden kann.

Wichtig hierbei ist, sorgfältig zu klären, wann Kontrolle und Problemlösen sinnvoll und funktional ist und wann nicht (und zwar anhand der Erfahrung der Klientin). Manchmal kann auch Weglaufen oder Vermeiden zweckdienlich sein. Es muss wahrlich nicht alles akzeptiert werden, manchmal ist es besser, die Dinge zu verändern, auch dies ist eben kontextabhängig. Ich kann mich auch bewusst gegen Akzeptanz entscheiden (»Dazu bin ich nicht bereit und deshalb entscheide ich mich dagegen«). Dies ist natürlich völlig in Ordnung und legitim – wenn es eine bewusste Entscheidung ist (im Gegensatz zu einem automatisierten Reiz-Reaktions-bedingten Vermeidungs- oder Kontrollmuster) und ich die Konsequenzen kenne und bereit bin, damit zu leben.

Entscheidend ist hier immer, die Funktionalität zu klären: Kontrolle kann in bestimmten Kontexten funktionieren. Daher ist es wichtig, mit der Klientin genau zu erforschen, wo sie für sie funktioniert und wo nicht – besonders wichtig ist hier, zwischen den kurz- und langfristigen Folgen/Konsequenzen zu unterscheiden. Oftmals sind die kurzfristigen Folgen verstärkend (und fördern damit das Verhalten), die langfristigen Folgen jedoch negativ oder schädlich. Jede Strategie und nahezu jedes Verhalten kann prinzipiell funktional oder dysfunktional sein, dies ist immer kontextabhängig. Schwierig wird es in der Regel, wenn Verhalten, insbesondere Kontroll- und Vermeidungsverhalten, exzessiv und rigide ist. Letztlich geht es immer darum, Freiheitsgrade zu schaffen, um eine bessere Balance zwischen Akzeptanz und Veränderung zu erreichen.

Therapeutische Grundhaltung

Auch hier ist es im Sinne eines authentischen Therapeutenmodells wichtig, eigene Erfahrungspraxis in der Akzeptanz aversiven Erlebens zu erwerben. Bei der Akzeptanz geht es immer ans Eingemachte, denn naturgemäß ist gerade das, was wir wegschieben oder vermeiden wollen, das, wovor wir weglaufen, eben das, was uns am schwersten fällt zu akzeptieren. Hier heißt es, sich selbst gegenüber ehrlich zu sein und nicht mit einer doppelten Agenda zu arbeiten, denn eigentlich wollen wir oftmals gar nicht akzeptieren, wir wollen es einfach nur »weghaben«. Und genau hier fängt die therapeutische Arbeit an.

Vorbereitung für die Therapeutinnen

Nutzen Sie dazu Prozesse der Selbsterfahrung, denn bei der Akzeptanz geht es immer ans Eingemachte. Es ist nicht einfach, wenn wir vor etwas weglaufen wollen, stattdessen stehen zu bleiben, hinzuschauen und hinzuspüren. Daher ist es für die Therapeutin wichtig, einen eigenen gelassenen Umgang mit der Akzeptanz zu entwickeln. Akzeptanz ist hier keinesfalls »Augen zu und durch«, sondern vielmehr Augen auf und hinein – was ein fundamentaler Unterschied ist. Das Erstere ist eine verkrampfte »white knuckle« Haltung, was letztlich auch wieder nur eine Kontrollstrategie ist.

- Selbsterfahrungsübung: Wählen Sie ein für Sie schmerzliches Thema, am besten eines, mit dem Sie sich schon lange herumschlagen. Üben Sie, allen dazugehörigen und auftauchenden Gefühlen und Empfindungen Raum zu geben, sie da sein zu lassen, ohne Bewertung und ohne etwas verändern zu wollen. Sie können z. B. auch während oder nach einer schwierigen Therapiesitzung damit experimentieren, die eigenen emotionalen Reaktionen zu akzeptieren (»leaning in«). Nutzen Sie dazu auch die Übungen »Emotionen akzeptieren« (s. S. 136)
- Überlegen Sie sich für zwei oder drei Ihrer Klientinnen, gegen welche Gefühle diese ankämpfen (welche Gefühle nicht da sein dürfen bzw. »weggemacht« werden müssen). Wählen Sie für jede dieser Klientinnen geeignete Akzeptanzübungen aus und probieren Sie aus, wie sie diese ein- und anleiten.
- Überlegen Sie sich, wie Sie das Konzept Akzeptanz in der Gruppe einführen möchten, und beobachten Sie, welche Gedanken, insbesondere Befürchtungen, dazu bei Ihnen auftauchen. Vielleicht wollen auch Sie die Probleme Ihrer Klientinnen lieber »wegmachen«? Vielleicht tauchen Gedanken auf wie: »Was, wenn die Gruppe nicht mitmacht?«, »Was, wenn sie es blöd finden?«, »Was, wenn mir nichts mehr einfällt«, »Akzeptanz gut und schön, aber wie mache ich dann weiter?«. Widerstehen Sie der Versuchung, eine schnelle Lösung zu finden, mittels positiver Selbstverbalisation o. Ä. – und sitzen Sie einfach mit allen Ihren Gefühlen und Gedanken, die dabei auftauchen, betrachten Sie sie wertfrei und geben Sie ihnen Raum.

In der Gruppe – Los geht's

Hilfreiche Requisiten

Chinesische Fingerfallen (gut auch nochmal zum Wiederaufgreifen, falls Sie diese bereits in der Sitzung »Kreative Hoffnungslosigkeit« verwendet haben), Seil und Handtuch/Decke für die Übung »Tauziehen mit dem Monster«, das Gelassenheitsgebet (s. Zitat von Reinhold Niebuhr im Kapitel 6.3.2) auf dem Flipchart.

Vorschläge zur Einstimmung

- Arbeit mit den chinesischen Fingerfallen
- Tauziehen mit dem Monster
- Brett vorm Kopf

Alle drei genannten Übungen sind beschrieben im Kapitel 6.3.2 »Kreative Hoffnungslosigkeit«. Man kann sie ohne große Vorerklärung gut zum Einstieg verwenden. Die beiden letzteren kann man am besten mit einer freiwilligen Teilnehmerin vor der Gruppe demonstrieren. Es ist dabei zunächst nicht unbedingt nötig, dass die Teilnehmerin das Problem, mit dem sie arbeiten möchte, vor der Gruppe erzählt.

- *Kurze* Gesprächsrunde über Akzeptanz (am besten als Sammelrunde am Flipchart oder auf Metaplankarten): Welche Vorerfahrungen haben die Teilnehmerinnen mit Akzeptanz? Welche Vorstellung haben sie von Akzeptanz und was bedeutet Akzeptanz für sie in ihrem Leben? Welchen Situationen gab es bisher in ihrem Leben, wo war Akzeptanz nützlich, wo war sie schwierig? Wann ergibt Akzeptanz Sinn? Und wann nicht?

Zentrale Inhalte

- Die Erlaubnis zu fühlen und zu erleben: Gedanken, Gefühle und Empfindungen so da sein lassen, wie sie sind.
- Den inneren Erlebnissen Raum geben, sie kommen (und gehen) lassen, anstatt gegen sie zu kämpfen.
- Akzeptanz als eine *mögliche Alternative* zu den bisherigen Lösungs- und Kontrollstrategien der Klientin einführen (keinesfalls als neue Kontrollstrategie, um das Symptom »wegzumachen«).
- Akzeptanz verändert nicht das Gefühl selbst, sondern unsere *Beziehung* zu diesem Gefühl: Anstatt etwas, das einen beherrscht, von dem man überwältigt wird, was man loswerden oder gegen das man ankämpfen muss, gibt es etwas zu beobachten, zu er-leben. »Ich *habe* Gefühle, ich *bin* aber nicht meine Gefühle!«
- Unterscheiden lernen, wo Kontrolle sinnvoll ist und wo sie selbst zum Problem wird.
- Akzeptanz im Sinne der ACT bezieht sich auf innere Ereignisse. Sie hat nichts von Passivität oder Resignation – ganz im Gegenteil! Es ist ein aktiver Prozess auf der Verhaltensebene.

- Akzeptanz oder Bereitschaft ist zunächst eine Haltung – im besten Fall gefolgt von einer Handlung – und kein Gefühl (ich muss mich also nicht erst gut oder auf eine bestimmte Art und Weise fühlen).
- Akzeptanz ist auch eine Fähigkeit, die entwickelt werden kann, und bedeutet, unseren Aufmerksamkeitsscheinwerfer von unserem Schmerz/Leid/Problem wegzudrehen und hin auf unser Er-Leben zu richten.
- Akzeptanz ist eine Moment-zu-Moment-Entscheidung, die immer wieder getroffen werden kann.
- Akzeptanz ist die Voraussetzung dafür, *neue,* andere Erfahrungen machen zu können.

Gute Frage!

- Können Sie dieses Gefühl in diesem Augenblick einfach haben und da sein lassen, ihm Raum geben, während wir hier so zusammensitzen?
- Was erleben Sie gerade, wenn Sie das Gefühl einfach nur wahrnehmen, es einfach da sein lassen?
- Wie viel Zeit und Energie wenden Sie in Ihrem Alltag auf, um gegen dieses Gefühl zu kämpfen? (In Prozent bzw. Zeit des Tages einschätzen lassen.) Wenn Sie nicht mehr damit kämpfen würden, was würden Sie stattdessen tun? Wofür wären Sie dann frei?
- Wenn Sie sich also in diesem Augenblick dafür *entscheiden*, diesen Gefühlen/Gedanken/Empfindungen Raum zu geben, was passiert dann jetzt gerade bei Ihnen? Was tauchen für Gedanken auf? Welche Gefühle, welche Empfindungen können Sie wahrnehmen?
- Diese *Bereitschaft,* etwas anzunehmen und da sein zu lassen, ist kein Gefühl, es ist vielmehr eine innere Haltung, die wir einnehmen können. Die Fähigkeit zur Akzeptanz ist somit etwas, das wir alle entwickeln können. Würde Sie es interessieren, mehr darüber zu erfahren?

Gruppengelegenheiten – Wie kann ich die Gruppe nutzen?

Hier können wir die Gruppe besonders gut nutzen, um gemeinsame Strukturen aufzuzeigen. Prozess vor Inhalt ist hier das Stichwort. Klientinnen (wie auch Therapeutinnen gelegentlich) neigen dazu, sich im Inhalt ihrer Probleme zu verstricken. Gerade beim Kernprozess der Akzeptanz zeigen sich gemeinsame Denk- und Verhaltensmuster, die – unabhängig von der jeweiligen Symptomatik – allen Klientinnen gemein sind. Hier kann man prima aufzeigen, dass das Problem nicht ist, »falsches« inneres Erleben zu haben, das irgendwie korrigiert, modifiziert oder weggemacht werden muss, sondern, dass dies ganz normales menschliches Erleben ist – inklusive eben der Vermeidungs- und Kontrollstrategien. Dies lässt sich in der Gruppe besonders gut verdeutlichen, indem man diese gemeinsamen Muster und Strategien immer wieder aufzeigt. Die Klientin kann die hilfreiche Erfahrung machen, dass andere Menschen zwar andere Probleme haben, aber mit denselben Kontrollstrategien kämpfen. In der Gruppe kann man dann sogar Interventionen etablieren, wie »Spot the Kontrollstrategie«. Hier achten die Teilnehmerinnen während der Gruppensitzungen explizit auf eigene und fremde Kontrollstrategien (die man zuvor identifiziert hat). Erfahrungsgemäß ist es ja immer einfacher, diese bei anderen zu beobachten als bei sich selbst. Natürlich muss eine solche Übung von gegenseitiger Wertschätzung getragen sein, dann aber kann sie sehr wirkungsvoll sein.

Umgang mit Stolpersteinen

- **Zu wenig Validierung**
  Wenn die Therapeutin das vorhandene Problem und das damit einhergehende Leid der Klientin zu wenig validiert, besteht die Gefahr, dass diese sich nicht verstanden und ernst genommen fühlt und in den Widerstand geht.
  – Daher ist es entscheidend, hier nicht zu schnell vorzugehen und zunächst bei der Erfahrung der Klientin, in ihrer Welt zu bleiben. (»Natürlich wollen Sie das loswerden, das würde jedem so gehen, es ist schmerzvoll.«) Russ Harris nennt das sehr anschaulich »mit der Klientin im Dunkeln tanzen und sie dann ins Helle führen« (»dance in the dark and lead into the light«, Übers. d. Verfasserin), auch bekannt als pacing und leading.
- **Akzeptanz wird als passives Erdulden missverstanden und daher abgelehnt**
  – Akzeptanz ist ein aktiver Vorgang. Es ist keinesfalls Resignation oder Aufgeben oder einfach Aushalten, ganz im Gegenteil!
  – Die *Bereitschaft* zu entwickeln und die *Entscheidung* zu treffen, sich mit seinem inneren Erleben auseinanderzusetzen, genau hinzuschauen, und zwar ohne Kontrollstrategie, ist eine Entscheidung, die aktiv immer wieder getroffen werden kann und die viel Mut erfordert. Die Therapeutin kann dies fördern, indem sie explizit über diese aktive Rolle spricht. Meiner Erfahrung nach ist dabei das Wording sehr wichtig (s. »Gute Frage!«).

- **Pseudoakzeptanz: Die Teilnehmerin »missbraucht« die Akzeptanz als weitere Kontrollstrategie** (»Wenn ich xyz nur lange genug aushalte, dann wird es weggehen«).
  - Dies ist der Punkt wo man erfahrungsgemäß, gerade am Anfang, häufig stecken bleibt. Es ist auch der Punkt, an dem man als Therapeutin sehr achtsam sein muss, um dies überhaupt festzustellen. Echte Akzeptanz heißt, Gefühle da sein zu lassen, angenehme wie schmerzliche. Es geht eben nicht um ein Erdulden oder Aushalten, sondern um ein Sich-Öffnen und Raum geben. Die Akzeptanz ist eben kein Tool, um aversives Erleben »wegzumachen«. Bereitschaft lässt unangenehme Gefühle nicht auf magische Weise verschwinden, wohl aber begünstigt sie das Aussteigen aus dem Ankämpfen dagegen, schafft Raum und Kapazitäten und erhöht somit die (psychische) Flexibilität. Eine schöne Übung um dies zu verdeutlichen, ist »Ankern im Sturm« (siehe Kapitel 6.6 Achtsamkeit)
- **Verwechslung von Aushalten und Akzeptieren**
  »Zähne zusammenbeißen und durch« (white knuckle acceptance) ist letztlich auch nur eine weitere Vermeidungsstrategie. Ich bin in diesem Falle eben überhaupt nicht präsent im Hier und Jetzt und nicht bereit zu erleben, was ich gerade erlebe, sondern »beame« mich mit Durchhaltestrategien weg vom eigenen Erleben.
- **Widersprüchliche Botschaften senden**
  Indem wir uns als Therapeutinnen über schwächer werdende schmerzliche Gefühle freuen, z. B. über ein Abnehmen der Angst, stärken wir als Therapeutinnen das Vermeidungsverhalten bzw. die Kontrollstrategie. Hier gilt für die Therapeutin größtmögliche Achtsamkeit, denn das kann bereits durch ein unüberlegtes »gut« oder ein Lächeln am falschen Platz verstärkt werden.
  Ein kurzes Beispiel: Die Klientin berichtet nach einer Akzeptanz-Übung: »Mir geht es viel besser, meine Angst/mein Schmerz ist weg. Die Therapeutin lächelt und sagt: »Das ist schön«. Was für eine Lernerfahrung wurde hier von Seiten der Therapeutin verstärkt? ACT-gemäßer wäre etwas wie: »O. k., das kann bei dieser Übung passieren, muss aber nicht. Viel mehr interessiert mich jetzt, wie es für Sie war, was haben Sie dabei erlebt?«
- **Zu viel reden, anstatt die Klientinnen erfahren zu lassen**
  Es geht nie darum, die Klientinnen von etwas zu überzeugen. ACT ist zutiefst erlebensorientiert und setzt immer direkt bei den eigenen Erfahrungen der Klientinnen an.

  - Sobald Sie merken, dass Sie daran arbeiten, Ihre Klientinnen überzeugen zu wollen, halten Sie inne und üben Sie »Go Slow« (s. Kap. 8.4)

- **Akzeptanz nicht an Werte koppeln**

  Akzeptanz erfordert große Bereitschaft, also ein hohes Maß an Motivation und Mut. Das fällt leichter, wenn ich weiß, wozu ich etwas tue, wo es hingehen soll.

  - Daher ist es unerlässlich, sie an Werte zu koppeln, an etwas, was der Klientin wirklich wichtig ist, damit sie weiß, warum sie es tut, wozu sie diese Anstrengung auf sich nimmt und diesen Mut aufbringt. Akzeptanz nur um ihrer selbst willen wird selten funktionieren, sie sollte im Dienste von etwas Wichtigem stehen (im Dienste der eigenen Werte).

- **Die Klientin hat einen großen Sekundärgewinn (payoff) durch die (Erlebens-)Vermeidung**

  - Hier ist es sinnvoll, nochmal einen Schritt zurückzugehen und die langfristigen Folgen (Kosten) aufzuzeigen, z. B. anhand eines Vier-Felder-Schemas oder Prozesse der Kreativen Hoffnungslosigkeit.

Manchmal kommen von Klientinnen Äußerungen wie: »Ich kann das nicht, es ist so schwer, dazu braucht man viel Willensstärke und Disziplin.« Sicher ist es nicht leicht, sich auf etwas Neues einzulassen, Bereitschaft zu zeigen. Leichter scheint es, auf dem gewohnten Pfad zu bleiben. Das bedeutet aber auch nicht, dass es eine enorme Willensstärke braucht. Bereitschaft ist nicht schwierig in dem Sinne, dass es kompliziert ist oder man über besondere Fähigkeiten verfügen muss, nicht in dem Sinne, dass es aufwändig oder anstrengend ist. Es ist in erster Linie zunächst eine *Entscheidung*. Und dann wieder eine Entscheidung. Und wieder …

Übungen und Materialien – »Let's ACT«

Übungen[25]:

1. Mein Lebensbus
2. Gefühle akzeptieren **(auch als Audio: www.verhaltenstherapie-muenchen.de)**
3. Vertiefte Emotionen **(auch als Audio)**
4. Drei Minuten Zuhören
5. Was kann ich kontrollieren – oder: Das kleine grüne Schweinchen.
6. Informelle Emotionsexposition der Gruppe (real und in sensu)
7. Das Monster am Wegesrand

Hausaufgabe:
Tagebuch des Innehaltens

Übungen:

1. Mein Lebensbus (mod. nach Forsyth & Eifert, 2010)
Diese Übung ist auch als Busfahrer-Metapher bekannt. Wir haben damit in unseren Gruppen meist viel Spaß, es ist eine kreative und lockere Weise, das Prinzip der Akzeptanz zu verdeutlichen.

Grundgedanke ist, dass die Klientin die Busfahrerin ihres »Lebensbusses« ist. Ihre Werte/Ziele geben ihr die Richtung vor. Allerdings sind – wie im richtigen Leben – auch alle ihre schwierigen Gedanken und Gefühle als Passagiere in ihrem Bus. Diese Passagiere benehmen sich oft nicht sehr gut, werden immer mal wieder lautstark und renitent auf sich aufmerksam machen, das kann man nicht beeinflussen. Die Klientin kann jedoch bestimmen, wohin ihr Bus fährt und wie sie in Beziehung zu ihren Passagieren tritt.

Die Botschaft dieser Übung ist, dass (ungebetene) Gedanken und Gefühle uns nicht davon abhalten müssen, unseren Lebensbus auf Kurs zu halten, also in die von uns gewünschte Richtung zu fahren, außer wir geben Ihnen die Macht dazu. Und es ist auch nicht nötig (und auch nicht möglich), erst die Fahrgäste aus dem Bus zu werfen oder loszuwerden, bevor wir unseren Lebensbus in die gewünschte Richtung steuern können, wir können die ganze Bande einfach mitnehmen.

An dieser Übung nimmt am besten die ganze Gruppe teil. Eine Klientin ist die

25 **CAVE:** Grundsätzlich können alle Übungen, bei denen Emotionen evoziert werden, auf die Klientinnen destabilisierend wirken und sollten daher nur von Therapeutinnen angewendet werden, die in einem anerkannten Therapieverfahren ausgebildet sind.

Fahrerin, die ihren Lebensbus fährt, einige der anderen Teilnehmerinnen spielen ihre Ängste, Befürchtungen und sonstigen schwierigen Gedanken und Gefühle – also die ungebetenen Fahrgäste –, einige sind die Beobachterinnen, und eine Teilnehmerin darf die Ziel-und-Werte-Bewahrerin sein. Erklären Sie vorab kurz den Teilnehmerinnen ihre Rollen, beispielsweise so:

Zur Fahrerin: *Stellen Sie sich vor, Sie fahren einen Bus. Sie sind die Fahrerin und der Bus heißt »Mein Leben«. Zunächst einmal wollen wir schauen, wohin Sie unterwegs sind. Wo soll's hingehen, in welche Richtung fahren Sie, was ist Ihr Ziel, was steht auf der Endhaltestelle?*
(Klientin nennt ihre Werte/Ziele, die idealerweise vorher bereits erarbeitet wurden. Die Therapeutin schreibt diese auf einen großen Karton, Moderationskarte o. Ä. und bittet eine Teilnehmerin, sie zu halten und sich damit so weit entfernt wie möglich auf die andere Seite des Raumes zu stellen.)
Gut, Sie fahren also in Richtung auf Ihre wichtigsten Ziele, nämlich »ABC«, zu. Sie sind auf dem Weg, und unterwegs tauchen die üblichen ungebetenen und ungezogenen Fahrgäste auf. Unter diesen sind X, Y, und Z. (Die Therapeutin nennt exemplarisch einiges, womit die Klientin sich herumschlägt, Gefühle, Gedanken etc., und bittet die Klientin, dies jeweils auf eine Karteikarte zu schreiben.) *Was taucht noch üblicherweise an inneren Hindernissen auf?* (Klientin benennt weitere hinderliche Gedanken, Gefühle und Empfindungen und schreibt jedes auf eine Karteikarte oder ein Post-it.)
Zu den anderen Mitspielerinnen: *Sie dürfen in dieser kleinen Übung die ungebetenen Passagiere, also alle Ängste und Sorgen, die schwierigen Gedanken und Gefühle, die unterwegs auftauchen, spielen. Als solche dürfen Sie unartig und beharrlich sein, und sie dürfen versuchen, den Fahrer von seinem Weg abzubringen. Wie das Ängste und Sorgen halt so machen …*
Fragen Sie, wer mitspielen möchte. Jeder der Fahrgäste bekommt eine der Karteikarten und darf die Rolle des jeweiligen ungebetenen Gastes spielen. Klären Sie explizit, was die Fahrgäste alles dürfen, um die Fahrerin abzulenken, zum Beispiel herumspringen, schreien, winken, vor allem auch, ob sie sie berühren dürfen. Es ist kein Fehler, kurz zu erwähnen, dass schlagen, schubsen und Ähnliches natürlich verboten ist. Es ist wichtig, das genau zu besprechen, damit keine übergriffigen Situationen passieren, damit jeder genau weiß, worauf er sich einlässt, und auch damit die Teilnehmerinnen eine Idee von dem bekommen, was sie spielen sollen. Man kann auch als Einstieg vorab »nervige« Verhaltensweisen der Fahrgäste ausprobieren, also ablenken, herumspringen, vor dem Gesicht herumwinken, herum-

schreien, am Hemd zupfen, ins Ohr flüstern ... Die Fahrerin kann auch vorab mit ihren Fahrgästen besprechen, was diese typischerweise in ihren Rollen sagen würden.

Dann geht's los. Bitten Sie die Fahrerin aufzustehen, Sie können ihr ein »Lenkrad« in Form eines Buches o. Ä. in die Hände geben, ich verwende gern einen Frisbee. Bitten Sie dann die Teilnehmerinnen, sich zunächst hinter der Fahrerin zu versammeln, als ob sie Passagiere in einem Bus wären.

So, jetzt geht's los, Sie fahren Ihren Lebensbus und steuern in Richtung Ihrer Ziele. (Die Therapeutin zeigt auf die Klientin, die die Ziele an der »Endhaltestelle« hält.) *Dabei tauchen die üblichen ungebetenen Gäste auf, alle Gedanken und Gefühle, die Sie vom Weg abbringen wollen. Diese Fahrgäste sind nervig, und sie werden immer lauter und rüpeliger ... los geht's ...* (Die Therapeutin ermuntert dabei die Fahrgäste, in ihren Rollen loszulegen.) *Sie versuchen Sie einzuschüchtern und vom Weg abzubringen. Während Sie sich bemühen, auf Ihrer Strecke zu bleiben und auf Ihre Ziele zuzufahren, toben und schreien sie im Hintergrund herum: »Fahr da nicht hin, das ist zu gefährlich, es wird etwas Schreckliches passieren, du machst dich lächerlich« usw ...* (Die Therapeutin nennt hier die schlimmsten Befürchtungen der Klientin und ermuntert die anderen Teilnehmerinnen, die Fahrerin weiter abzulenken, evtl. auch, indem sie etwas vormacht.)

Sie fahren also den Bus und reagieren auf die störenden Fahrgäste so, wie Sie das üblicherweise tun, mit Argumentieren, gut zureden, Anhalten, um mit ihnen zu diskutieren, Versuchen, sie ruhigzustellen, sie zurechtweisen, was auch immer Sie üblicherweise alles mit ihnen tun ...

Lassen Sie die Teilnehmerinnen eine Weile spielen und unterstützen Sie, wenn nötig. Beenden Sie dann die Szene.

O. k., hier ist ganz schön was los. Jetzt machen wir mal eine kurze Pause und schauen uns an, was hier passiert. Kurze Pause.

Fragen an die Fahrerin: *Wie war es für Sie, so mit Ihren Passagieren beschäftigt zu sein/zu kämpfen? Was haben Sie dabei erlebt? Kennen Sie das so aus Ihrem Leben?*

Fragen an die Passagiere: *Was haben Sie dabei erlebt? Hatten Sie das Gefühl, die Fahrerin zu kontrollieren, die Fahrtrichtung zu bestimmen? Welche Gedanken und Gefühle und Impulse sind aufgetaucht?*

Fragen an die Ziel-Karten-Halterin: *Was haben Sie erlebt? Haben Sie sich mit der Fahrerin verbunden gefühlt oder eher ignoriert? Was haben Sie sonst noch beobachtet?*

Frage an die Beobachterinnen: *Was konnten Sie wahrnehmen? Was ist Ihnen aufgefallen? Was hatten Sie für Gedanken, Gefühle, Impulse?*

An dieser Stelle beschreibt auch die Therapeutin, was sie wahrgenommen hat – jede Übung verläuft natürlich anders, hier exemplarisch: *Lassen Sie uns mal schauen, was hier passiert ist. Ich habe Folgendes beobachtet: Sie haben Ihren Lebensbus angehalten, das Steuerrad losgelassen, sich umgedreht und sich voll auf Ihre Fahrgäste konzentriert. Ihr eigentliches Ziel haben Sie immer wieder aus den Augen verloren, und Sie haben sich nicht mal mehr in die gewünschte Richtung bewegt ... Stattdessen beschäftigen Sie sich mit Dingen, die mit Ihren Zielen und Werten nichts zu tun haben, die Sie Ihrer gewünschten Haltestelle nicht näher bringen ... Nun haben Sie aber durchaus eine Wahl: Sie können sich weiter mit Ihren ungebetenen Fahrgästen beschäftigen, mit ihnen streiten oder versuchen, sie zu beruhigen – oder ... welche Alternativen gäbe es ...?*
(Die Therapeutin wartet, welche Vorschläge aus der Gruppe kommen.)
Genau, Sie können das einfach sein lassen, wieder das Steuer übernehmen und weiterfahren, in die Richtung, in die es für Sie gehen soll, auf Ihre Ziele zu.
Hinter Ihnen werden die Fahrgäste womöglich weiter toben, aber wenn es für Sie wichtig ist, in die gewünschte Richtung zu fahren, dann können Sie am Steuer des Busses bleiben und Ihre Ziele nicht aus den Augen verlieren, egal wie viel Lärm und Tumult die da hinten machen. Die ungebetenen Fahrgäste befinden sich dann zwar immer noch im Bus, Sie können sie nicht auf Dauer hinauswerfen, das haben Sie ja in der Vergangenheit schon versucht. Während Sie also weiter auf Ihre Ziele zufahren, werden die da hinten weiter herumtoben und herumschreien, mal mehr und mal weniger laut ... Und hier können Sie jedes Mal wieder eine Wahl treffen. Was werden Sie tun? Wem werden Sie Ihre Aufmerksamkeit schenken? ... Sie können Ihren Lebensbus weiterhin auf Kurs halten, in Richtung Ihrer Ziele fahren – und Sie können die ganze Bande dabei mitnehmen.
Wollen wir das nochmal ausprobieren?
Es wird noch eine Runde gespielt, und die Therapeutin hilft der Fahrerin dabei, auf ihr Ziel zuzufahren und die Fahrgäste einfach hinten rumspringen zu lassen und das tun zu lassen, was sie eben so tun. Anschließend kann man wieder die Fahrerin, die Passagiere, die Ziel-Karten-Halterin und die Beobachterinnen nach ihrem Erleben fragen.
Zum Abschluss bedankt sich die Therapeutin bei allen Beteiligten und hat noch einmal die Gelegenheit, zusammenfassende Fragen zu stellen, um verschiedene Aspekte der Akzeptanz herauszuarbeiten: *Wie haben Sie die beiden Szenarien erlebt? Was sind jeweils für Gedanken, Gefühle, Empfindungen, Impulse aufgetaucht? Was waren die Haupt-Unterschiede? Kennen Sie das aus Ihrem Leben? Was bedeutet das für Ihr Problem, für Ihr Anliegen, für Ihr Leben?*

2. Gefühle akzeptieren (mod. nach Forsyth & Eifert, 2010) **(auch als Audio)**
Bei dieser Übung geht es darum, aversive Gefühle da sein zu lassen und zu erfahren, was passiert, wenn man sie nicht vermeidet, nicht vor ihnen flieht, sondern ihnen Raum gibt und sie erlebt.

Bitten Sie die Teilnehmerinnen vorab, ein »schwieriges« Gefühl auszuwählen, eines, mit dem sie sich schon lange herumschlagen, ein Gefühl, das immer dann auftaucht, wenn sie sich mit dem Problem beschäftigen, dessentwegen sie hier in der Gruppe sind. Das kann ein Gefühl sein, dem sie schon lange ausgewichen sind, das sie schon lange vermieden haben und vor dem sie auch ein wenig Angst haben. Stellen Sie sicher, dass die Teilnehmerinnen ein Gefühl auswählen, nicht einen Gedanken.

Ich lade Sie jetzt ein, sich bequem hinzusetzen, mit geradem entspanntem Rücken, und die Füße flach auf den Boden zu stellen. Schließen Sie die Augen und richten Sie Ihre Aufmerksamkeit ganz nach innen ... lassen Sie Ihren Atem fließen ... ganz in Ihrem eigenen Rhythmus ... ohne irgendetwas verändern zu wollen ... es atmet ganz von selbst ...

*Wir **beobachten** nun einfach nur:*
Richten Sie Ihre Aufmerksamkeit ganz auf Ihr Gefühl, ... Ihre Angst, Ihre Trauer, Ihre Hilflosigkeit, Ihre Scham, was auch immer Sie ausgewählt haben, um es näher zu betrachten ... schauen Sie zunächst, wo in Ihrem Körper Sie es am deutlichsten wahrnehmen können ... wo können Sie es am intensivsten spüren? ... Sie müssen nichts daran verändern, nur wahrnehmen ... beobachten Sie das Gefühl ganz genau ... nehmen Sie wahr, wo es beginnt und wo es aufhört ... befindet sich das Gefühl an der Oberfläche des Körpers oder im Inneren oder beides? ... wie tief reicht es in den Körper? ... wo ist es am intensivsten?... wo ist es am schwächsten? ... hat es eine Farbe? ... eine Form? ... wenn Sie mit den Gedanken abschweifen, kehren Sie einfach sanft zurück zum Gefühl und konzentrieren Sie sich wieder darauf ... nehmen Sie es in allen seinen Facetten wahr .... ist es leicht oder schwer? ... ist es ruhig oder bewegt es sich? ... fühlt es sich warm oder kalt an? ... rau oder glatt? ... bleiben Sie einfach ganz bei Ihrem Gefühl ...

*Und nun **atmen** wir:*
Atmen Sie in das Gefühl hinein, während Sie es weiter beobachten ... stellen Sie sich vor, wie Ihr Atem in und um dieses Gefühl herumfließt ... atmen Sie sanft in und um das Gefühl herum ...

*Und nun **weiten** wir uns:*
Während Sie weiter in und um Ihr Gefühl herumatmen, ist es, als ob sich da ein Raum in Ihnen öffnet ... es wird immer weiter ... und Sie öffnen sich, um dieses Gefühl herum ... und geben ihm Raum ... und lassen es sich ausdehnen ... Sie öffnen dem Gefühl einen inneren Raum ...

*Und dann **lassen wir es da sein:***
Schauen Sie, wie Sie dieses Gefühl einfach da sein lassen können ... Sie müssen es weder mögen noch wollen ... sondern einfach nur da sein lassen ... es zulassen ... es beobachten ... hineinatmen ... sich öffnen ... für das Gefühl ... und es so sein lassen, wie es gerade ist ...
Vielleicht haben Sie das Bedürfnis, es zu bekämpfen oder zu verdrängen ... das ist ganz normal ... und schauen Sie, wie Sie auch dieses Bedürfnis einfach wahrnehmen können, ohne darauf zu reagieren ... und beobachten Sie einfach wieder Ihr Gefühl ...
vielleicht verändert es sich von selbst, dann ist das in Ordnung ... wenn es sich nicht verändert, so ist das auch in Ordnung ...
Es geht nicht darum, etwas zu verändern oder loszuwerden, es geht darum, das Gefühl einfach zuzulassen ... lassen Sie es einfach da sein ...
Dieses Gefühl zeigt Ihnen, dass Sie ein ganz normaler Mensch mit einem Herzen und Empfindungen sind ... es sagt Ihnen, dass es Menschen und Dinge gibt, die Ihnen wichtig sind ... und das ist in Ordnung ... legen Sie jetzt eine Hand auf die Stelle Ihres Körpers, wo Sie das Gefühl am deutlichsten wahrnehmen ... spüren Sie, wie die Wärme der Hand in Ihren Körper fließt ... nicht um das Gefühl loszuwerden oder abzuschwächen, sondern um ihm Raum zu geben ... da sein zu dürfen ... halten Sie es sanft, als wäre es ein kleines Kind oder ein ängstlicher kleiner Hund oder ein kleines verletztes Vögelchen ...
Nehmen Sie jetzt Ihre Hand wieder weg und atmen Sie noch einmal in das Gefühl hinein ... und werden Sie ganz weit drum herum ...
Und nun richten Sie den Scheinwerfer Ihrer Aufmerksamkeit wieder hier zurück in den Raum, öffnen Sie die Augen und nehmen Sie wahr, was Sie um sich herum sehen und hören können, und nehmen Sie wahr, dass da nicht einfach nur ein Gefühl ist, sondern sehr viel mehr ... ein Gefühl in einem Körper, in einem Raum, in einer Welt voller Möglichkeiten ...
Willkommen zurück hier im Raum und in der Gruppe.

Kurzversion (auch als Merkblatt zur Hausaufgabe geeignet):

Beobachten (allein dies bereitet oft schon den Boden für Akzeptanz)
Nehmen Sie das Gefühl wahr. Nehmen Sie wahr, wo im Körper es sich befindet. Nehmen Sie wahr, wo es am intensivsten ist. Nehmen Sie es in all seinen Facetten und Beschaffenheiten wahr.

Atmen
Nehmen Sie das Gefühl wahr und atmen Sie sanft darum herum und in das Gefühl hinein.

Sich weiten
Nehmen Sie das Gefühl wahr und schauen Sie, ob Sie den Raum um dieses Gefühl ein wenig öffnen können – und vielleicht noch ein wenig weiter. Geben Sie ihm so viel Raum, wie es im Moment braucht.

Da sein lassen (heißt nicht wollen oder mögen, nur da sein lassen und nicht dagegen kämpfen)
Vielleicht mögen Sie dieses Gefühl nicht besonders, vielleicht ist es Ihnen sogar recht unangenehm. Lassen Sie es dennoch für den Augenblick da sein. Sie müssen es nicht mögen. Lassen Sie es einfach nur da sein.

Normalisieren
So fühlt es sich an, wenn man ein Mensch ist und Gefühle und Empfindungen hat ... wenn Personen und Dinge einem wichtig sind ... wenn die Realität nicht so ist, wie man sich das wünscht ... je größer die Kluft, desto stärker das Gefühl ... und das ist in Ordnung, das ist ganz normal ... wenden Sie sich sich selbst mit Wohlwollen zu ... Und legen Sie Ihre Hand auf die Stelle, an der Sie das Gefühl am intensivsten spüren – und fangen Sie an, es fürsorglich zu halten wie ein kleines verletztes Tier.

Bewusstsein ausweiten
Nehmen Sie das Gefühl weiter wahr. Nehmen Sie auch Ihren Atem wahr ... und nehmen Sie Ihren ganzen Körper darum herum wahr ... Nehmen Sie dann auch den Raum um sich herum wahr. Nehmen Sie wahr, was um Sie herum ist und geschieht.

3. Vertieftes Erleben von Emotionen (mod. nach Forsyth & Eifert, 2010) **(auch als Audio)**

In dieser kleinen Vorstellungsübung geht es darum, sich in verschiedene Emotionen einzufühlen und diese in allen Facetten erleben und wahrnehmen zu können. Achten Sie darauf, genügend Pausen zu machen, Emotionserleben hat sein eigenes Timing.

Nehmen Sie eine bequeme Haltung ein … und atmen Sie ganz in Ihrem eigenen Rhythmus weiter, lassen Sie den Atem ganz entspannt fließen … Sie können die Augen schließen oder die Augen ganz sanft auf einem Punkt am Boden vor sich ruhen lassen … der Atem fließt ganz von selbst …

Richten Sie Ihre Aufmerksamkeit nun ganz nach innen … konzentrieren Sie sich auf das, was in Ihrem Inneren vorgeht … auf alle Ihre Empfindungen …

Versetzen Sie sich jetzt geistig in eine Situation, in der Sie sich gefreut haben … zum Beispiel, weil Sie ein Geschenk bekommen haben oder gelobt wurden … vielleicht haben Sie aber auch einen schönen Moment in der Natur erlebt oder ein gutes Eis gegessen … oder Sie haben eine schöne Zeit mit Ihren Kindern oder mit Freunden verbracht … vielleicht kommt auch ein ganz anderer freudvoller Moment in Erinnerung … versetzen Sie sich ganz und mit allen Sinnen in diese freudige Situation hinein, so als ob sie jetzt gerade passiert … wo befinden Sie sich? Was können Sie hören … sehen … riechen … fühlen … oder schmecken? … Welche Personen sind sonst noch dort … vielleicht genießen Sie auch gerade allein … erleben Sie alles ganz intensiv, so, als ob es jetzt passiert … und konzentrieren Sie sich dabei auf das Gefühl der Freude … schauen Sie, wo in Ihrem Körper Sie dieses Gefühl besonders deutlich wahrnehmen können … und spüren Sie, wie es sich anfühlt … bleiben Sie mit Ihrer Aufmerksamkeit noch ein wenig bei diesem Erleben und nehmen Sie es einfach nur wahr …

Nun konzentrieren Sie sich wieder ganz auf Ihren Atem … Sie brauchen gar nichts zu tun, der Atem fließt ganz von selbst … ein … und aus …

… und nun versetzen Sie sich in eine Situation, in der Sie sich geärgert haben … vielleicht haben Sie sich gestritten, vielleicht sind Sie unfair behandelt worden oder etwas anderes Ärgerliches ist geschehen … erleben Sie die Situation so, als ob sie jetzt gerade stattfinden würde … wo befinden Sie sich, was passiert, wer ist noch dabei? … Was können Sie sehen … hören … riechen … fühlen? … lassen Sie die Situation in allen Einzelheiten auf sich wirken … und bleiben Sie dabei mit Ihrer Aufmerksamkeit ganz bei Ihren Gefühlen und körperlichen Empfindungen … schauen Sie, wo in Ihrem Körper Sie dieses Gefühl besonders deutlich wahrnehmen können … und spüren Sie, wie es sich anfühlt …

Nun konzentrieren Sie sich wieder ganz auf Ihren Atem ... Sie brauchen gar nichts zu tun, der Atem fließt ganz von selbst ... ein ... und aus ...
Man kann diese Übung an dieser Stelle mit verschiedenen Gefühlen fortsetzen, z. B. Ängstlichkeit, Trauer, Stolz, Scham – je nachdem, wie viel Zeit man zur Verfügung hat.
Kehren Sie nun hier in diesen Raum, in unsere Gruppe zurück, ganz in Ihrem eigenen Tempo, Sie können die Augen öffnen und sich recken und strecken; wer aufstehen möchte, kann dies auch gerne tun.
Mögliche Fragen für eine anschließende Gruppenrunde:

- Was haben Sie während der Übung erfahren? Wie haben Sie es erlebt, diese verschiedenen Gefühle da sein zu lassen? Gab es an irgendeiner Stelle Blockaden, Widerstände? Waren manche Gefühle »schwieriger« als andere? Haben sich die Gefühle während der Übung verändert? Was hat Ihr Geist gesagt? Sind Bewertungen oder Beurteilungen aufgetaucht? Gab es Handlungsimpulse?

4. Drei Minuten zuhören

Zu dieser Übung finden sich die Klientinnen jeweils zu Zweiergruppen zusammen und setzen sich am besten einander gegenüber in einen angenehmen Unterhaltungsabstand.

Instruktion:

Sie haben nun jeweils drei Minuten Zeit, Ihrem Gegenüber von einem Problem zu erzählen, das Sie gerade beschäftigt. Sie können dieses Problem frei wählen. Es muss nicht das schwierigste Problem sein, das es in Ihrem Leben gerade gibt, aber es sollte schon ein Problem sein, das Sie aktuell beschäftigt und mit dem Sie sich herumschlagen.
Jeder von Ihnen hat drei Minuten lang Zeit, seinem Gegenüber davon zu erzählen. Nach drei Minuten schlage ich den kleinen Gong, dann wechseln Sie, und die andere darf erzählen. Wenn Sie keine drei Minuten brauchen und früher fertig sind, dann schweigen Sie einfach bis zum Wechsel.
Und nun kommt die wichtige Rolle der Zuhörerin. Wenn Sie in der Rolle der Zuhörerin sind, ist es Ihre Aufgabe, einfach nur zuzuhören. Na klar, werden Sie sagen, nichts leichter als das. Aber Achtung, Sie sollen wirklich nur zuhören. Das bedeutet, Sie geben keinerlei Ratschlag, Urteil oder sonstigen Kommentar ab. Sie dürfen nicken oder »Mhm« sagen, aber mehr auch nicht. Nur zuhören.
Mögliche Fragen zur anschließenden Diskussion in der Gruppe:

- Was haben Sie beim Zuhören erlebt?
- Was haben Sie beim Erzählen erlebt?
- Was ist Ihnen während der Übung durch den Kopf gegangen? Welche Gefühle haben Sie gehabt? Welche körperlichen Empfindungen? Welche Handlungsimpulse?
- Wie haben Sie das erlebt, nur zuzuhören und nicht agieren zu müssen? Das Gesagte nur auf sich wirken zu lassen und *nichts* damit zu machen?

Anmerkung: Dies ist auch für Therapeutinnen eine interessante Übung – Sie erinnern sich an den schönen Spruch von Steven Hayes: »If you don't know what to say, just shut the fuck up and sit with your client.«

5. Was kann ich kontrollieren – oder: Das kleine grüne Schweinchen

Dies ist eine Kurzintervention, um zu verdeutlichen, worüber man Kontrolle hat und worüber nicht – also, wo es Sinn ergibt, etwas zu akzeptieren. Die Übung ist auch bekannt als »Rosa Elefant«.

Es gibt also im Leben Dinge, über die man Kontrolle hat, und Dinge, über die man wenig oder keine Kontrolle hat. Wenn mir zum Beispiel dieser Stuhl nicht gefällt, kann ich ihn raustragen und mir einen anderen besorgen. Wenn Ihnen diese Gruppe nicht gefällt, können Sie gehen. Das funktioniert aber nicht immer. Wenn ich jetzt zum Beispiel zu Ihnen sage, bitte verlieben Sie sich auf der Stelle in Ihre Sitznachbarin … funktioniert das? Oder wenn ich Sie jetzt bitte, sich daran zu erinnern, was Sie heute zum Frühstück gegessen haben … dann können sich die meisten von Ihnen vermutlich daran erinnern, es funktioniert. Wenn ich Sie nun aber bitte, diese Erinnerung, was Sie heute gefrühstückt haben, jetzt auf der Stelle zu vergessen … funktioniert das?
Ein anderes Beispiel dafür, wie unser Geist funktioniert und was wir kontrollieren können und was nicht: Ich bitte Sie jetzt, in der nächsten Minute NICHT an ein kleines grünes Schweinchen zu denken … egal was Sie tun, denken Sie keinesfalls an ein kleines grünes Schweinchen … ich lasse Ihnen zwei Minuten Pause und Sie denken in dieser Zeit bitte auf gar keinen Fall an das kleine grüne Schweinchen, o.k.?
(eine Minute Pause).
Anschließende Besprechung in der Gruppe:

- *Wie hat das geklappt?*
- *Was haben Sie während der letzten zwei Minuten erlebt?*

- *Was hat Ihr Geist getan?*
- *Kennen Sie das auch aus anderen Situationen in Ihrem Leben?*
- *Und was bedeutet das für Sie und Ihr Problem?*

6. Informelle Emotionsexposition in der Gruppe
Der Königsweg ist natürlich, Emotionen, die in der Gruppenarbeit auftauchen, gleich zu nutzen, also unmittelbar, wenn sie sich präsentieren, damit in die Emotionsexposition zu gehen.

Dies kann man am einfachsten machen, indem man Emotionen unmittelbar, wenn sie auftauchen, anspricht, z. B.: *Ich merke gerade, dass Sie sehr aufgewühlt (ärgerlich, traurig, etc.) sind. Ist es o.k., wenn wir noch einen Moment lang bei diesem Gefühl bleiben? ... Wo in Ihrem Körper können Sie dieses Gefühl gerade am deutlichsten spüren? ... Was genau können Sie dort spüren? Wenn Sie dem Gefühl eine Gestalt gäben, welche Form, welche Farbe hat es? ... Ist es kalt oder warm? ... Rau oder glatt? ... Bewegt es sich oder ist es still? ... Und welche Gedanken gehen Ihnen jetzt durch den Kopf? ... Welche Impulse haben Sie/Was würden Sie gerade am liebsten tun? ... Kehren Sie mit Ihrer Aufmerksamkeit noch einmal zu dem Gefühl zurück ... können Sie dieses Gefühl einfach noch einen Moment da sein lassen, ohne irgendetwas zu verändern, einfach nur da sein lassen, es wahrnehmen und ihm Raum geben?*

7. Das Monster am Wegesrand (mod. nach Wengenroth, 2012)
Diese Übung ist der Lebensbus-Übung sehr ähnlich und kann in Anlehnung daran auch mit den Teilnehmerinnen in Szene gesetzt werden: Eine Teilnehmerin bearbeitet ihr »Monster« (ihr schwieriges inneres Erleben), eine anderere Teilnehmerin spielt dieses Monster. Ich stelle daher keine genaue szenische Ausarbeitung mehr vor, sondern lediglich die Übung in der Flipchart-Version.

Dazu kann man zunächst das Bild auf der nächsten Seite am Flipchart zeigen.

Sie sind also in Ihrem Leben unterwegs, Sie kommen irgendwo her (Vergangenheit) und wollen irgendwo hin (Zukunft), vermutlich irgendwohin, wo es schön ist, was Ihren Werten und Zielen entspricht, was Ihnen am Herzen liegt. Und plötzlich stellt sich Ihnen ein Monster in den Weg. Das Angst-Monster, das Depressions-Monster, das Ich-kann-das-nicht-Monster, also irgendeines der »inneren« Monster, mit denen Sie kämpfen: schwierige Gedanken, schmerzhafte Gefühle, unangenehme Körperempfindungen, belastende Impulse. Dieses Monster fuchtelt und schreit herum,

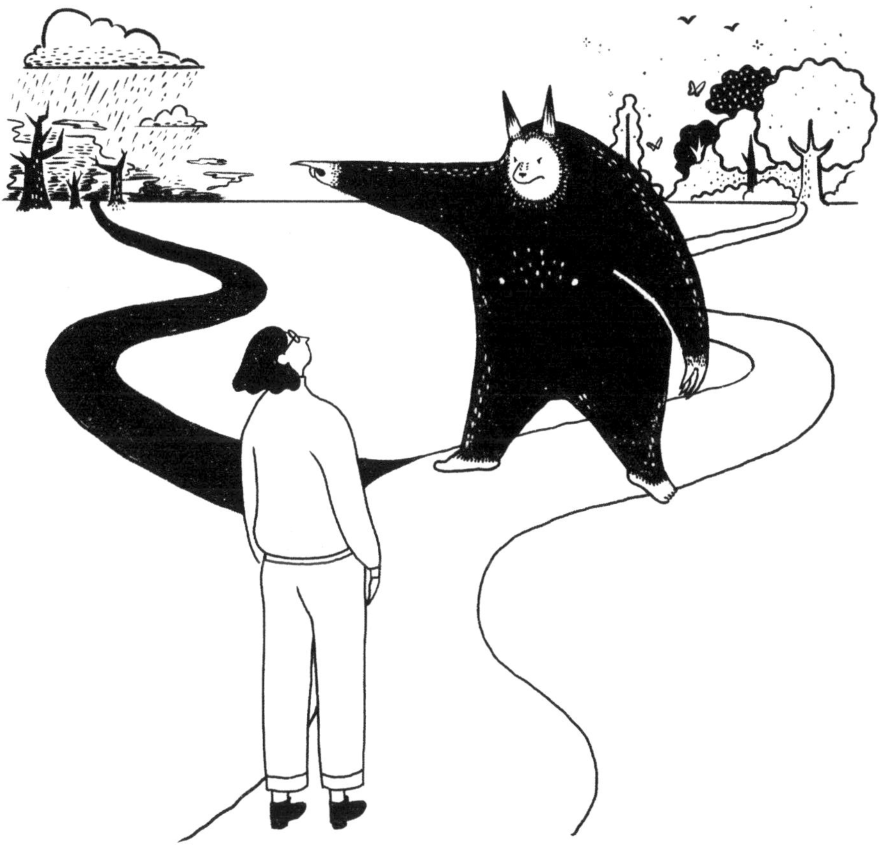

Abbildung 7: Monster am Wegesrand, Teil 1

steht im Weg und tut das, was auch immer Ihr persönliches Monster eben so tut. Währenddessen versuchen Sie, Ihren Weg zu Ihrem Ziel fortzusetzen. Was passiert? Was sind Ihre Erfahrungen?

Arbeiten Sie heraus, dass es offenbar nicht möglich ist, sich an dem Monster vorbeizumogeln.

Sie haben schon öfter versucht, sich an dem Monster vorbeizumogeln und haben dabei auch immer wieder erlebt, dass das Monster auch nicht anderweitig bekämpft oder ausgeschaltet werden kann – eher wird es dadurch noch lästiger und renitenter. Sie könnten natürlich auch eine ganz andere Richtung einschlagen, das haben ja viele von Ihnen auch schon probiert. Leider führt das uns aber dann nicht mehr in die Richtung, in die wir gehen wollen, in Richtung unserer Werte, auf das zu, was uns wichtig ist. Kommt Ihnen das bekannt vor?

An dieser Stelle kann die Therapeutin Bezug nehmen auf die verschiedenen Varianten der Vermeidung und des Kampfes der Klientinnen gegen ihre inneren Monster und alle ihre bisherigen dysfunktionalen Problemlösestrategien und die Folgen (Kosten) davon.
Welche Möglichkeiten gäbe es noch, mit dem Monster umzugehen?
Sammeln Sie die Vorschläge in der Gruppe und zeigen Sie dann dieses Bild am Flipchart.

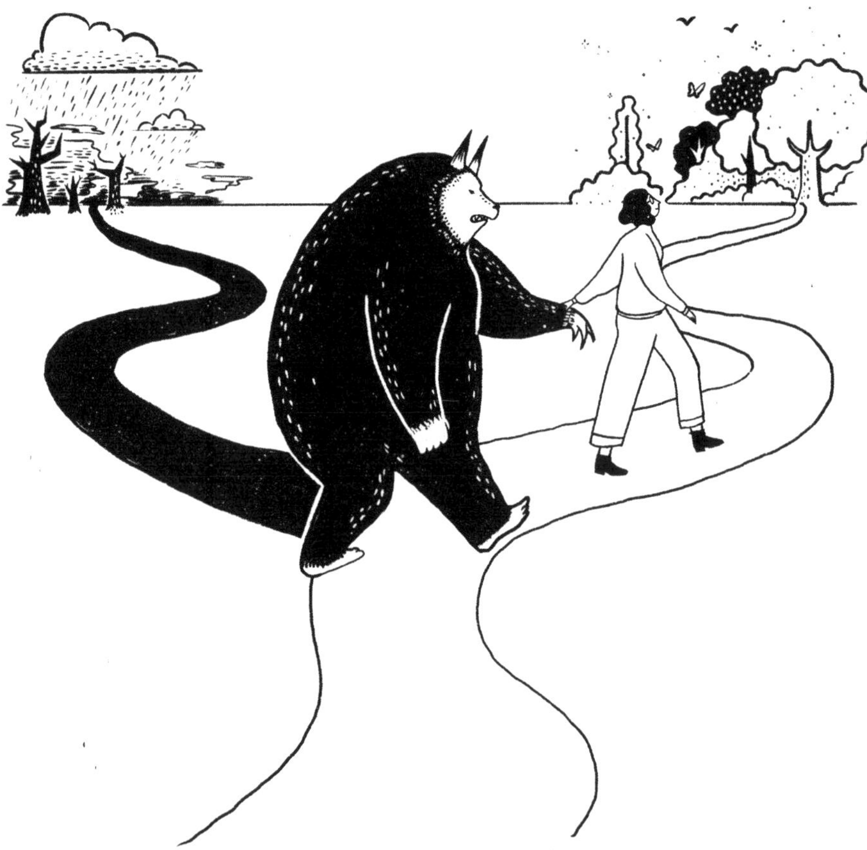

Abbildung 8: Monster am Wegesrand, Teil 2

Dann kann man mit der Gruppe zusammen auf Grundlage dieser Metapher Möglichkeiten entwickeln, mit schwierigem innerem Erleben umzugehen. Was kann man tun, wenn man unterwegs ist und sich die Monster einem in den Weg stellen? Wie können die Teilnehmer ihre persönlichen Monster mit auf ihren wertvollen Lebensweg nehmen?

Hausaufgabe

Tagebuch des Innehaltens

Die Teilnehmerinnen können ihr Tagebuch in freier Form oder mit einem Arbeitsblatt führen. Darin sollen sie die schwierigen Situationen, also Situationen, in denen unerwünschte Gefühle auftauchen, notieren. Es geht hier zunächst nur ums (wertfreie) Beobachten, noch nicht um Veränderung.

Beispiel für ein Arbeitsblatt mit Anleitung:

Oftmals, wenn in unserem Leben schwierige Gefühle auftauchen, fallen wir automatisch in alte Muster und versuchen wegzulaufen oder dagegen anzukämpfen. In der Zeit bis zu unserer nächsten Gruppe wollen wir dies einmal beobachten. Wann immer so eine Situation auftaucht, in der Sie merken, dass Sie gegen ein unerwünschtes Gefühl ankämpfen, davor weglaufen wollen oder eine Ihrer typischen Vermeidungsstrategien einsetzen, nehmen Sie dies zunächst einmal einfach zur Kenntnis. Schimpfen oder verurteilen Sie sich nicht dafür, freuen Sie sich, dass Sie es bemerkt haben. Nehmen Sie auch Ihre ersten Impulse wahr, also was Sie jetzt am liebsten tun würden. Versuchen Sie dann, kurz **innezuhalten** und ein wenig bei diesem Gefühl/Gefühlen zu bleiben. Ohne irgendetwas zu tun. Nehmen Sie einfach nur wahr, was Sie empfinden. Beobachten Sie das Gefühl. Nehmen Sie auch wahr, was Ihr Geist sagt, welche Empfindungen haben Sie dabei, welche Impulse? Bleiben Sie einige Momente ganz bei Ihrem Gefühl, ohne es verändern zu wollen, ohne irgendetwas zu tun, einfach nur beobachten, wahrnehmen.
Wir werden in der nächsten Sitzung ausführlich besprechen, was Sie dabei erlebt haben.

Situation	Gefühle	Gedanken	Empfindungen	Impuls (was hätte ich gern getan?)	Erlebnisse beim Innehalten
Freundin ruft nicht an wie vereinbart	*Wut, Trauer, Selbstmitleid, Verzweiflung*	*Sie ist gar keine gute Freundin. Niemand mag mich. Nie ruft mich jemand an. Die Welt ist so gemein. Ich bin ein Loser.*	*Knoten im Magen. Heißhunger.*	*Mich ins Bett legen, Serienmarathon gucken, Kühlschrank leer essen.*	*Zuerst komisches Gefühl. Wie bleibt man bei den Gefühlen? Hab's trotzdem versucht. Wut war schnell weg. Selbstmitleid war da, Gedanken wie »Keiner mag mich«. Aber irgendwie auch Erleichterung, komisch. Traurig, aber auch irgendwie entspannt.*

6.5 Kernprozess 2: Defusion – Nicht verstrickt sein in seine Gedanken

Das Denken ist ein wilder Affe.
(aus dem ZEN-Buddismus)

Aber wenn's doch wahr ist.[26]
(Eine Klientin)

Defusion: Gedanken sind Worte, nicht mehr und nicht weniger.

Vor der Gruppe: Einführung und Grundprinzipien

Unser Gehirn ist ein kompliziertes Organ – und ein sehr fleißiges. Es arbeitet Tag und Nacht oder »24/7«.

Unser Geist ist eine Problemlösemaschine, seine Aufgabe ist es, uns vor Gefahren zu bewahren, unser Überleben zu sichern. Er tut dabei, was ein Geist[27] ebenso tut: Er produziert unermüdlich Gedanken, Bilder, Bewertungen, Urteile und so weiter und so weiter. Nahezu ohne Unterlass erzählt er uns Geschichten und führt unseren inneren Dialog. Diese gedanklich-sprachlichen Prozesse sind oftmals hilfreich, z. B. bei der Lösung von Problemen in der äußeren Welt, jedoch haben sie auch ihre Schattenseiten.

Manchmal passiert es, dass wir uns zu sehr in unsere Gedanken verstricken und diese als unumstößliche Realität betrachten. Oder, wie ein Klient von mir es ausdrückte: »Es gibt eine ganze Welt zwischen meinen Ohren.« Problematisch wird dies immer dann, wenn unser Verhalten aufgrund unserer Fusion mit bestimmten Gedanken und/oder Gefühlen rigide wird, wenn unser Verhaltenskorridor zu eng wird, wenn wir uns also von unseren eigenen Gedanken, von all diesen Ich-bin-

26 Ausspruch einer meiner Gruppenteilnehmerinnen. Hier illustriert sich gut die Verteidigung »problematischer« Gedanken, und es zeigt, wie wichtig es ist, diese zu validieren. S. a. Therapeutische Grundhaltung in diesem Kapitel.

27 Mit »Geist« meine ich in diesem Kontext das Organ, das unseren inneren Dialog produziert, den wir den ganzen Tag mit uns führen, das, was wir zu uns sagen und die Art und Weise, wie wir es zu uns sagen. Sie können gerne eine andere Bezeichnung dafür finden, »mein Gehirn«, mein »innerer Radiosender«, Sie können ihm auch einen Namen geben. Steven Hayes nennt in einem seiner Seminare seinen Geist George (»I call my mind George« – Steven Hayes in einem TED-Talk).

nicht-gut-genug oder Die-Welt-ist-böse oder den Keiner-mag-mich-Geschichten und den begleitenden Gefühlen herumschubsen lassen, wenn wir also die Plappereien unseres Geistes als Wahrheiten bzw. Tatsachen betrachten und uns von ihnen diktieren lassen, was wir zu tun und zu lassen haben.

Beim Prozess der kognitiven Defusion geht es darum, die Klientinnen zu lehren, ihre Gefühle und Gedanken, also ihr inneres Erleben, zunächst einmal achtsam und bewusst wahrzunehmen, und zwar als mentale Ereignisse (mental events) wahrzunehmen, und nicht als Aspekte des Selbst oder gar als genaue Abbildungen der Realität. Es geht also darum, dem eigenen Geist nicht alles zu glauben, was er so den ganzen Tag erzählt. Dies ist für die meisten Klientinnen (und manchmal auch für Therapeutinnen, wenn wir ehrlich sind) zunächst einmal ein merkwürdiges Konzept. Wir sind so an unseren inneren Dialog gewöhnt, denn erstens läuft er ja ständig ab und zweitens enthält es natürlich ein gewisses Element der (narzisstischen) Kränkung, unseren eigenen Geist nicht so wichtig zu nehmen.

Ziele

Mithilfe des Prozesses der kognitiven Defusion wollen wir eine andere Beziehung zu unseren Gedanken aufbauen. Wir wollen erreichen, dass die Klientin nicht mehr so in ihre Gedanken und Gefühle verstrickt ist, nicht mehr so sehr mit ihnen verschmolzen ist, Abstand gewinnen kann.

Die Klientin soll vor allem erfahren, dass ihre Gedanken und Gefühle nicht ihre Handlungen kontrollieren (Hand auf's Herz, hatten Sie nicht auch schon einmal Gedanken wie »Ich könnte ihn umbringen!« – und, sind Sie diese Gedanken gefolgt? Vermutlich nicht, außer Sie lesen dieses Buch gerade in Ihrer Gefängniszelle). Also, wie oft sind Sie Ihren Gedanken und Gefühlen schon nicht gefolgt? Normalerweise ist das kein großes Problem, ja es ist uns meist gar nicht bewusst. Manchmal aber verschmelzen wir so mit unseren Gedanken, dass diese beginnen, eine eigene Realität darzustellen und uns unsere Handlungen diktieren – dann kann es problematisch werden. Dieser Unterschied zwischen Gedankenebene und Handlungsebene soll mithilfe der Defusionsprozesse verdeutlicht werden. Ziel ist es, den Klientinnen eine defusionierte Sichtweise nahezubringen, damit sie erkennen und erfahren können, dass sie zwar jede Menge Gedanken und Gefühle *haben*, aber nicht ihre Gedanken und Gefühle *sind*. Dies ist ein fundamentaler Unterschied, er muss aber erlebt werden und nicht nur rein verstandesmäßig erörtert. Es liegen Welten zwischen dem Gefühl/Gedanken »Ich bin wütend« und »Mein Geist erzählt mir gerade, dass ich wütend bin«.

Auch die Funktionalität spielt hier wieder eine wichtige Rolle: Es geht in der ACT nicht darum, zu überprüfen oder zu debattieren, ob ein Gedanke wahr oder unwahr ist, oder gar einen vermeintlich negativen Gedanken durch einen vermeintlich positiven Gedanken zu ersetzen. Es geht vielmehr darum, zu schauen, ob ein Gedanke mir weiterhilft, mich in eine wertorientierte Richtung zu bewegen, oder ob er mich eher davon abhält. Also, ob er mir in dem jeweiligen Kontext nützlich ist oder eben nicht. Wir überprüfen unsere Gedanken darauf, wie hilfreich sie für uns sind und ob sie uns ein reiches, erfülltes und sinnvolles Leben im Dienste unserer Werte ermöglichen.

Das Ziel aller Defusionsprozesse ist letztlich, den Einfluss der (nicht hilfreichen bzw. einschränkenden) Kognitionen auf das Verhalten zu reduzieren.

Hier besteht meines Erachtens ein fundamentaler Unterschied zu einigen Techniken der klassischen kognitiven Verhaltenstherapie: Es geht in der ACT nicht um die Veränderung des *Inhaltes* der Gedanken, sondern vielmehr um eine Veränderung der *Beziehung* zu diesen. Manche Therapeutinnen versuchen diese beiden Elemente zu integrieren. Aus meiner Erfahrung heraus verwirrt dies die Klientinnen (und auch die Therapeutin) eher, meiner Erfahrung nach ist es klarer, wenn man sich an diesem Punkt für den einen oder anderen Ansatz entscheidet. (s. a. Kapitel 5.7: »Ist ACT VT?«)

Therapeutische Grundhaltung

Ein möglicher Stolperstein bei kognitiven Defusionprozessen ist, dass sich die Klientin in ihrem Denken und Empfinden invalidiert fühlen kann. Es hat sich daher bewährt, nicht zu schnell vorzugehen und erst einmal Raum zu lassen für die bestehende kognitive Fusion, anstatt dagegen anzukämpfen – also in die Erfahrenswelt der Klientin einzutauchen. Besonders durch einzelne Techniken der kognitiven Defusion (z. B. problematische Gedanken singen oder mit verfremdeter Sprache sprechen, s. a. Übungen) kann sich die Klientin möglicherweise nicht ernst genommen oder gar lächerlich gemacht fühlen. Dies ist jedoch vor allem der Fall bei zu schnellem, unempathischem oder nicht ausreichend transparentem Vorgehen, wenn die therapeutische Beziehung noch nicht ausreichend gefestigt ist oder wenn die Therapeutin selbst sich mit den Defusionstechniken nicht wohlfühlt. Es ist wichtig, immer wieder deutlich zu machen, dass es nicht um die Inhalte der Gedanken geht (also auch nicht darum, die Inhalte zu belächeln), sondern darum, die Beziehung zu diesen zu verändern. Auch hier kann die Therapeutin gut mit Selbstöffnung ein Rollenmodell zeigen, indem sie ihre Befürchtungen mitteilt, z. B., dass die Gruppe diese Techniken albern finden könnte. Timing, Transparenz, Empathie und Authentizität sind hier entscheidend.

Vorbereitung für die Therapeutinnen

- Zunächst ein kleiner Selbstversuch: Vergegenwärtigen Sie sich ein Problem, mit dem Sie sich schon lange herumschlagen. Sie können ruhig wieder mit demselben Problem arbeiten, mit dem Sie schon in den vorherigen Selbsterfahrungsübungen gearbeitet haben. Stellen Sie sich drei Fragen: 1. Welche Gedanken spielen eine Rolle bei meinem Problem bzw. bei dem Umgang damit? Welche Gedanken tauchen immer wieder auf bzw. sind typisch für mich beim Umgang mit diesem Problem? 2. Welchen Gedanken unterwerfe ich mich, indem ich genau das tue, was diese mir nahelegen (von welchen Gedanken lasse ich mich herumschubsen)? 3. Welche Gedanken bekämpfe ich und auf welche Art und Weise (Vermeidung auf der Verhaltensebene)?
- Probieren Sie jetzt mit diesen Gedanken verschiedene Defusionstechniken (s. Übungen) selbst aus und beobachten Sie, was Sie erleben. Geben Sie sich dabei selbst die entsprechenden Instruktionen, so, als ob Sie mit der Klientin arbeiten würden. Sie werden merken: Es ist wirklich etwas ganz anderes, wenn man es ausprobiert, als wenn man es nur liest.
- Wählen Sie zwei oder drei Ihrer Klientinnen aus und überlegen Sie sich, mit welchen Gedanken diese verschmolzen sind. Welcher Art sind ihre kognitiven Fusionen – mit der Vergangenheit, der Zukunft, dem Selbstbild, mit Regeln, Rollen, Begründungen und Beurteilungen? Überlegen Sie sich dann, mit welcher Defusionstechnik Sie jeweils arbeiten würden, und dann probieren Sie es aus (Let's ACT!). Nehmen Sie dabei auch eigene kognitive Fusionen (Befürchtungen etc.) wahr.

In der Gruppe – Los geht's

Hilfreiche Requisiten

Zettel oder Postkarten mit typischen »problematischen« Gedankeninhalten (»Ich bin zu dumm«, »Ich bin zu dick«, »Ich bin ein Versager«, »Ich bin halt schüchtern«, generell diese ganzen Ich-bin-nicht-gut-genug-Geschichten).[28]

---

28 Ich habe mittlerweile eine schöne Sammlung von entsprechend beschrifteten Moderationskarten von Teilnehmerinnen früherer Gruppen, die ich dafür verwende.

Vorschläge zur Einstimmung

- Gong-Übung (s. Übungen)
- Drei Minuten zuhören (s. Übungen)
- Der kleine eindrucksvolle YouTube-Film »Our Common Fate«.[29]

Zentrale Inhalte

- Den Umgang mit unseren Gedanken wahrnehmen und die Rolle der Sprache und des Verstandes beleuchten.
- Gedanken als Worte wahrnehmen, nicht mehr und nicht weniger.
- Sich beim Denken zuschauen: Gedanken wertfrei beobachten, anstatt sich in ihnen zu verlieren.
- Unsere Gedanken/Gefühle kontrollieren nicht unsere Handlungen (auch für Therapeutinnen oft überraschend …).
- Es geht nicht darum, Gedanken inhaltlich zu verändern, sondern darum, eine andere Beziehung zu ihnen aufzubauen.
- Funktionalität: Es geht auch nicht darum, mit dem eigenen Geist (oder der Klientin) zu debattieren, ob das, was der Geist einem gerade erzählt, wahr oder unwahr ist, sondern darum, uns von Gedanken zu defusionieren, die nicht förderlich sind, weil sie uns davon abhalten, zu tun, was uns wichtig ist.

Gruppengelegenheiten – Wie kann ich die Gruppe nutzen?

Hier ist die Gruppe Gold wert. Getreu dem Motto »Der Splitter im Auge des anderen ist leichter zu erkennen als der Balken im eigenen« sind natürlich kognitive Fusionen bei anderen immer viel leichter zu sehen als die eigenen. Ich spiele daher gerne mit meinen Gruppen »Fusions-Spotting«. Dazu vereinbaren wir ein Zeichen, das jede aus der Gruppe geben darf, wenn sie bei einem anderen Gruppenmitglied (jaaa, und dazu gehört auch die Therapeutin) eine kognitive Fusion wahrnimmt. Dann wird kurz innegehalten und die betreffende Teilnehmerin darf selbst schauen, ob und was sie diesbezüglich wahrnehmen kann. Wenn sie nichts wahrnimmt, darf die Teilnehmerin, die das Zeichen gegeben hat, erklären, was sie wahrgenommen hat. Ganz wichtig ist es, das Ganze leicht und locker zu halten, es dezidiert als Spiel oder Experiment zu vereinbaren und sich vorab die Erlaubnis zu holen, damit sich niemand kritisiert fühlt – diese Übung sollte immer von Wertschätzung getragen sein. Ebenso wichtig ist es, die rückgemeldeten Beob-

29 Sie finden verschiedene Versionen des Films auf YouTube, wenn Sie »our common fate« eingeben.

achtungen kurz, wie ein Blitzlicht, zu halten, es geht nicht darum, in eine lange Diskussion zu gehen, ob es jetzt eine kognitive Fusion war und wenn ja, welcher Art; es geht vielmehr darum, die eigene Wahrnehmung für die Prozesse der kognitiven Fusion zu schulen.

Gute Frage!

- Wenn wir Ihrem Geist (Gehirn, inneren Dialog, etc.) gerade zuhören könnten, was würden wir dann jetzt hören können?
- Können Sie uns teilhaben lassen, was Sie gerade an innerem Dialog wahrnehmen, und zwar mit dem kleinen Vorsatz »Mein Geist sagt mir gerade, …«? Zum Beispiel »*Mein Geist sagt mir gerade*, dass ich ärgerlich, verwirrt, traurig, frustriert bin …«, »*Mein Geist sagt mir gerade*, dass ich diese Übung doof finde …« (s. Übungen)
- Können Sie diese Gedanken haben und gleichzeitig mit dem verbunden bleiben, was für Sie wichtig ist, was Ihnen am Herzen liegt?
- Welche Gedanken kommen Ihnen jetzt gerade? Klientin: »Ich bin sauer.« Aha, *Sie haben den Gedanken,* dass Sie sauer sind. Was sagt Ihnen Ihr Geist noch gerade?
- Wenn Sie an diesem Gedanken ganz starr festhalten, wohin führt Sie das? Oder: Wenn Sie sich von diesem Gedanken herumschubsen lassen, was passiert dann? Oder: Wenn Sie sich von diesem Gedanken ködern lassen, bringt Sie das dann näher zu Ihren Werten, zu dem, was Ihnen am Herzen liegt? Oder: Wenn Sie diesen Gedanken als Ratschlag befolgen, bringt Sie das dann dem Leben, das Sie führen wollen, näher?

Umgang mit Stolpersteinen

CAVE: Es kann vorkommen, dass Gruppenteilnehmerinnen suizidale Gedanken ansprechen. Das ist kein Grund, in Panik zu geraten. Grundsätzlich sind hier selbstverständlich die Warnzeichen für Suizidalität sorgfältig abzuklären, insbesondere, ob akute Gefahr für suizidale Handlungen besteht, also etwa konkrete Handlungspläne oder Handlungsdruck. In diesen Fällen muss sorgfältig abgewogen werden, ob das Setting für die Klientin geeignet ist. Akute Suizidalität überfordert das Gruppensetting, und es müssen unverzüglich geeignete Einzelmaßnahmen zur Suizidprävention getroffen werden.[30] Ist sichergestellt, dass es sich

30 Das genaue Vorgehen zur Suizidprävention darzustellen ist nicht Aufgabe dieses Buches und würde den Rahmen sprengen. Auch aus diesem Grunde ist es wichtig, dass nur Therapeuten, die in einem anerkannten Therapieverfahren ausgebildet sind, diese Techniken anwenden.

rein um suizidale Gedanken, ohne Absicht oder Pläne, diese auszuführen, handelt, kann durchaus mit Defusion gearbeitet werden. Auch Suizidgedanken sind letztlich nur Gedanken, und die Klientin kann durch die Defusionsübungen erfahren, dass sie diese Gedanken haben kann, ohne danach zu handeln.

- Zu viele Worte, zu wenig Erleben. Die kognitive Defusion will erlebt und erfahren werden (wie alle Prozesse in der ACT – hatte ich das schon mal erwähnt ??). Natürlich ist es sinnvoll, den Prozess zu erläutern, damit die Klientin weiß, worum es sich bei den kognitiven Fusionsprozessen überhaupt handelt und sie auch nachvollziehen kann, mit welchem Ziel welche Übung gemacht wird. Dann sollte man aber zügig zum Erleben schreiten, damit die Theorie mit Leben gefüllt wird – oder, noch besser, mit dem Erleben beginnen und dann mit Theorie unterfüttern. Ansonsten besteht auch die Gefahr, dass durch das bloße Darüber-Reden (Erlebens-)Vermeidung gefördert wird (therapeutisches Rollenmodell!). Hier hilft es, wenn die Therapeutin selbst, am eigenen Leib sozusagen, Erfahrung mit den kognitiven Defusionstechniken gesammelt hat und sich nicht davor fürchtet (es ist eine »beliebte« kognitive Fusion auf Seiten der Therapeutinnen, dass die Klientinnen es albern finden könnten).
- Zu wenig üben. Die Idee der kognitiven Defusion ist schnell verstanden, will aber geübt werden, Erkenntnis allein reicht hier nicht, auch ein Aha-Erlebnis allein reicht hier nicht.
- Überzeugen wollen. Wenn Sie als Therapeutin merken, dass Sie im Überzeugungsmodus sind, dann halten Sie inne und atmen Sie tief durch. Überzeugen wollen ist nicht Erleben und tendiert dazu, Widerstand zu erzeugen. Also zurück zur Erfahrenswelt der Klientin und zu dem, was sie gerade erlebt.
- Unempathisches, nicht-wertschätzendes oder zu schnelles Vorgehen. Klarer Fall von »Dance in the dark and lead into the light« (s. Kap. 5.6 »Therapeutische Grundhaltung«). Bei der Klientin bleiben und validieren: die »schwierigen« Gedanken, den Schmerz, der damit verbunden ist, und ggf. auch positive Funktionen (z. B. Schutzfunktion) herausarbeiten.
- Sich in richtig/falsch, wahr/unwahr Diskussionen verlieren. Bei der kognitiven Defusionsarbeit in der ACT geht es nicht um die Inhalte der Gedanken. Uns interessiert nicht, ob sie wahr oder unwahr sind, sondern wir schauen, ob sie hilfreich sind und uns in die richtige Richtung führen. Hat man sich aber einmal in eine solche Diskussion verstricken lassen (und das passiert), kein Grund zur Panik. Innehalten, atmen, ankern und eine neue Richtung einschlagen. Funktionalität ist hier der beste Freund. Auf die eigene Erfahrung der Klientin

zurückgreifen (z. B.: »Ist das *langfristig* für Sie hilfreich gewesen? Wie ist es für Sie, mit diesem Gedanken durch's Leben zu gehen? Wo führt dieser Gedanke Sie hin, wenn Sie ihm folgen?). Am problematischsten und hartnäckigsten sind ja meist die Gedanken, die irgendwie »wahr« sind, oder zumindest ein Körnchen (oder auch ein größeres Korn) Wahrheit beinhalten (so kann z. B. der Gedanke »Ich bin zu dick« ja durchaus der Wahrheit entsprechen). Die entscheidende Frage ist aber immer: Wo führen diese Gedanken mich hin? Muss ich mich von ihnen tyrannisieren lassen (z. B. »Ich kann nicht ins Schwimmbad gehen, weil ich zu dick bin und dann alle über mich lachen«)?[31]. Führt mich dieser Gedanke in Richtung meiner Werte oder eher nicht (z. B. »Ich möchte gesundheitsbewusst leben und jede Woche schwimmen gehen«, oder »Ich möchte genussvoll leben, und Schwimmen macht mir Spaß«)?

- Die verstärkenden Konsequenzen nicht genügend beachten. Klientinnen ziehen alle möglichen Payoffs aus »problematischen« Gedanken. Diese Payoffs sind natürlich in hohem Maße aufrechterhaltend für das dysfunktionale Verhalten. Wenn man sie nicht genügend beachtet, identifiziert und klärt, können sie hartnäckige Barrieren darstellen, die eine Verhaltensveränderung behindern. Es ist ja das typische Muster der kognitiven Fusion, in den eigenen Kopf zu entfliehen, um sich nicht mit unangenehmen Gefühlen auseinandersetzen oder gar ins Handeln kommen zu müssen. Ein riesiger Payoff also. Ich fusioniere beispielsweise mit dem Gedanken »Ich bin wütend …«, um nicht noch schmerzlichere Gefühle wie Scham, Trauer fühlen zu müssen. Oder ich suggeriere mir, dass mir mein Grübeln hilft, mich durch (vermeintliches) Problemlösen auf das Schlimmste vorzubereiten (Payoff: Kontrollgefühl).
- Begründungen vorschieben. Dies ist eine beliebte »Vermeidungstaktik«, um sein Verhalten nicht ändern zu müssen. Unser Geist ist auch hier sehr erfinderisch und produziert alle möglichen und unmöglichen Begründungen, warum etwas gerade nicht geht oder unmöglich ist oder man etwas gerade nicht tun sollte (»Ich bin zu müde«, »Heute ist kein gutes Wetter«, »Nächste Woche ist es sicher günstiger«). Aber Achtung: Begründungen sind noch lange keine Gründe. Allen diesen Der-Hund-hat-meine-Hausaufgaben-gefressen-Begründungen kann ich mit Achtsamkeit, Akzeptanz und Defusionsstrategien begegnen, sobald ich mir dessen bewusst bin, was hier passiert.

31 Problematisch ist hier auch die weiterführende (pseudokausale) Verknüpfung: »Ich bin zu dick … und *deshalb* kann ich nicht ins Schwimmbad gehen«; »Ich bin zu dick … und *deshalb* mag mich keiner« – die dann in Vermeidungsstrategien resultiert.

Übungen

1. Gedanken benennen: »Ich habe gerade den Gedanken, dass …«
2. Verschiedene kognitive Defusionstechniken
3. Das Speichelglas
4. Die Lotto-Übung
5. Defusion: wozu überhaupt (Sätze ergänzen)
6. Loslassübungen: Blätter im Fluss & Co **(auch als Audio: www.verhaltenstherapie-muenchen.de)**
7. Sich begegnen

Übungen

1. Gedanken benennen: »Ich habe gerade den Gedanken, dass …«

Dies ist die »Mutter« aller Defusionstechniken – einfach und wirkungsvoll. Wir benennen unsere Gedanken. Dies kann geschehen, indem wir den einfachen Satz: »Ich habe gerade den Gedanken, dass …« dem Gedanken voranstellen. Man kann dem eigenen Geist dazu auch einen Namen (und eine Gestalt) geben, es gibt viele Varianten: »Mein Geist sagt mir gerade, dass …«, »Franz geht schon wieder auf Sorgentour und erzählt mir, dass …«, »Danke, lieber Geist, dass du mich warnst und mir sagst, dass …«, »Mein Geist erzählt mir gerade wieder die Geschichte, dass …«, oder eben einfach nur: »Ich habe gerade den Gedanken, dass …«. Es liegen Erfahrens-Welten zwischen »Ich *bin* so eine Versagerin« und »Ich *habe* gerade den Gedanken, dass ich so eine Versagerin bin«. Probieren Sie es aus und beobachten Sie, ob und wie sich Ihr Erleben verändert.

2. Verschiedene Defusionstechniken (mod. nach Hayes, 2005)

Es gibt jede Menge weitere Defusionstechniken, ernstere und lustigere. Bei allen geht es im Prinzip darum, Abstand zum Inhalt der Sprache zu schaffen. Entscheidend ist, dass die Defusionstechniken getragen werden von Empathie und Wertschätzung und in ein Rational eingebettet sind (die Gruppe sollte verstanden haben, wozu sie da sind, welche Funktion sie erfüllen). Ansonsten kann der Schuss schnell nach hinten losgehen und die Teilnehmerinnen finden es albern und gehen in den Widerstand oder, noch schlimmer, sie fühlen sich nicht ernst genommen oder gar veralbert. Wenn man dies beachtet, kann man in der Gruppe viel Spaß mit den Defusionstechniken haben. Ich führe sie in der Regel in der Großgruppe ein und lasse dann in Zweiergruppen weiter üben. Die folgende Liste ist angelehnt an Hayes (2005).

Gedanken singen

Rufen Sie sich eine typische negative Selbstbeurteilung oder einen anderen problematischen Gedanken ins Gedächtnis, der häufig automatisch anspringt, z. B.: »Ich bin ein Versager.«

Singen Sie nun diesen Gedanken auf irgendeine einfache Melodie, z. B. »Happy Birthday«. Singen Sie ihn mehrmals zu dieser Melodie, entweder leise in Ihrem Kopf oder noch besser ganz laut und mit großer Show. Beobachten Sie, was geschieht.

Probieren Sie verschiedene Melodien aus, gut eignen sich auch Kinderlieder wie »Alle meine Entchen«.

Gedanken verfremden

Diese Technik eignet sich besonders gut für negative Selbstbeurteilungen. Suchen Sie sich eine Comic- oder Serienfigur mit einer komischen Stimme heraus, wie etwa Micky Maus, einer der Schlümpfe, Homer Simpson oder Pumuckl. Rufen Sie sich jetzt den Gedanken ins Gedächtnis und hören Sie ihn in der charakteristischen Stimme der Comicfigur, als würde diese Figur Ihren Gedanken laut aussprechen – oder noch besser, sprechen Sie ihn selbst, als ob Sie Micky Maus wären. Beobachten Sie, was geschieht.

Experimentieren Sie mit verschiedenen Charakteren aus Film und Fernsehen, vielleicht jemandem aus Ihrer Lieblings-Fernsehkomödie oder einem Schauspieler.

Eine weitere Variante davon ist, den Gedanken ganz langsam, quasi in Zeitlupe, oder ganz schnell zu sprechen.

Geschichten einen Titel geben

Finden Sie für Ihre typischen automatischen Gedanken Titel, wie etwa die »Ich bin nicht gut genug«-Geschichte, die »Die Welt ist so böse«-Geschichte, die »Keiner mag mich«-Geschichte, die »Ich bin langweilig«-, die »Ich bin unfähig«-Geschichte, und so weiter. Wenn ein Gedanke auftaucht, der unter diese Überschrift passt, nehmen Sie ihn zur Kenntnis, indem Sie ihn bei seinem Titel nennen. »Ja, ich kenn dich schon, du bist der bekannte Klassiker, die ›Ich schaff das nie‹-Geschichte.« Und dann lassen Sie ihn wieder ziehen, wie einen Film, den Sie schon tausend Mal gesehen haben, Sie brauchen ihm keine weitere Aufmerksamkeit zu widmen.

Gedanken auf dem Bildschirm

Stellen Sie sich Ihren Gedanken auf einem Fernseher oder auf einem Computer-Bildschirm vor. Sie können nun das Bild verändern, wie Sie wollen, rein oder raus zoomen, die Distanz zum Bildschirm verändern, es über den Bildschirm scrollen las-

sen, es sich dehnen oder verzerren lassen. Spielen Sie es rückwärts ab oder in Zeitlupe. Verändern Sie die Farbe, lassen Sie es schwarz-weiß werden oder grellgelb, mit Blümchen verziert oder sonstwie animiert.
Probieren Sie dazu den Soundtrack Ihrer Wahl aus. Experimentieren Sie mit verschiedenen musikalischen Richtungen: Klassische Musik, Rock, Rap, Jazz oder Ihrer Lieblingsfilmmusik.

Ohne Ja und Aber (im Original: »get off your butt's«)
Wenn Sie einen Gedanken haben wie: »Ich möchte gern auf die Feier gehen, *aber* ich habe Angst vor einer Panikattacke«, ersetzen Sie das Aber durch ein Und: »Ich möchte gern auf die Feier gehen *und* ich habe Angst vor einer Panikattacke.«
Es gibt noch viele weitere Varianten davon, eine gute Übersicht bietet auch hier das ACT-Toolsbuch (Wengenroth, 2017) oder »ACT leicht gemacht« (Russ Harris, 2020).
Die folgenden beiden Übungen machen sehr deutlich erfahrbar, wie eng unsere Sprache mit unseren Gefühlen verwoben ist und wie real sich etwas anfühlen kann, was nur eine Projektion des Verstandes ist, was nur zwischen unseren beiden Ohren stattfindet:

3. Das Speichelglas (mod. nach Hayes, 2005)

Haben Sie schon mal über Speichel nachgedacht? Vermutlich nicht, dabei ist es ein ganz besonderer Saft. Unscheinbar, farblos, ein bisschen dickflüssig manchmal und sehr hilfreich, wenn es um Nahrungsverdauung geht. Können Sie Ihren Speichel in der Mundhöhle spüren? Richten Sie Ihre Aufmerksamkeit darauf und spüren Sie, wie es sich anfühlt. Speichel wird bei jedem von uns in der Mundhöhle produziert und ist immer vorhanden. Er hält unsere Schleimhäute feucht, sodass wir sprechen, schlucken und schmecken können. Ohne Speichel wäre Ihr Mund jetzt ganz trocken. Speichel ist also eine ganz nützliche Flüssigkeit, und wir haben sie jederzeit im Mund. Der Speichel hält alles feucht und wir alle wissen ja auch, wie unangenehm ein trockener Mund sein kann. Wir brauchen den Speichel. Und wir schlucken ihn die ganze Zeit. Schlucken Sie ruhig einmal und spüren Sie, wie leicht das geht, wie der Speichel beim Schlucken alles befeuchtet.
Und jetzt stellen Sie sich jetzt bitte vor: Vor Ihnen auf dem Tisch steht ein Glas, randvoll mit Ihrem eigenen Speichel. Sehen Sie das Glas vor sich? Ja? Dann stellen Sie sich jetzt bitte vor, Sie nehmen es in die Hand, führen es zum Mund und jetzt nehmen Sie einen kräftigen Schluck … (Pause)
Was haben Sie bei dieser Übung erlebt? (Rückmelderunde aus der Gruppe)
Ja, bei den meisten führt diese Übung zu einem Gefühl des Ekels. Auf einigen Ge-

sichtern habe ich das auch deutlich wahrnehmen können. Und produziert wurde dieses Gefühl, dieser Ekel, nur durch Ihre Gedanken, also etwas »Irreales«, rein in der Vorstellung. Das Gefühl aber ist real. Und das ist jetzt nur eine kleine Geschichte gewesen, die nichts mit Ihnen zu tun hat, die Ihnen nichts bedeutet. Wie viel stärker und machtvoller ist ein Gedanke, der direkt unser Selbst betrifft (ich bin zu dumm, zu hässlich, zu dick, ich bin ein Versager …).
Die Übung gibt es auch als Zitronenübung. Hier stellt man sich ganz deutlich eine Zitrone vor und stellt sich dann vor, wie man hineinbeißt. Bei den meisten Leuten wird dadurch automatisch Speichelfluss angeregt.

4. Die Lotto-Übung

Die Teilnehmerinnen brauchen Zettel und Stift. Sie sollen sich einen Menschen aus ihrem Freundeskreis überlegen, jemanden, der ihnen etwas bedeutet, es sollte jedoch nicht der wichtigste Mensch in ihrem Leben sein.
Ein kleines Wort der Vorsicht ist hier vorab nicht verkehrt. Die Übung hat auf manche Teilnehmerinnen eine starke Wirkung. Ich weise daher anfangs immer explizit darauf hin, dass, wenn sich jemand mit der Übung unwohl fühlt, er sie selbstverständlich jederzeit beenden kann.
Wenn sich jede Teilnehmerin eine Person überlegt hat und deren Namen auf ihren Zettel geschrieben hat, sollen die Teilnehmerinnen folgende zwei Sätze nacheinander aufschreiben. Sie sollen dabei den Namen der Person jeweils einfügen.
(Die Person) wird morgen im Lotto zehn Millionen Euro gewinnen.
Pause. Wirken lassen.
(Die Person) wird morgen bei einem Verkehrsunfall ums Leben kommen.
Pause. Wirken lassen.
Anschließender Austausch in der Gruppe: *Wie ist es Ihnen mit den beiden Sätzen ergangen? Was haben Sie erlebt? Haben sich die beiden Sätze gleich angefühlt? Was hat Ihnen Ihr Geist erzählt? Gab es Widerstände?*

5. Defusion: wozu überhaupt?

Dies ist eine kleine Übung, um erfahrbar zu machen, wozu Defusion überhaupt gut sein kann.

Unsere Sprache funktioniert ganz automatisch, unser Geist macht automatisch erlernte Verknüpfungen, dies ist eine Konditionierung, die wir gar nicht verhindern können. Probieren Sie's aus:
»Ein Indianer kennt keinen …«

»Wer anderen eine Grube gräbt, …«
»Morgenstund hat Gold im …«
Na, haben Sie die Sätze automatisch im Geiste ergänzt? Wir können gar nicht anders. Unsere sprachlich-kognitiven Fähigkeiten sind Segen und Fluch zugleich. Denn diese Verknüpfungen betreffen ja nicht nur (harmlose) Sprichwörter, sondern auch Wertungen, Selbstbeurteilungen etc. Ein Beispiel: Jemand macht einen Fehler bei einer Präsentation, und sofort springt folgende Verknüpfung an: »Oh Gott, ich habe einen Fehler gemacht – nie kann ich irgendwas richtig machen – ich bin so ein Versager – ich werde meinen Job verlieren« etc. – aus einem kleinen Fehler bei der Präsentation ist, schwuppdiwupp, eine selbstwertschädigende und existenzbedrohende Situation geworden. Beim Kernprozess der kognitiven Defusion geht es darum, aus diesem Automatismus der sprachlichen Verknüpfung auszusteigen. Dies kann aber nur gelingen, wenn wir uns aus der sprachlichen Verstrickung lösen, wenn wir unserem Geist nicht mehr alles glauben, was er uns erzählt, wenn wir also unsere Gedanken betrachten als das, was sie sind: nur Gedanken. Es ist ein himmelweiter Unterschied zwischen »Ich habe gerade den Gedanken, dass ich Angst habe und spüre, wie mein Herz schnell schlägt« und »Oh Gott, ich kann diese Angst nicht aushalten und falle sicher gleich um und alle halten mich für blöd«. Das Erste ist eine reine Beobachtung und Beschreibung, das Zweite eine Wertung, eine Beurteilung, eine Verknüpfung. Dazwischen liegen Welten.

Anschließende Diskussion in der Gruppe:
Welche solcher »Verknüpfungen« kennen Sie von sich? Aus welchen Situationen? Und was passiert dann üblicherweise?

6. Loslassübungen: Blätter im Fluss & Co (mod. nach Hayes 2005; Forsyth & Eifert 2010) **(auch als Audio)**

Es gibt hier eine Menge verschiedener Varianten, ich beschreibe exemplarisch Blätter im Fluss.

Nehmen Sie eine bequeme Haltung ein und schließen Sie Ihre Augen.
Stellen Sie sich vor, Sie sitzen am Ufer eines sanft dahinfließenden Flusses. Auf der Wasseroberfläche treiben Blätter dahin …
In den nächsten paar Minuten haben Sie nichts zu tun, außer jeden Gedanken, der Ihnen durch den Kopf geht, zu nehmen und ihn sanft auf ein Blatt zu legen. Beobachten Sie, wie er auf dem Blatt den Fluss hinuntertreibt. Ganz egal, was das für Gedanken sind, angenehme oder unangenehme, schmerzliche, neutrale, oder freu-

dige ... legen Sie einfach jeden Gedanken auf ein Blatt und lassen ihn sanft davontreiben ... wenn keine Gedanken da sind, betrachten Sie einfach den Fluss. Früher oder später werden wieder Gedanken kommen ... und lassen Sie den Fluss ganz ruhig in seinem eigenen Tempo dahinfließen ... lassen Sie die Blätter in Ihrer eigenen Zeit kommen und gehen ...

Wenn Ihnen Gedanken kommen wie »Das ist blöd«, oder »Das ist langweilig« oder »Ich kann das nicht«, dann legen Sie jeden dieser Gedanken ebenfalls auf ein Blatt ... es kann auch sein, dass ein Gefühl auftaucht, vielleicht ein schwieriges Gefühl wie Langeweile oder Ungeduld ... nehmen Sie auch das einfach zur Kenntnis und legen Sie das Gefühl ebenfalls auf ein Blatt und lassen Sie es davontreiben ...

Wenn Ihre Gedanken abschweifen und der Fluss auf einmal »weg« ist, so ist das ganz normal und natürlich, das wird einfach von Zeit zu Zeit geschehen ... nehmen Sie es freundlich zur Kenntnis und kehren Sie dann mit Ihrer Aufmerksamkeit zum Fluss zurück ... (Pause)

Wenn Sie soweit sind, beenden Sie die Übung und kommen Sie in Ihrem eigenen Rhythmus hier in den Raum zurück.

Mögliche Varianten sind: Wolken am Himmel, Autos auf der Landstraße, Koffer auf einem Transportband, Fische in einem Teich oder Aquarium; Wellen, die vom Ufer wegrollen; Vögel, die am Himmel fliegen. Die Teilnehmerinnen können sich natürlich auch eigene Bilder ausdenken. Diese Übung eignet sich auch gut als Hausaufgabe.

7. Sich begegnen

In dieser traditionellen ACT-Übung wird deutlich erfahrbar, dass unser Geist ohne Unterlass Gedanken, Bilder, innere Dialoge etc. produziert und damit Gefühle einhergehen.

Die Teilnehmerinnen sollen sich zu Zweier-Paaren zusammenfinden. Manche Teilnehmerinnen fühlen sich mit dieser Übung sehr unwohl, daher ist es gut, vorwegzunehmen, dass das passieren kann, dass es ganz normal ist, sich dabei unwohl zu fühlen, denn es ist eine sehr ungewohnte Übung. Es geht genau darum, zu beobachten, was in einem vorgeht. Während der gesamten Übung soll nicht gesprochen werden. Die Übung dauert drei Minuten (je nach Gruppe kann man diesen Zeitraum auch verlängern oder verkürzen). Es hat sich bewährt, die Übung vorab kurz zu erklären und dann noch die Instruktionen kurz mitzusprechen.

Die Paare sollen sich jeweils gegenüber sitzen in einem Abstand, dass sich ihre Knie gerade nicht berühren. Wenn alle ihre Position eingenommen haben, sollen Sie sich jeweils direkt in die Augen schauen.

Jetzt geht's los. (Man kann das mit dem Ton einer Klangschale o. Ä. einleiten) *Schauen Sie Ihrem Gegenüber in die Augen, Sie brauchen nicht zu starren, blinzeln Sie ruhig, aber halten Sie während der gesamten Übung Blickkontakt. Während Sie Ihrem Gegenüber in die Augen schauen, nehmen Sie alles wahr, was Ihnen durch den Kopf geht, alle Gedanken, Bilder, innere Dialoge, Erinnerungen, Bewertungen, Urteile, auch alles, was an Gefühlen und Empfindungen auftaucht. Es ist Ihre Aufgabe, dies wahrzunehmen, aber es auch wieder ziehen zu lassen ... es zu beobachten, aber nicht festzuhalten, einfach alles kommen und gehen zu lassen. Sie schauen einfach ganz konzentriert Ihrem Geist bei der Arbeit zu.*

Eine Minute Pause.

Und jetzt schauen Sie, ob Sie alles, was Ihr Geist so sagt, ziehen lassen können und Sie einfach nur ganz präsent bei Ihrem Gegenüber sein können ... einfach bei diesem Menschen, der Ihnen gegenübersitzt, sein.

Eine Minute Pause.

Und während Sie diesen Menschen anschauen, nehmen Sie auch wahr, dass dieser Mensch Sie anschaut. Dieser Mensch hat genau solche Gedanken wie Sie, er schlägt sich mit denselben Dingen herum wie Sie, er be- und verurteilt sich, er kämpft mit seiner inneren Kritikerin. Schauen Sie, ob Sie sich gegenseitig für diesen Moment einfach als Menschen wahrnehmen können, ohne irgendwelche Bewertungen vorzunehmen.

Eine Minute Pause.

Hier wird die Übung beendet und es kann eine Gruppendiskussion folgen, in der die gesammelten Erfahrungen geteilt werden. Folgende Fragen sind hilfreich:

- Was haben Sie erlebt?
- Welche Gedanken sind aufgetaucht?
- Was hat Ihnen Ihr Geist erzählt?
- Welche Gefühle? Welche Empfindungen?
- Welche Wünsche oder Impulse haben sich gezeigt (wegschauen, sprechen ...)?
- Ist etwas aufgetaucht, was Sie von der Übung, von Ihrem Gegenüber abgelenkt hat?
- Was ist sonst noch in Ihnen vorgegangen?
- Und was hat das mit Ihrem Problem zu tun?

Diese Übung ist natürlich sehr viel mehr als eine Übung, um den Prozess der kognitiven Fusion und der kontinuierlichen Gedankenströme des Geistes aufzuzeigen. In dieser Übung werden auch Erlebensvermeidung und Barrieren erfahrbar, und es ist eine Gelegenheit, in eine unmittelbare Verbindung von Mensch zu Mensch einzutreten.

Ideen für Hausaufgaben

Hier kann man zurückgreifen auf die Tagebücher, die die Teilnehmerinnen bereits für die anderen Kernprozesse geführt haben (Kontrollstrategie-Tagebuch und Tagebuch des Innehaltens). Mit den dort notierten typischen »schwierigen« Gedanken können sie zu Hause verschiedene Defusionstechniken ausprobieren. Selbstverständlich können sie die Techniken auf alle aktuell auftauchenden schwierigen Gedanken anwenden. Bewährt hat sich hier eine kleine Gruppenrunde, in der jede Teilnehmerin sich zwei oder drei Techniken heraussucht, die sie bis zum nächsten Gruppentermin ausprobieren und üben will (Selbstverpflichtung).

6.6 Kernprozess 3: Achtsamkeit – Der Kontakt mit dem gegenwärtigen Augenblick – Präsenz im Hier und Jetzt

> *Zwischen Reiz und Reaktion gibt es einen Raum. In diesem Raum hat der Mensch die Freiheit und die Fähigkeit, seine Reaktionen zu wählen. In diesen Entscheidungen liegen unser Wachstum und unser Glück.*
>
> *(Viktor Frankl)*

Achtsamkeit: *Anwesend* sein im jetzigen Augenblick.

Vor der Gruppe: Einführung und Grundprinzipien

Was bedeutet Achtsamkeit?

Achtsamkeit bedeutet schlicht und einfach, ganz im Kontakt mit dem jetzigen, dem gegenwärtigen Augenblick zu sein. Es bedeutet, unsere Erfahrungen ganz bewusst und unmittelbar zu erleben, ohne uns in unseren Gedanken zu verlieren. Es bedeutet, geistig, seelisch und psychisch präsent zu sein: Er-Leben können wir nur in diesem Moment. Wenn wir Achtsamkeit üben, kultivieren wir die Fähigkeit, ein Gefühl, einen Gedanken oder eine Empfindung im Augenblick des Entstehens und des Vergehens sowie mit all den winzigen Veränderungen dazwischen wirklich wahrzunehmen und zu erleben.

Die meisten von uns verbringen einen Großteil ihrer Zeit nicht in der Gegenwart, sondern in der Zukunft oder der Vergangenheit. Unser Geist ist ein Wanderer, oft zieht er ruhelos umher: Wir planen die Zukunft, machen uns Sorgen und versuchen, durch noch mehr Planung und Kontrolle alles im Griff zu haben. Oder wir hängen in der Vergangenheit herum, grübeln über Dinge nach, die wir glauben, falsch gemacht zu haben, schämen uns oder grübeln über alte Verletzungen, Ablehnung, Versagen und Fehler nach. Was wir dabei verpassen, ist die Gegenwart, das Leben, das nur in diesem Moment stattfindet.

Unser Geist ist ein faszinierendes Instrument. Er hilft uns, unser Leben und unseren Alltag zu gestalten. Dabei läuft ganz vieles automatisch ab, wir müssen gar nicht darüber nachdenken, es läuft auf Autopilot. Und das ist auch in vielen Bereichen gut so. Wenn wir z. B. ständig über jeden einfachen Bewegungsablauf nachdenken müssten, wie Treppensteigen oder aus dem Sessel aufstehen, wären wir bald wie der berühmte Tausendfüßler, der über seine Beine stolpert, sobald er anfängt, darüber nachzudenken, wie das Laufen geht.

Manchmal kann jedoch der Autopilot auch Probleme bereiten. Wir reagieren dann nur noch mechanisch auf das, was um uns herum passiert, sind in alten Mustern gefangen. Dann ist es gut, wenn wir ihn mithilfe der Achtsamkeit gleichsam »ausschalten« können und wieder den direkten Zugang zu unserem Er-Leben und zu dem, was um uns herum passiert, bekommen, direkt mit der Welt Kontakt aufnehmen. Denn nur wenn wir bewusst wahrnehmen, was im Augenblick geschieht, und nicht auf Autopilot laufen, haben wir die Freiheit, zu entscheiden, wie wir uns verhalten, also wie wir handeln wollen – und haben damit die Möglichkeit, uns aus alten Reiz-Reaktionsmustern zu befreien. Denn: »Die wichtigste Zeit ist nur eine: der gegenwärtige Augenblick. Nur darüber haben wir Macht.« (Lew N. Tolstoi)

Ziele

Wozu überhaupt Achtsamkeit?

Obwohl das Kultivieren von Achtsamkeit in vielerlei Hinsicht eine bereichernde Erfahrung ist, geht es über den Selbstzweck weit hinaus.

Die Präsenz im Hier und Jetzt ist letztlich die Fähigkeit zur bewussten Ausrichtung der Aufmerksamkeit auf das Gegenwärtige, und sie ist die Voraussetzung für eine genaue Wahrnehmung des Kontextes und damit für flexibles Handeln und Lernen. Nur wenn wir genau wahrnehmen, was geschieht, mit unseren eigenen Gedanken und Gefühlen im Kontakt sind, können wir bewusst entscheiden, ob wir unser Verhalten verändern oder beibehalten wollen. Somit ist der Kontakt mit dem gegenwärtigen Augenblick unerlässlich, damit wir flexibel auf die Gegebenheiten der Situation reagieren können und nicht automatisiert (dysfunktionalen) Regeln und Mustern folgen. Aufmerksamkeit ist hier der Motor neurologischer Veränderung. Achtsamkeitsübungen dienen also keineswegs der Entspannung – Achtsamkeit ist auf den Moment gerichtete Aufmerksamkeit, sie ist eine Grundvoraussetzung für freies, flexibles, selbstbestimmtes und wertgeleitetes Handeln.

Therapeutische Grundhaltung

Die achtsame Therapeutin als Rollenmodell ist hier selbstverständlich von großer Wichtigkeit. Eine eigene Achtsamkeitspraxis, die uns mit den begleitenden Prozessen vertraut macht, ist daher für uns als Therapeutinnen unerlässlich, wenn wir Achtsamkeit authentisch vermitteln wollen. Ohne eigene Erfahrung und Übung wird es uns nicht gelingen, den Therapie- und Gruppenprozess achtsam zu gestalten.

Es ist wichtig, den gesamten therapeutischen Gruppenprozess im Sinne des Modelllernens achtsam zu gestalten. Es ist selbstverständlich nie zielführend, Wasser zu predigen und Wein zu trinken, aber hier ist es besonders wichtig, den Prozess der Achtsamkeit nicht nur über formelle Übungen einzuführen, sondern sie auch im Therapieprozess kontinuierlich zu leben und für unsere Klientinnen erlebbar zu machen. Das erfordert von der Therapeutin vor allem im Gruppensetting ein hohes Maß an Übung und eigener Erfahrung.

Es empfiehlt sich daher für uns als ACT -Therapeutinnen:

- kontinuierlich eigene Achtsamkeitspraxis auszuüben (formell und im Alltag),
- uns mit eigenen Widerständen/Fusionen diesbezüglich auseinanderzusetzen (»Ich kann das nicht«, »Achtsamkeit ist nichts für mich«, »Das ist mir zu anstrengend«, »Ich bin zu müde«, »Ich fange morgen an zu üben«).
- mit eigenem gedanklichem Abschweifen/Unachtsamkeit transparent umzugehen und es in der Gruppe offen anzusprechen (»Ich merke gerade, dass ich in Gedanken bereits die nächste Übung geplant habe und gar nicht mehr ganz hier im Moment bei Ihnen war«).

Vorbereitung für die Therapeutinnen

- Leben und Üben der eigenen Achtsamkeitspraxis. Suchen Sie sich Achtsamkeitsübungen aus, die zu Ihnen passen, und üben Sie am besten täglich. Integrieren Sie die Achtsamkeit in Ihren Alltag. Regelmäßigkeit ist hier wichtig, um eine fundierte Achtsamkeitspraxis entstehen zu lassen. Ihre eigenen Erfahrungen werden Ihnen helfen, denn womit Sie kämpfen, damit kämpfen auch Ihre Klientinnen.

- Beobachten Sie sich in Ihren Therapiesitzungen: Wo schweifen Sie mit Ihrer Aufmerksamkeit ab? Was macht Ihr Geist, um Ihre Aufmerksamkeit von der Klientin, von der Gruppe, von der augenblicklichen Situation abzuziehen? Verlieren Sie sich in Bewertungen oder Befürchtungen? Verlieren Sie sich in der Überlegung, was als Nächstes zu tun ist? Beobachten Sie all dies, ohne es zu bewerten, und kehren Sie dann wieder ganz präsent zu Ihrer Klientin bzw. zur Gruppe und zur gegenwärtigen Situation zurück. Scheuen Sie sich nicht, Ihr Abschweifen transparent der Gruppe gegenüber anzusprechen.
- Stellen Sie sich selbst die Frage »Wie viel Prozent meiner Sitzungen bin ich wirklich präsent?« und beobachten Sie dies. Oder wie die ACT-Therapeutin Darrah Westrup es ausdrückt: »Don't be perfect, be present.« Wenn wir zu sehr mit Perfekt-Machen beschäftigt sind, können wir uns nicht offen auf das Hier und Jetzt einlassen.

In der Gruppe – Los geht's

Hilfreiche Requisiten

Klangschale, Emotionskarten bzw. Bildmotive[32] auslegen, evtl. Teekanne, Teetassen, Wasserkocher sowie verschiedene Teesorten (s. Übung 6: Abwarten und Tee trinken), eine Tüte Rosinen.

Die Klangschale in der Mitte symbolisiert die Achtsamkeit und kann bei den Achtsamkeitsübungen eingesetzt werden, um Beginn und Ende anzukündigen.

Mit »Emotionskarten« sind hier nicht die speziellen Karten für Therapie und Coaching gemeint, auf denen verschiedene Emotionsausdrücke zu sehen sind, sondern einfache Bildkarten, Postkarten, Fotos etc., mit unterschiedlichen Motiven (Landschaften, Menschen, Tieren, Wetter-Stimmungen, Essen usw.), auch Memorykärtchen eignen sich gut.

Vorschläge zur Einstimmung

- Arbeit mit den Emotionskarten/Bildkarten: Jede Teilnehmerin sucht sich zu Beginn eine Karte heraus. Dann bekommen alle etwa drei Minuten Zeit, um

32 Einige dieser Motive, die Sie gern verwenden dürfen, finden Sie auf meiner Homepage unter www.verhaltenstherapie-muenchen.de.

ihre Karten zu betrachten, sich mit allen Sinnen darauf einzulassen und zu beobachten, welche Gedanken, Gefühle und Empfindungen sie dabei erleben. Anschließend kann, wer will, kurz darüber berichten. Dabei geht es nicht um eine (kognitive) Erklärung, warum man diese oder jene Karte ausgewählt hat, sondern nur darum, was man dabei erlebt hat. Dabei kann die Therapeutin schon erste »Schwierigkeiten« bei der Achtsamkeit herausarbeiten, z. B., ob es schwierig war, sich darauf zu konzentrieren, ob die Gedanken abgeschweift sind und die Klientin sich in ihre inneren Geschichten verloren hat, was an Emotionen und Gedanken aufgetaucht ist, was wahrgenommen wurde etc.

- Entsprechend kann die Klangschale verwendet werden. Die Therapeutin kündigt an, die Klangschale dreimal hintereinander zu schlagen. Die Teilnehmerinnen werden aufgefordert, einfach nur dem Klang zu lauschen, bis ganz zum Ende, bis er wirklich verklungen ist, sich nur darauf zu konzentrieren und dies mit allen Sinnen wahrzunehmen.
- Übung »Stille Minuten«: Einstimmung der Teilnehmerinnen mit einer formellen Achtsamkeitsübung. Hier kann jede Art von Achtsamkeitsübung verwendet werden (s. Übungen).
- *Kurze* Gesprächsrunde über Achtsamkeit (auch als Sammelrunde am Flipchart oder auf Metaplankarten): Welche Vorerfahrungen bringen die Teilnehmerinnen mit? Was bedeutet Achtsamkeit? Diese Runde sollte bewusst kurz gehalten werden und man sollte aufpassen, dass man nicht zu sehr in ein theoretisches Über-Achtsamkeit-Reden abgleitet. Auch hier gilt wieder »Probieren geht vor Studieren«.

Zentrale Inhalte

- Kontakt mit dem jetzigen Moment aufnehmen.
- Unsere Erfahrungen im jetzigen Augenblick ganz bewusst und unmittelbar erleben, ohne in unseren Gedanken verhaftet zu sein, ohne zu beurteilen oder zu bewerten.
- Sich nicht in der Vergangenheit oder Zukunft verlieren (z. B.: Grübeln, Sorgen, Planen, Rumination).
- Geistig/seelisch/psychisch präsent sein: Er-Leben können wir nur in diesem Moment. Darrah Westrup beschreibt dies sehr anschaulich als »lean into the moment as it unfolds« (2017).
- Die Fähigkeit, ein Gefühl, einen Gedanken oder eine Empfindung im Augenblick des Entstehens und des Vergehens sowie mit all den winzigen Veränderungen dazwischen wahrzunehmen.

- Die Aufmerksamkeit flexibel ausrichten: Achtsamkeit ist eine besondere Form der Aufmerksamkeit, eine Fähigkeit zur bewussten Ausrichtung der Aufmerksamkeit auf das Gegenwärtige.
- Dieser Kontakt mit dem gegenwärtigen Augenblick ist wichtig, da wir uns so erst die Möglichkeit eröffnen, flexibel auf die Gegebenheiten der Situation reagieren zu können, und nicht automatisiert (dysfunktionalen) Regeln und Mustern folgen. Damit wir urteils- und wertungsfrei wahrnehmen können, was *ist*, damit wir mit unseren Gedanken, Gefühlen und unserem Umfeld in Kontakt sind, um *entscheiden* zu können, wie wir handeln (also uns verhalten) wollen.

Gute Frage!

- Ist es in Ordnung für Sie, wenn wir noch einen Moment bei Ihrem (inneren) Erleben bleiben? Was geht gerade in Ihnen vor? Welche Gedanken können Sie beobachten? Welche Gefühle wahrnehmen? Welche körperlichen Empfindungen sind gerade da?
- Können Sie beschreiben, was jetzt gerade in Ihnen vorgeht, was Sie jetzt gerade wahrnehmen? Beginnen Sie mit: »Ich nehme gerade wahr, dass …«
- Was ist gerade an innerem Erleben bei Ihnen da, gerade jetzt in diesem Augenblick?
- Wenn Sie diese Bereitschaft haben zu spüren, was Sie gerade spüren, zu fühlen, was Sie gerade fühlen und bei dem zu bleiben, was gerade in Ihnen geschieht, was erleben Sie dann gerade jetzt in diesem Augenblick?
- Wie fühlt sich das an? Wo in Ihrem Körper können Sie das jetzt gerade spürten? Welche Empfindungen nehmen Sie wahr? Welche Gefühle können Sie wahrnehmen? Welche Gedanken beobachten Sie?
- Bei/nach Übungen: Was nehmen Sie gerade wahr? Was geht in Ihnen vor? Was erleben/erfahren Sie gerade? Welche Empfindungen, Gefühle, Gedanken können Sie wahrnehmen? (Anstatt: Wie war es? Dies lädt zu gut/schlecht Antworten ein und führt vom Erleben weg und eher hin zur Bewertung.)

Gruppengelegenheiten – Wie kann ich die Gruppe nutzen?

Natürlich kann man Achtsamkeit prinzipiell in jedem Setting üben. Meine persönliche Erfahrung ist jedoch, dass sie manchmal im Gruppensetting sowohl einfacher als auch »machtvoller« ist. Womöglich spielt die Energie der Gruppe hier eine hilfreiche Rolle. Die Klientinnen profitieren auch vom unterschiedlichen Erleben während der Achtsamkeitsübungen. Manche Klientinnen werden sofort ruhig, andere eher nervös, manche schlafen fast ein – es gibt das unterschiedlichste Erleben. Anhand dessen kann man aufzeigen, dass es kein Richtig oder Falsch gibt, sondern ein Spektrum der Wahrnehmung und des Erlebens, das einfach so ist, wie es ist.

In der Regel haben wir von Haus aus alle nicht viel Übung in Achtsamkeit. Für viele Klientinnen ist es daher hilfreich zu erleben, dass es zunächst den meisten nicht leichtfällt, ihre Aufmerksamkeit zu fokussieren. Viele Klientinnen haben Gedanken wie »Das muss ich doch können«, »Warum fällt mir das so schwer?«, »Alle anderen können das doch auch«. An diesen Kognitionen kann man in der Gruppe viel besser arbeiten, denn die Klientin muss der Therapeutin nichts glauben, sondern kann selbst erfahren, wie andere damit umgehen. Der Erfahrungsaustausch in der Gruppe ist daher von unschätzbarem Wert.

Umgang mit Stolpersteinen

- **»Fehlgebrauch« als Entspannungsübung oder Ablenkung**
  - Achtsamkeit ist keine Entspannung. Achtsamkeit ist offene Konzentration, Aufmerksamkeit, Fokussierung auf das, was im Moment passiert. Man kann mit den Klientinnen eine Entspannungsübung zum Vergleich anleiten und sie den Unterschied erfahren lassen. Manchmal empfiehlt es sich auch, noch einmal psychoedukativ zu arbeiten, um zu verdeutlichen, wann und wozu Entspannung und wann und wozu Achtsamkeit eingesetzt werden kann.
  - Achtsamkeit dient auch nicht zur Ablenkung von aversivem Erleben. Tatsächlich ist Achtsamkeit das Gegenteil von Ablenkung, denn es geht ja darum, ganz bei dem zu sein, was gerade ist, ohne es zu bewerten.
- **Anwendung als Kontrollstrategie**

  Manche Klientinnen verwenden die Achtsamkeit als Tool, um ihre Probleme in den Griff zu bekommen, was natürlich nicht der Sinn der Sache ist und bestenfalls kurzfristig funktioniert.
  - Hier sollte man als Therapeutin sehr sorgfältig darauf achten, welche verbalen und nonverbalen und womöglich widersprüchlichen Botschaften man sendet. Beispielsweise berichtet die Klientin im Anschluss an eine Emotionsexposition darüber, wie die Emotionen abgenommen haben und sie ganz ruhig geworden ist. Die Therapeutin reagiert erfreut (auch ein Lächeln kann hier schon ausreichen). Damit hat die Therapeutin die Botschaft gesendet, dass das Ziel der Übung die »Beruhigung« der Emotionen ist (und nicht ACT-gemäß, alles, was im Augenblick da ist, wertfrei da sein zu lassen und zu er-

leben) und »belohnt« deren Abnahme. An dieser Stelle empfiehlt es sich, dies ganz transparent anzusprechen (»Können wir einmal anschauen, was hier gerade passiert?«).

- **Widerstand**
  Die Klientin erachtet Achtsamkeit als sinnlos oder esoterisch oder bestenfalls als ganz nett (»… aber was hat das mit meinem Problem zu tun?«).
  - Hier ist es wichtig, nochmals die Funktion der Präsenz im Hier und Jetzt zu erarbeiten. Es geht darum, nicht auf Autopilot durchs Leben zu gehen, also nicht in unseren erlernten Reiz-Reaktions-Mustern stecken zu bleiben, sondern sich zwischen Reiz und Reaktion einen bewussten Raum zu schaffen, in dem wir eine wertgeleitete Entscheidung für unser Handeln treffen können. Eine prima Gelegenheit, die Gruppe an dieser Stelle nochmals nach den bisherigen Erfahrungen diesbezüglich zu fragen, beispielsweise: »Kennen Sie das auch? Was passiert, wenn Ihr Geist Sie immer so gefangen hält? Wenn Sie mit Ihren Sorgen und Befürchtungen auf die Zukunft fixiert sind oder mit Ihrer Scham und Ihrem Groll in der Vergangenheit herumhängen?«
- **Symptomverstärkung**
  Die Klientin spürt ihre Symptome deutlicher (»Aber wenn ich meinen Herzschlag beobachte, spüre ich ihn noch viel mehr und kriege erst recht Panik«). Auch bei Schmerz-Klientinnen kann grundsätzlich eine Intensivierung des Schmerzerlebens vorkommen.
  - Eine gute Strategie im Umgang damit ist, dieses Erleben zunächst zu validieren und damit zu entkatastrophisieren. Beispielsweise kann die Therapeutin sagen: »Ja, das passiert häufig. Interessant, wie allein die Lenkung der Aufmerksamkeit die Wahrnehmung verändert. Ist es in Ordnung, wenn wir noch ein wenig bei der Wahrnehmung, beim Beobachten des Herzschlages (Symptomes) bleiben?« So kann die Gruppe die Erfahrung machen, dass man aversive Emotionen oder Empfindungen einfach da sein lassen kann und sie nicht »wegmachen« muss.
- **Die Klientin findet es langweilig**
  - Eventuell hat man die Klientin überfordert und eine zu lange Übung ausgewählt. Oder man hat einen Zeitpunkt ausgewählt, zu dem die Klientin nicht bereit war, sich darauf einzulassen, beispielsweise war sie aufgewühlt oder noch mit anderen Inhalten beschäftigt etc.
  - Und auch die Erfahrung bzw. Wahrnehmung der Langeweile ist etwas, das gerade da ist und auf das man seine Aufmerksamkeit wertfrei (!) richten kann.

- **Soziale Erwünschtheit**
  Die Klientin macht scheinbar mit im Sinne der Erwünschtheit (»Ja, das hilft mir schon, aber …«)
  - Hier hilft genaues Nachfragen: »Was genau hilft Ihnen und wobei?«, »Was genau verändert sich für Sie gerade? Woran merken Sie das?«, »Was tun Sie jetzt gerade und was sind Ihre Erfahrungen dabei?«
- **Widerstand**
  Die Klientin sieht den Sinn nicht und möchte lieber direkt an ihrem Problem arbeiten (»Aber ich will doch das Gefühl weghaben, ich kann das nicht aushalten«).
  - Back to the Baseline (s. »Kontrollstrategie«). Hier ist es noch nicht gelungen, den Paradigmenwechsel (also die Verschiebung der Problemdefinition) zu vermitteln. Keinesfalls mit der Gruppe in den Überzeugungs-Clinch gehen. ACT-mäßiges Arbeiten setzt immer unmittelbar an der Erfahrenswelt der Klientinnen an. Und Achtung: Erfahren (lassen) heißt eben nicht überzeugen. In der Gruppe kommen immer wieder KO-Sätze wie »Ich kann das nicht aushalten«, »Ich kann das nicht«, »Es soll einfach weg sein«, die auf eine kognitive Fusion hindeuten – diese Gedanken basieren nicht auf direkter Erfahrung. Auch hier hilft genaues Nachfragen, um die Klientinnen bei ihrem Erleben abzuholen (»Was genau sagt Ihnen Ihr Geist gerade? Er sagt Ihnen, dass Sie das nicht aushalten. Was genau bedeutet das für Sie? Was erleben Sie gerade?« – »Aha, Ihr Geist sagt Ihnen gerade, dass Sie das nicht schaffen. Wenn wir Ihrem Geist jetzt einfach folgen würden, wo würde uns das lassen?«). Eine gute Übung, um an diesen Überzeugungen weiterzuarbeiten, ist auch die »Ich-kann-nicht-Mauer« (s. Kap. 6.9 »Werteorientiertes Handeln«)

Das Charmante an der Achtsamkeit ist, dass man sie immer und überall üben kann. Grundsätzlich kann man unterscheiden zwischen formalen Achtsamkeitsübungen und der Achtsamkeit im Alltag.

Zu den formalen Achtsamkeitsübungen zählen beispielsweise bestimmte Meditationsübungen, Atemübungen, Wahrnehmungs- und Erlebensübungen jeglicher Art (nicht jedoch Phantasiereisen oder Imaginationsübungen).

Achtsamkeit im Alltag kann in jeder Situation geübt werden, indem ich mich einfach ganz auf das konzentriere, was ich gerade tue, mit allen meinen Sinnen dabei bin und meinen umherschweifenden Geist immer wieder sanft zurückhole. Im Rahmen der Gruppensitzungen legen wir den Fokus immer wieder auf das, was im Augenblick da ist, was erlebt und gespürt wird, und helfen den Klientinnen so, ganz präsent und wertfrei bei ihrem Erleben zu bleiben.

Übungen

1. Den Anker werfen 1 **(auch als Audio: www.verhaltenstherapie-muenchen.de)**
2. Den Anker werfen 2 **(auch als Audio)**
3. Stille Minuten **(auch als Audio)**
4. Zehn Atemzüge **(auch als Audio)**
5. Wunderding Rosine
6. Abwarten und Tee trinken
7. Das ist ja Aller-Hand
8. Achtsames Gehen
9. Die »Ein und Aus«-Übung – Achtsames Atmen **(auch als Audio)**
10. Fünf Sinne, fünf Dinge
11. Der leichte und der noch leichtere Weg **(auch als Audio)**

Hausaufgaben

Achtsamkeit im Alltag
Achtsamkeit am Morgen
Achtsamkeit im Haushalt

Übungen

Vorab ein Wort zu Ankerübungen

Ankerübungen dienen, wie Name schon sagt, dazu, den Anker zu werfen in stürmischen Zeiten. Wir setzen sie ein, wenn die Klientinnen in einen Gefühlstumult geraten, sich von starken Emotionen überwältigt fühlen. Ankerübungen sind keine Entspannungsübungen (!) und dienen auch nicht dazu, unangenehme Gedanken und Gefühle »wegzumachen«. Ganz im Gegenteil. Sie dienen dazu, dass die Klientin die Erfahrung machen kann, dass sie starke Gefühle haben kann, diese da sein lassen kann und sich gleichzeitig in der Außenwelt verankern kann, sich also nicht hilflos vom Gefühlssturm hin und her beuteln lassen muss. Daher achten wir in der ACT immer darauf, in der jeweiligen Ankerübung auch diese Gefühle und Gedanken präsent zu halten, damit die Übung nicht zur Vermeidung eingesetzt wird. Es geht darum, die Klientinnen erleben zu lassen, dass sie all diese »schwierigen« Gedanken und Gefühle, ihr ganzes inneres Erleben, wie es eben gerade ist, haben können und *gleichzeitig* fest im Hier und Jetzt verankert sein können.

Achten Sie darauf, dass Sie der Gruppe genügend Zeit zum Spüren lassen, die »… « sind als Pausen gedacht – die Erfahrung zeigt, dass man oft zu schnell ist.

1. Anker werfen (1) (auch als Audio)
Diese Übung wird am besten mit offenen Augen gemacht.

Jetzt gerade sind alle möglichen Gedanken und Gefühle da, und manche davon sind schwierig ... nehmen Sie sich einen Moment Zeit, um dies wahrzunehmen und anzuerkennen ... dass all diese Gedanken und Gefühle da sind ...
und spüren Sie nun gleichzeitig Ihre Füße fest auf den Boden ... drücken Sie die Füße sanft in den Boden – nehmen Sie den Boden unter Ihren Fußsohlen wahr, der Sie trägt ... nehmen Sie die Spannung in den Beinmuskeln wahr, während Sie die Füße in den Boden drücken ... nehmen Sie Ihren ganzen Körper wahr – vom Scheitelpunkt auf Ihrem Kopf ... durch die ganze Wirbelsäule ... und die Beine ... bis in die Füße, die fest auf dem Boden verankert sind.
Und nehmen Sie gleichzeitig alle Ihre starken Gefühle (Wut, Angst, Trauer, Hilflosigkeit etc.) wahr, die da sind ... wo können Sie sie im Körper spüren? ... Ist es in Ordnung, wenn Sie noch einen Moment bei diesen Gefühlen bleiben? ... und sie da sein lassen und einfach nur wahrnehmen ...
... und gleichzeitig können Sie spüren, wie Ihre Fußsohlen fest auf dem Boden stehen, wie der Boden Sie sicher trägt ... und Sie spüren, wie Ihre Hände auf Ihren Oberschenkeln (oder Armlehnen) liegen ... spüren Sie Ihre einzelnen Finger, Sie dürfen sie gerne leicht bewegen.
... und gleichzeitig können Sie alle Ihre Gefühle, die gerade da sind, wahrnehmen ... beobachten Sie die Gefühle in Ihrem Körper ... lassen Sie sie einfach da sein und nehmen Sie sie wahr ...
... und gleichzeitig können Sie wahrnehmen, was Sie um sich herum sehen und hören können, hier in diesem Raum ...
Sie können all dies gleichzeitig wahrnehmen, Ihren Körper auf dem Sessel ... Ihre Fußsohlen auf dem Boden ... all die Gedanken, Empfindungen und Gefühle in Ihrem Körper, die gerade da sind ... und gleichzeitig können Sie wahrnehmen, was Sie mit Ihren Augen sehen und mit Ihren Ohren hören können ... alles dies können Sie gleichzeitig wahrnehmen, Ihr inneres und Ihr äußeres Erleben ...

Da dies keine Entspannungsübung oder Phantasiereise ist, sondern eine Wahrnehmungsübung, ist es nicht nötig, die Klientinnen »zurückzuholen«. Im Anschluss kann man sich eine kurze Rückmeldung zum Erleben geben lassen. Beachten Sie bei der Nachbesprechung, dass es nicht darum geht, dass aversives Erleben abnimmt. Das kann passieren, ist aber nicht das Ziel der Ankerübungen.

2. Anker werfen (2) – Der Notfallanker, wenn die Klientin aufgewühlt ist
Diese Übung ist gut geeignet, wenn eine Klientin in der Gruppe sich in emotionalem innerem »Stress«, also in ihrem inneren Erleben verliert. Das Ziel dieser Übung ist es, sich zu zentrieren und sich *gleichzeitig* mit seinem inneren Erleben und dem Umfeld zu verbinden. Scheuen Sie sich an dieser Stelle nicht, die Klientin zu unterbrechen. Es ist nicht unhöflich und es geht an dieser Stelle auch nicht darum, der Klientin Raum zu geben, sondern darum, ein dysfunktionales Muster zu unterbrechen und die Klientin – und die Gruppe – erleben zu lassen, dass man nicht hilflos in seinem emotionalen Sturm gefangen bleiben muss.

Es folgt ein beispielhafter Ablauf:

Die Klientin ist deutlich aufgewühlt, redet schnell und erregt.
Entschuldigen Sie bitte, wenn ich Sie unterbreche. Ich möchte unbedingt den Rest Ihrer Schilderung hören, aber ich finde es ganz wichtig, in diesem Moment erst einmal etwas anderes zu tun, ist das in Ordnung? Wir werden danach auf Ihr Thema zurückkommen. Ich nehme wahr, dass Sie gerade sehr aufgewühlt (traurig, wütend etc.) sind. Und merken Sie, wie Sie im Moment in einem Sturm gefangen sind, in einem emotionalen Sturm? Können Sie das wahrnehmen? Gerade im Augenblick spüren Sie alle möglichen starken, schmerzlichen, aufwühlenden Gefühle in Ihrem Körper, und viele Gedanken wirbeln in Ihrem Kopf herum. Und während also dieser innere Sturm tobt, werden Sie ziemlich herumgebeutelt. Wäre es also in Ordnung, erst mal einen Anker zu werfen? Durch das Ankerwerfen hört der Sturm zwar nicht sofort auf, aber der Anker hält Sie sicher, bis der emotionale Sturm vorübergezogen ist. Ist es in Ordnung, wenn wir uns dafür jetzt einen Moment Zeit nehmen? Und dann können Sie mir den Rest der Geschichte erzählen, ja?
Prima, danke, also nehmen Sie den ganzen Gefühlssturm in Ihrem Körper und Geist wahr ... können Sie all dies wahrnehmen, all die Gedanken und Gefühle, die gerade da sind? ... und während Sie dies alles wahrnehmen, drücken Sie gleichzeitig Ihre Fußsohlen sanft auf den Boden und spüren Sie, wie Ihre Fußsohlen fest und sicher mit dem Boden unter Ihnen verbunden sind ... und setzen Sie sich aufrecht hin und spüren Sie Ihre Wirbelsäule ... spüren Sie Ihren Körper auf dem Stuhl, die Lehne an Ihrem Rücken, die Sitzfläche an Ihrem Po, Ihre Arme auf den Lehnen ... und schauen Sie sich im Raum um und nehmen Sie alles wahr, was Sie da sehen und hören können ... und während Sie Ihren Körper wahrnehmen und Ihre Fußsohlen auf dem Boden spüren und den Raum um sich herum wahrnehmen, nehmen Sie gleichzeitig all Ihre Gedanken und Gefühle wahr, die Aufregung (die Angst, die Wut, die Trauer, den Ärger etc.) ... schauen Sie, wie Sie das alles einfach wahrnehmen, beobachten

und da sein lassen können ... schauen Sie, wie Sie dabei ganz hier in diesem Raum und bei uns sein können, mit all Ihren Gedanken und Gefühlen, ganz präsent in diesem Augenblick, im Hier und Jetzt, während wir etwas ganz Wichtiges tun ...

Ggf. kann man mehrfach zwischen dem inneren und äußeren Erleben hin und her wechseln (analog zu Anker-Übung 1). Im Anschluss kann man eine kurze Rückmeldung zum Erleben der Klientin einholen.

3. Stille Minuten (auch als Audio)

Jeweils am Anfang und Ende der Sitzung kann man ein paar »Stille Minuten« einführen. Schön ist es, wenn man diese Zeitperiode mit einer Klangschale o. Ä. beginnt und beendet, es ist dann wie ein Besinnungs- oder Achtsamkeitsritual.

Die Instruktion für die Teilnehmerinnen ist es, in diesen Minuten ganz bei sich zu sein, alles wahrzunehmen, was auftaucht an Gedanken, Gefühlen, Empfindungen, Erinnerungen, Bildern, und es auch wieder ziehen zu lassen. Alles, was kommt, einfach da sein zu lassen, gegen nichts zu kämpfen, sondern allem Raum zu geben, aber auch an nichts festzuhalten. Zu schauen, was man in diesen stillen Minuten erlebt, was sich alles zeigt. Nichts bewerten oder beurteilen, einfach nur »sein«.

Diese kleine Übung kann man den Teilnehmerinnen auch gut als Hausaufgabe mitgeben, es empfiehlt sich aber, sie zuvor mindestens einmal in der Gruppe anzuleiten. Gut ist es, wenn man sie einmal am Tag übt, am besten zu einer festgelegten Zeit und am allerbesten mit irgendeiner täglichen Tätigkeit verknüpft (etwa nach dem Morgenkaffee, nach den Zähneputzen, vor dem Ins-Bett-Gehen).

Instruktionsvorschlag:

Lassen Sie uns jetzt ein paar Minuten Zeit nehmen, um innezuhalten ...
Finden Sie eine bequeme Sitzposition, in der Sie die nächsten paar Minuten angenehm verbringen können.
Sie können die Augen schließen oder Sie lassen die Augen ganz entspannt auf einem Punkt am Boden vor Ihnen ruhen, wie es Ihnen am angenehmsten ist ... dann nehmen Sie einige sanfte, lockere Atemzüge, ganz in Ihrem eigenen Rhythmus. Sie brauchen gar nichts zu verändern, einfach nur den Atem fließen lassen ... die nächsten Momente gehören ganz Ihnen ...
Was erleben Sie im Moment, was geht in Ihnen vor? ... Spüren Sie durch Ihren Körper, wie Sie gerade im Moment so hier sitzen, wie fühlt sich Ihr Körper an, welche Empfindungen können Sie wahrnehmen ...

Welche Gedanken gehen Ihnen durch den Kopf? Nehmen Sie diese Gedanken wahr, ohne an irgendeinem festhalten zu wollen, ohne irgendetwas zu verändern, lassen Sie sie einfach dahinziehen …
Welche Gefühle sind gerade im Moment da? Nehmen Sie auch diese einfach wahr, ohne irgendeine Bewertung oder Beurteilung … beobachten Sie sie einfach nur … Sie müssen gar nichts tun, einfach nur sein …
Nehmen Sie nun noch einige entspannte Atemzüge, ganz in Ihrem eigenen Rhythmus und nehmen Sie dabei wahr, welche Gedanken … Gefühle … und körperlichen Empfindungen Sie beobachten können …
Und jetzt kommen Sie mit Ihrer Aufmerksamkeit wieder hier zurück in die Runde … Sie dürfen sich gerne recken und strecken.

4. Zehn Atemzüge (auch als Audio)

Wir werden jetzt gemeinsam zehn achtsame Atemzüge machen. Dabei atmen wir einfach zehnmal ein und aus. Sie müssen dabei an Ihrem Atem gar nichts verändern, Sie können ihn einfach fließen lassen, ganz natürlich, in Ihrem eigenen Rhythmus. Ihr Körper macht das ganz von selbst. Sie beobachten nur. Wollen wir anfangen?
Die Therapeutin spricht die Instruktion möglichst im Atemrhythmus der Klientin – in der Gruppe etwas schwierig, daher ist es gut, bei einer Gruppeninstruktion immer wieder »in Ihrem eigenen Rhythmus« einfließen zu lassen.
Nehmen Sie einfach ein paar ganz normale Atemzüge, ganz in Ihrem eigenen Rhythmus … ohne irgendetwas verändern zu wollen … der Körper atmet ganz von selbst …
Bei Ihrem nächsten Atemzug nehmen Sie wahr, wie die Luft beim Einatmen leicht und kühl durch Ihre die Nase einströmt … und beim Ausatmen vom Körper erwärmt wieder durch die Nase ausströmt …
Nehmen Sie wahr, wie es sich anfühlt, wenn die Luft aus Ihrer Lunge strömt … nehmen Sie wahr, wie sich Ihre Lunge und der Bauch beim Einatmen ganz von selbst wieder mit Luft füllen …
Nehmen Sie wahr, wie sich Ihr Brustkorb und Ihre Bauchdecke beim Einatmen heben und beim Ausatmen wieder senken …
Wenn Gedanken, Gefühle oder Empfindungen kommen, lassen Sie diese einfach kommen und gehen – wie Wolken, die am Himmel vorbeiziehen – und kehren Sie mit Ihrer Aufmerksamkeit sanft zurück zum Atem …
Nehmen Sie jetzt in der Stille noch zehn Atemzüge ganz achtsam und ganz in Ihrem eigenen Rhythmus … ein … und aus … ein … aus …

(Pause für zehn Atemzüge).
Und nun können Sie ganz in Ihrem eigenen Rhythmus einen letzten achtsamen Atemzug nehmen und die Übung beenden.

5. Wunderding Rosine[33] (auch als Audio)

So eine Rosine ist ein merkwürdiges Teil. Klein und schrumpelig liegt sie da. Stellen sie sich vor, Sie wären ein Außerirdischer, der noch nie eine Rosine gesehen hat.
Die Rosine liegt vor Ihnen auf dem Tisch, und Sie betrachten sie eingehend. Untersuchen Sie sie, denn Sie wissen ja noch nicht, was Sie davon halten sollen. Nehmen Sie aufmerksam die schrumpelige Oberfläche wahr. Nehmen Sie eine zweite Rosine und legen Sie sie neben die erste. Und vielleicht noch eine dritte. Die Rosinen sind alle unterschiedlich, keine zwei sind identisch. Betrachten Sie aufmerksam die Größe, die Oberfläche, die Form der Rosinen.
Nehmen Sie eine Rosine vom Tisch und halten Sie sie in Ihrer Hand. Wie fühlt sie sich an? Vielleicht wollen Sie sie zwischen den Fingern rollen? Was spüren Sie von der Oberfläche der Rosine?
Riechen sie an der Rosine, was können Sie wahrnehmen?
Führen Sie die Rosine zum Mund und nehmen Sie sie in der Mund. Schlucken oder kauen Sie nicht sofort, sondern spielen Sie ein bisschen mit der Rosine in Ihrem Mund. Rollen Sie sie hin und her, lutschen Sie an der Rosine. Wie fühlt sich das an? Was schmecken Sie?
Dann kauen Sie die Rosine ganz langsam. Nehmen Sie wahr, wie es sich an Ihren Zähnen und auf Ihrer Zunge anfühlt. Was schmecken Sie? Wie fühlt es sich an, wenn Sie die Rosine schlucken?
Wenn Sie Lust haben, essen Sie noch die zweite und dritte Rosine genauso achtsam. Beobachten Sie, ob sich etwas verändert, ob Sie neue Dinge wahrnehmen. Schmecken alle Rosinen gleich? Fühlen sie sich im Mund gleich an?
Was macht es für einen Unterschied, eine Rosine achtsam zu essen oder sich eine Handvoll Rosinen »einzuwerfen«?

Anschließender Erfahrungsaustausch in der Gruppe.

33 Wenn Sie keine Rosinen mögen, dürfen Sie die Übung gerne mit einem Gummibärchen, einer Orange oder einer Mandarinenscheibe machen oder sich selbst etwas anderes aussuchen.

6. Abwarten und Tee trinken (auch als Hausaufgabe)
Wir beginnen mit dem Aufgießen des Tees. Verschiedene Teetassen, loser Tee oder Teebeutel sowie ein Wasserkocher bzw. Thermoskannen mit heißem Wasser stehen bereit. Beginnen kann man bereits mit der achtsamen Auswahl einer schönen Teetasse, der Auswahl der Teesorte und dem Wahrnehmen der Farbe und des Geruchs der Teeblätter etc. Es empfiehlt sich, das Teewasser vor dem Beginn der Übung so weit abkühlen zu lassen, dass man in der Übung gleich einen Schluck nehmen kann, ohne sich die Lippen zu verbrennen. Grüne Teesorten sind hier prima, da sie nicht mit sprudelnd heißem Wasser aufgegossen werden.

Gießen Sie den Tee in der Tasse auf. Nehmen Sie dabei ganz bewusst das Geräusch des Wassers wahr, das Gewicht des Teekochers oder der Kanne, wie der Griff in Ihrer Hand liegt. Nehmen Sie ganz aufmerksam die Bewegung des Aufgießens in Ihrem Handgelenk, in Ihren Fingern, in Ihrem Arm wahr ...
Nehmen Sie wahr, wie sich das Wasser in der Teetasse färbt. Wie das Teewasser immer mehr Farbe annimmt. Beobachten Sie, wie der Dampf aus der Tasse aufsteigt. Und was können Sie riechen? ...
Entfernen Sie den Teebeutel/die Teeblätter aus der Tasse. Nehmen Sie noch einmal aufmerksam die Farbe des Tees und den Geruch wahr. Was können Sie sehen, riechen, spüren, hören?...
Legen Sie jetzt vorsichtig Ihre Hände um die Tasse. Wie fühlt sie sich an? Warm oder heiß? Vielleicht ist sie so heiß, dass Sie nur vorsichtig die Fingerspitzen an die Tasse legen wollen. Nehmen Sie die Tasse und ihren Inhalt mit allen Ihren Sinnen wahr.
Wenn der Tee eine angenehme Temperatur hat, führen Sie die Tasse zum Mund und spüren Sie den Dampf auf Ihrem Gesicht, spüren Sie, wie sich die Tasse an Ihren Lippen anfühlt ...
Nehmen Sie jetzt einen Schluck, ganz aufmerksam. Wie fühlt es sich an, wenn der Tee Ihre Lippen berührt, im Mund, in der Kehle und weiter? Was schmecken Sie? Was riechen Sie? Was spüren Sie?...
Nehmen Sie einige weitere achtsame Schlucke und bleiben Sie ganz bei dem, was Sie im Augenblick wahrnehmen und beobachten können. Wenn Ihre Gedanken abschweifen (was ganz normal ist), dann lassen Sie sie ziehen und bringen Sie Ihre Aufmerksamkeit ganz sanft wieder zurück zum Tee ...

P.S.: Wenn Sie kein Teetrinker sind oder die Gegebenheiten das Bereitstellen von heißem Wasser schwierig machen, können Sie die Übung auch mit verschiedenen Säften durchführen – Schnaps empfiehlt sich nicht so sehr ....

7. Das ist ja Aller-Hand!

Wenn man die Übung noch nie durchgeführt hat, empfiehlt es sich, sie zunächst einmal laut zu sprechen, sei es mit einem freiwilligen »Opfer« oder allein für sich, um ein Gefühl für die Zeit zu bekommen. Man kann die Übung natürlich auch kürzen oder Elemente weglassen. Experimentieren Sie am besten ein wenig damit, bis Sie sich damit wohlfühlen.

Wir werden die nächsten paar Minuten damit verbringen, einfach nur unsere Hand wahrzunehmen. Und damit meine ich, sie wirklich wahrzunehmen. Ich werde Sie bitten, Ihre Hand fünf Minuten lang genauestens zu betrachten. So, wie Sie sie vorher noch nie betrachtet haben. Die Hand ist selbstverständlich, sie ist immer da. Normalerweise schenken wir ihr keine Aufmerksamkeit.

Doch zuvor interessiert mich noch, was Ihr Geist jetzt in diesem Augenblick über diese nächsten fünf Minuten und diese Aufgabe zu Ihnen sagt.

Therapeut sammelt die Aussagen (meist Dinge wie »komisch, langweilig, mal schauen, weiß nicht, was das soll, ich lass mich überraschen«)

In Ordnung, der Geist sagt also schon mal vorab ganz schön viel dazu. Lassen Sie uns herausfinden, ob dies tatsächlich so ist. Schauen wir mal, was geschieht, ob es tatsächlich langweilig, komisch (etc.) ist.

Setzen Sie sich bequem hin und halten Sie eine Hand mit der Innenfläche nach oben in bequemer Haltung, sodass Sie sie gut betrachten können … Betrachten Sie Ihre Hand in den nächsten Minuten wie ein neugieriger Wissenschaftler oder wie ein Außerirdischer, der noch nie zuvor eine Hand gesehen hat … nehmen Sie alles wahr, was es zu sehen gibt … betrachten Sie zunächst den Umriss der Hand … nehmen Sie dabei auch die Zwischenräume zwischen Ihren Fingern wahr … beginnen Sie dabei mit dem Daumen und fahren Sie dann im Geiste und mit Ihrem Blick alle Finger nach … den Zeigefinder … den Mittelfinger … den Ringfinger … den kleinen Finger … die Handaußenkante … und die Stelle, an der die Hand in den Unterarm übergeht.

Betrachten Sie jetzt die Farbe der Haut … nehmen Sie wahr, dass es nicht an allen Stellen dieselbe Farbe ist … es gibt verschiedenste Farbtöne … Schattierungen … Flecken …

Strecken Sie jetzt ganz langsam die Finger ganz aus, soweit es angenehm ist … was passiert? … ändert sich dabei die Farbe? … und wie fühlt sich das an? … entspannen Sie die Finger nun wieder … und beobachten Sie, wie sie ihre ursprüngliche Farbe wieder annehmen … und wie fühlt sich das an? … wiederholen Sie dies noch einmal ganz langsam und nehmen Sie wahr, wie sich die Farbe verändert beim

Strecken und beim Lockerlassen ... und nehmen Sie wahr, wie sich die Hand unterschiedlich anfühlt ...
Nehmen Sie jetzt die Linien auf der Handinnenfläche wahr ... ihre Formen ... die Stellen, an denen sie sich verzweigen oder vereinen ... wie ein Muster ...
Wählen Sie eine dieser längeren Linien aus und nehmen Sie wahr, dass es kürzere, feinere Linien gibt, die zu dieser langen Linie hinführen, und andere, die davon abzweigen ...
Richten Sie Ihre Aufmerksamkeit jetzt auf eine Fingerspitze ... und nehmen Sie das spiralförmige Muster wahr ... das Muster, das den ganz persönlichen und unverwechselbaren Fingerabdruck bildet ... nehmen Sie wahr, dass sich das Muster nicht auf die Fingerspitze beschränkt ..., sondern sich entlang des Fingers fortsetzt ... verfolgen Sie es den Finger hinab und nehmen Sie wahr, wie es sich auf der Handfläche fortsetzt ...
Bewegen Sie jetzt den kleinen Finger ganz langsam auf den Daumen zu ... und spüren Sie dabei, wie sich die Muskeln in der Handfläche dabei anfühlen ...
Öffnen Sie jetzt die Hand langsam wieder ... und nehmen Sie wahr, wie sich die Muskelspannung dabei ändert ...
Halten Sie die Hand jetzt so, als wollten Sie einen Karateschlag damit ausführen ... betrachten Sie sie von beiden Seiten ... und nehmen Sie den Unterschied wahr zwischen der Haut der Handinnenfläche und der Haut auf dem Handrücken ...
Betrachten Sie nun den Zeigefinger und nehmen Sie eine Art von Trennlinie zwischen diesen beiden Hautarten wahr ...
Drehen Sie jetzt die Hand langsam um ... und betrachten Sie die Haut auf dem Handrücken ...
Nehmen Sie alles wahr, was Sie sehen können ... vielleicht sind da Sommersprossen ... Narben ... Fältchen ...
Nehmen Sie die Äderchen wahr ... die Fingerknöchel ...
Und jetzt ballen Sie die Hand langsam zur Faust ... nehmen Sie dabei wahr, wie sich die Haut verändert ...
Und konzentrieren Sie sich jetzt nochmal auf die Fingerknöchel ... drehen Sie Ihre Faust leicht und nehmen Sie die Umrisse und die Kuhlen zwischen den Knöcheln wahr ...
Wenn Sie Ihre Hand jetzt noch fester zur Faust ballen ..., können Sie beobachten, was mit den Knöcheln geschieht ... die Farbe ... die Art, wie sie hervortreten ...
Und nun öffnen Sie Ihre Hand ganz langsam wieder ... und strecken Sie sanft die Finger, ganz, wie es für Sie angenehm ist ...
Richten sie nun Ihr Gewahrsein auf einen Fingernagel ... nehmen Sie die Beschaf-

fenheit des Nagels wahr ... die unterschiedlichen Farbschattierungen ... und nehmen Sie wahr, wo der Nagel unter der Haut verschwindet ...
Bewegen Sie nun die Finger langsam auf und ab ... und nehmen Sie dabei die Sehnen wahr, die sich unter der Haut bewegen ... und nehmen Sie wahr, wie sich das anfühlt ...
Nehmen Sie sich nun noch ein wenig Zeit, um Ihre ganze Hand zu betrachten ... Sie können sich dabei eine Stelle heraussuchen oder Ihre Aufmerksamkeit auf die ganze Hand richten ... und einfach nur beobachten, wahrnehmen ...
Nehmen Sie jetzt Ihre Hand noch einmal als Ganzes wahr ... als Gesamtkunstwerk ... Und nehmen sie dabei auch noch einmal wahr, welche Bemerkungen Ihr Geist macht, was Ihr Geist dabei jetzt gerade so spricht ... (Pause)
Und dann kommen Sie mit Ihrer Aufmerksamkeit langsam wieder zurück in den Raum ... wir beenden die Übung.
Jetzt kann man eine kurze Nachbesprechung anschließen, auch mit Fragen wie:

- Was haben Sie erlebt? Was haben Sie beobachtet, was wahrgenommen?
- Was konnten Sie an Gedanken wahrnehmen, an Gefühlen, Bildern etc.?
- Welche Bedeutung hat diese Übung für Ihr Leben? (Dinge für selbstverständlich halten, gar nicht mehr wahrnehmen und nicht wertschätzen, was macht es für einen Unterschied, wenn man sich achtsam einer Sache zuwendet etc.)
- Wie würde es sich auf Ihre engsten Beziehungen auswirken, wenn Sie Ihren Lieben mit derselben Achtsamkeit begegnen?
- Wie würde es sich auf Ihre Arbeit auswirken?
- Wie würde es sich auswirken, wenn Sie sich selbst mit dieser Achtsamkeit begegnen?

8. Achtsames Gehen

Am besten lässt sich diese Übung draußen an der frischen Luft durchführen. Man kann aber selbstverständlich auch im Gruppenraum bleiben. Entweder können alle Teilnehmer frei im Raum umherlaufen oder man bildet einen großen Kreis, in dem alle hintereinander in derselben Richtung herumgehen. Wer schon einmal ein ZEN-Meditations-Retreat mitgemacht hat, kennt das. Es hat den Vorteil, dass alle im gleichen Tempo gehen. Am besten probieren Sie es vorher einmal für sich oder mit Freundinnen aus, um ein gutes Tempo zu finden. Es gibt kein richtiges oder falsches Tempo, es empfiehlt sich allerdings, nicht zu schnell zu gehen, da das die Aufmerksamkeit erschwert. Außerdem lenkt ein langsameres und damit ungewohnteres Tempo schon von allein das Augenmerk mehr auf den Bewegungsablauf. Wenn Sie im Kreis mitlaufen, können Sie auch gut das Tempo für die Gruppe bestimmen. Wenn Sie in einem großen Kreis laufen, können Sie darauf hinweisen, dass die Teilnehmerinnen nicht überholen sollen, sondern im allgemeinen Tempo mitlaufen.

In den nächsten Minuten werden wir einfach nur gehen, sonst nichts, und uns dabei ganz auf unser Gehen konzentrieren. Wenn Ihre Gedanken abschweifen, so ist das ganz normal und braucht Sie nicht weiter zu beunruhigen. Holen Sie Ihre Aufmerksamkeit dann einfach wieder ganz sanft zum Gehen zurück.
Wir wollen jetzt starten: Wir gehen in ganz langsamem Tempo los ... unser Körper ist dabei ganz entspannt und locker ... und wir atmen ganz normal in unserem eigenen Rhythmus ... wir versuchen also nicht, die Länge unseres Atems zu verändern oder mit Absicht an unsere Schritte anzupassen ... wir gehen einfach, es geht wie von selbst ...
Konzentrieren Sie sich ganz auf das Gehen ... Spüren Sie Ihre Fußsohlen ... nehmen Sie wahr, welcher Teil der Fußsohlen jeweils den Boden berührt ... die Ferse ... die Außenkante des Fußes ... die Zehen ... nehmen Sie die Abrollbewegung des Fußes ganz bewusst wahr ... ich werde jetzt still sein und lade Sie ein, sich ganz auf den Vorgang des Gehens zu konzentrieren ... wenn Ihre Gedanken abschweifen – und das ist ganz normal –, dann bringen Sie sie einfach ganz sanft wieder zurück zum Gehen ...
Es folgt stilles Gehen, und nach einigen Minuten wird die Übung mit Klangschale oder Ansage beendet:
So, wir kommen dann langsam zum Ende ... nehmen Sie noch drei Schritte ganz genau wahr, und dann bleiben wir alle stehen ... und spüren noch einen Moment nach ...
Und jetzt kann jeder wieder zu seinem Platz zurückgehen.
Es kann im Anschluss ein Erfahrungsaustausch folgen, bei dem die Teilnehmerinnen berichten, was sie wahrgenommen haben, was sie erlebt haben (ähnlich wie bei der Übung »Aller-Hand«).

9. Die »Ein- und Aus«-Übung – Achtsames Atmen (auch als Audio)

Der Atem ist ein sehr machtvolles Instrument – und er ist immer da! Das macht Atemübungen zu einem All-Time-Favorit von mir. Die folgende Übung ist eine Basis-Atemübung. Es gibt die Übung in vielen Variationen, beispielsweise kann man die Atemzüge zählen und immer, wenn man bei zehn angelangt ist, wieder von vorne beginnen. Ich beschreibe hier die Variante, mit der ich am liebsten arbeite. Auf den ersten Blick mag die Übung banal erscheinen, bis man sie selbst einmal ausprobiert hat und erlebt, dass es ganz und gar nicht banal ist, mit der Aufmerksamkeit ausschließlich beim Atem zu bleiben und nicht gedanklich abzuschweifen. Viel Spaß dabei!

Ich lade Sie ein, sich ganz bequem hinzusetzen, finden Sie eine angenehme Sitzhaltung, die Sie während der nächsten Minuten beibehalten können. Gut ist es, wenn der Bauch nicht eingeengt ist und die Wirbelsäule aufrecht ist. Sie können die Augen schließen oder Ihren Blick ganz entspannt auf einem Punkt auf dem Boden ruhen lassen – wie es angenehmer ist.
Atmen Sie nun ein paarmal ganz normal ein und aus ... ganz in Ihrem eigenen Rhythmus ... ohne irgendetwas verändern zu wollen ... ohne zu versuchen, Ihren Atem in irgendeiner Weise zu kontrollieren ... lassen Sie ihn einfach fließen ... es atmet ... Sie brauchen gar nichts weiter zu tun ... Ihr Körper kann es ganz von allein ... es atmet ...
Beginnen Sie jetzt, bei jedem Einatmen »Ein« und bei jedem Ausatmen »Aus« zu denken ... ein ... aus ... ein ... aus ... ein ... aus ...
Wenn Sie merken, dass Sie in Gedanken abschweifen, so ist das ganz normal ... kehren Sie einfach ganz sanft wieder zum Atem zurück ... ein ... aus ... ein ... aus ...
Sie können die Silben »ein« und »aus« auch auf die ganze Länge des Atemzuges ausdehnen ... e-i-i-i-i-i-n ... a-u-u-u-u-u-s ... das kann bei der Konzentration helfen ...
Ich werde jetzt ein wenig still sein und Ihnen den Raum geben, sich ganz auf Ihren eigenen Atem zu konzentrieren ...
Danach Erfahrungsaustausch in der Gruppe, bei dem die Teilnehmerinnen berichten, was sie in der Übung wahrgenommen und erlebt haben.

10. Fünf Sinne – fünf Dinge

Diese Übung ist eine klassische Achtsamkeits- und Zentrierungsübung. Sie kann überall und zu jeder Zeit durchgeführt werden. Daher wird die Übung auch manchmal als Skill im Sinne des Umgangs mit Hochstress-Situationen verwendet, um sich zu ankern. Sehen, Hören, Riechen, Schmecken und Tasten – das sind die fünf Sinne des Menschen. Diese Sinne stehen den meisten von uns ständig zur Verfügung, wir setzen sie allerdings nicht immer ein bzw. sind nicht immer offen für deren »Botschaften«. Oftmals sind wir so gefangen in dem, was sich in unserer Gedanken- und Gefühlswelt gerade abspielt, dass wir »nicht mehr ganz da« sind. Ein extremes Beispiel dieses innerlichen »Wegbeamens« sind Phänomene der Dissoziation.

Diese einfache kleine Übung geht so:

Halten Sie einen Moment inne. *Da, wo Sie gerade sind. Sie brauchen nichts zu verändern, keine besondere Körperhaltung einzunehmen, nichts Spezielles zu tun – einfach nur innehalten.*
Richten Sie Ihre Aufmerksamkeit auf den Raum, der Sie umgibt, und auf das, was Sie um sich herum gerade wahrnehmen können.
Nehmen Sie ganz aufmerksam fünf Dinge wahr, die Sie um sich herum sehen können. (Pause. Anfangs empfiehlt es sich, die Teilnehmerinnen die Dinge laut benennen zu lassen. Sollte jemand Schwierigkeiten haben, was besonders bei »riechen« und »schmecken« vorkommt, kann die Therapeutin auch Beispiele geben, und natürlich ist hier auch die Gruppe prima, es kann einfach jeder sagen, was er gerade wahrnimmt.)
Nehmen Sie jetzt ganz aufmerksam fünf Dinge wahr, die Sie um sich herum hören können. (Pause)
Nehmen Sie jetzt ganz aufmerksam fünf Dinge wahr, die Sie spüren können. (Pause. Dazu können äußere Phänomene gehören, wie »mein Rücken am Sessel«, aber auch innere Phänomene wie »mein Herzschlag«.)
Nehmen Sie jetzt ganz aufmerksam fünf Dinge wahr, die Sie riechen können. (Pause. Dies ist oftmals schwierig, es ist nicht schlimm, wenn es nur ein oder zwei Dinge sind.)
Nehmen Sie jetzt ganz aufmerksam fünf Dinge wahr, die Sie schmecken können. (Pause. Dieser letzte Sinn ist eher etwas für Fortgeschrittene – versuchen Sie es einmal selbst, anfangs kann man diesen Sinn auch weglassen.)
Manchmal fällt es den Klientinnen schwer, fünf Dinge zu benennen, gerade anfangs, wenn noch nicht viel Achtsamkeitspraxis besteht. Man kann die Übung selbstverständlich auch abwandeln auf zwei oder drei Dinge bzw. Sinne. Es gibt auch die Variante 5-4-3-2-1: 5 Dinge sehen, 4 Dinge hören, 3 Dinge spüren, 2 Dinge riechen, 1 Ding schmecken.

Hier eine Ultra-Kurzversion:
Innehalten.
5 – Was kann ich in diesem Augenblick sehen?
4 – Was kann ich in diesem Augenblick hören?
3 – Was kann ich in diesem Augenblick spüren?
2 – Was kann ich in diesem Augenblick riechen?
1 – Was kann ich in diesem Augenblick schmecken?

11. Der leichte und der noch leichtere Weg (in Anlehnung an Chade-Meng, Tan, 2015) **(auch als Audio)**

Mit dieser Übung vermitteln wir den Klientinnen zwei verschiedene Arten der Aufmerksamkeit und des Im-Hier-und-Jetzt-Seins: Die gebündelte oder fokussierte Aufmerksamkeit und die offene oder freischwebende Aufmerksamkeit. Bei der gebündelten Aufmerksamkeit richtet sich selbige auf ein bestimmtes Objekt; das kann der Atem sein oder auch ein anderes Meditationsobjekt wie eine Kerze oder ein Mantra. Die gesamte Aufmerksamkeit wird dann auf dieses Objekt gerichtet, wie ein Lichtstrahl, der durch eine Linse gebündelt wird. Bei der freischwebenden Aufmerksamkeit hingegen ist der Geist völlig offen, er wendet sich allem zu, was gerade da ist, ohne sich – und das ist entscheidend – an etwas festzuklammern. Wenn Ihnen also gerade der Streit mit Ihrer Chefin einfällt, dann lassen Sie diese Gedanken weiterziehen, versuchen Sie nicht, eine Lösung zu finden oder die Gedanken sonstwie festzuhalten. Es geht darum, den Geist offen zu halten wie ein großes Haus, in dem viele Gäste ein- und ausgehen, aber keiner festgehalten wird.

Am besten legen Sie sich einen Timer bereit, der einen angenehmen Ton hat, beispielsweise einen sanften Gong oder einen Klangschalenton. Stellen Sie sich einen Zwei- oder Drei-Minuten-Rhythmus ein. Es empfiehlt sich, zwischen den zwei Teilen mindesten zweimal, besser aber dreimal zu wechseln.

Und so geht diese kleine einfache Übung:

Wir machen jetzt eine sehr schöne Übung zusammen, sie heißt der leichte und der noch leichtere Weg. Achtsamkeit ist nämlich nichts Schwieriges oder Kompliziertes. Wir werden uns also in den nächsten Minuten mit zwei verschiedenen Arten der Aufmerksamkeit beschäftigen. Das eine ist die gebündelte Aufmerksamkeit – das ist der leichte Weg –, und das andere ist die offene Aufmerksamkeit – das ist der noch leichtere Weg. Ich möchte an dieser Stelle noch gar nicht mehr dazu erklären, denn mir ist wichtig, dass Sie Ihre eigenen Erfahrungen damit machen können. Ich werde Sie Schritt für Schritt durch die Übung führen. Suchen Sie sich eine bequeme Sitzhaltung, in der Sie die nächsten Minuten angenehm verbringen können, Ihre Wirbelsäule sollte dabei möglichst aufrecht sein, sodass Ihr Atem frei fließen kann. Sie können gerne die Augen schließen oder sich einen Punkt auf dem Boden suchen, wo Ihr Blick ruhen kann. (Pause)

Wir beginnen jetzt mit der Übung (dies ist die Version mit jeweils drei Minuten und drei Wechseln):

Während der nächsten drei Minuten richten Sie Ihre Aufmerksamkeit bewusst auf Ihren Atem … Versuchen Sie nicht, Ihren Atem zu verändern, Sie müssen nicht be-

sonders tief oder sonstwie anders atmen, sondern einfach nur Ihren Atem fließen lassen und beobachten ... So, wie Sie atmen, ist es gut ... Machen Sie sich bewusst, dass Sie atmen, und achten Sie genau auf den Prozess der Atmung. Achten Sie auf das Ein und Aus ... Wenn Ihre Aufmerksamkeit abschweift, nehmen Sie dies wahr und kehren Sie sanft zu Ihrem Atem zurück ... ich werde jetzt still sein und Sie während der nächsten drei Minuten ganz bei Ihrem Atem sein lassen ...

(Pause, leiser Gong nach drei Minuten)

Während der nächsten drei Minuten lassen Sie Ihre Aufmerksamkeit einfach frei fließen ... Sie brauchen nichts zu tun, als hier zu sein ... zu sein ... Ihre Gedanken dürfen dabei kommen und gehen, Sie nehmen Sie einfach wahr, ohne an ihnen festhalten zu wollen ... Sie lassen Ihre Gedanken vorüberziehen wie Wolken am Himmel ... Sie sitzen einfach nur hier, ohne irgendeine Absicht zu verfolgen, ohne irgendetwas zu tun ... ich werde jetzt wieder still sein und Sie die nächsten drei Minuten ganz in Ihrer freien Achtsamkeit sein lassen ...

(Pause, leiser Gong nach drei Minuten)

Während der nächsten drei Minuten richten Sie Ihre Aufmerksamkeit wieder ganz auf Ihren Atem ... Sie nehmen Ihren Atem wahr, ohne irgendetwas zu verändern ... Ihr Körper kann das ganz allein ... Sie beobachten nur ... es atmet für Sie ... Wenn Sie mit Ihren Gedanken abschweifen, bringen Sie Ihre Aufmerksamkeit einfach wieder ganz sanft zurück zu Ihrem Atem ...

(Pause, leiser Gong nach drei Minuten)

Während der nächsten drei Minuten lassen Sie Ihre Aufmerksamkeit einfach wieder frei fließen ... Sie brauchen nichts zu tun ... einfach nur zu sein ... Ihre Gedanken lassen Sie einfach vorüberziehen wie Wolken am Himmel, ohne an irgendetwas festhalten zu wollen ...

(Pause, leiser Gong nach drei Minuten)

Während der nächsten drei Minuten richten Sie Ihre Aufmerksamkeit noch einmal ganz auf Ihren Atem ... ein ... und aus ... ein ... aus ... ein ... aus ...

(Pause, leiser Gong nach drei Minuten)

Und während der nächsten drei Minuten lassen Sie Ihre Aufmerksamkeit noch einmal frei fließen ... an nichts festhalten, einfach nur sitzen und sein ... sonst nichts ... nur sein ...

Kurzform der Übung (auch als Hausaufgabe):

Der leichte Weg:

Richten Sie Ihre Aufmerksamkeit zwei Minuten bewusst auf Ihren Atem. Das war's. Nehmen Sie ganz bewusst wahr, dass Sie atmen, und achten Sie auf den Prozess des

Atmens. Wenn Ihre Aufmerksamkeit abschweift, nehmen Sie das wahr und kehren Sie sanft zu Ihrem Atem zurück.

Der noch leichtere Weg:
Sitzen Sie einfach zwei Minuten lang und nehmen Sie alles wahr, was kommt, ohne an irgendetwas festhalten zu wollen, ohne irgendwelche Absichten zu verfolgen. Lassen Sie alle Gedanken und Gefühle, die kommen, einfach weiterziehen, ohne sie festzuhalten. Registrieren Sie sie einfach, ohne sich weiter mit ihnen zu beschäftigen. Seien Sie einfach!

Stellen Sie sich einen Timer und nehmen Sie sich für jeden der beiden Wege jeweils zwei bis drei Minuten Zeit und wechseln Sie zwei- bis dreimal hin und her.

Hausaufgaben: Achtsamkeit im Alltag

Vorab ein Wort zu Hausaufgaben: Da Achtsamkeit etwas ist, was die meisten von uns trainieren müssen, weil sie wenig Übung damit haben, empfiehlt es sich, den Klientinnen Achtsamkeitsübungen als Hausaufgabe bis zur nächsten Gruppe mitzugeben. Hierzu eignen sich natürlich alle Übungen, die man in der Gruppe gemacht hat. Da, wie bei allem Üben, der innere Schweinehund nicht zu unterschätzen ist, ist es gut, den Klientinnen zunächst nur kleine, kurze Übungen mitzugeben, die sich gut in den Alltag integrieren lassen. Besser, die Klientin macht zweimal täglich eine Mini-Achtsamkeitsübung als die ganze Woche nichts und dann kurz vor der Gruppe (widerwillig oder aus schlechtem Gewissen) eine längere Achtsamkeitsübung. Ich verwende gerne das Beispiel des Zähneputzens: Täglich zweimal Zähneputzen lässt sich nicht aufholen, indem ich die ganze Woche nicht putze und dann am Ende der Woche dafür eine Viertelstunde. Es geht darum, eine kontinuierliche Achtsamkeitspraxis zu entwickeln, aus der heraus schließlich eine Grundhaltung der Achtsamkeit entsteht.

Die folgenden Übungen sind sogenannte informelle Achtsamkeitsübungen, die sich wunderbar in den Alltag integrieren lassen. Das Gute daran ist, dass man sich dafür nicht extra Zeit nehmen muss, wie bei den formellen Achtsamkeitsübungen – die Ausrede »Dafür habe ich keine Zeit« fällt also schon mal weg.

Ziel der Übungen ist, eine informelle und kontinuierliche Achtsamkeitspraxis zu entwickeln, die Achtsamkeit in den Tagesablauf zu integrieren und nicht mehr als getrennte Übung vom restlichen Tagesablauf wahrzunehmen. Im Prinzip geht es darum, eine achtsame innere Haltung zu entwickeln, möglichst oft achtsam bei dem zu sein, was man gerade tut. Oder, wie einer meiner ZEN-Lehrer es etwas rustikal ausdrückte: »Achtsamkeit heißt, nicht auf dem Klo Zeitung lesen.«

Man kann die folgenden Übungen mehrfach am Tag durchführen. In der Praxis hat es sich bewährt, sich einen Reminder zu setzen, beispielsweise einen kleinen Weckton im Handy, der zu unregelmäßigen Zeiten zur Übung aufruft.

- Atemübung: Da, wo ich gerade bin, meinen Atem drei Minuten oder zehn Atemzüge lang beobachten, nichts verändern, nichts bewerten, nur beobachten und dabei bleiben. Wenn der Geist abschweift (und das tut er anfangs ziemlich sicher), ihn einfach sanft wieder zum Atem zurückholen.
- Mini-Body-Scan: Da, wo ich gerade bin, die Körperhaltung beobachten, sozusagen eine »Momentaufnahme«. Ich gehe vom Scheitel bis zur Sohle durch meinen ganzen Körper und spüre aufmerksam alle Körperregionen. Sollte einmal in der Gruppe angeleitet worden sein.
- Warteübungen: Kurze Achtsamkeitsübung an der roten Verkehrsampel, in der Warteschlange, während der Werbepause: dazu kann ich die Atemübung verwenden, den Mini-Body-Scan o.Ä., oder auch einfach nur freischwebende Achtsamkeit (was nehme ich gerade wahr mit allen meinen Sinnen, was höre ich, sehe, rieche, spüre ich?)

Achtsamkeit am Morgen

Am besten wählen Sie eine Tätigkeit, die Sie jeden Tag nach dem Aufstehen tun, zum Beispiel Zähneputzen (es eignet sich auch Duschen, Rasieren, Socken anziehen etc.). Dies ist etwas, das man normalerweise sehr automatisiert tut, man muss über die Ausführung nicht mehr groß nachdenken. Nun versuchen Sie es so zu tun, als ob Sie es zum ersten Mal täten, als ob jede Bewegung Ihnen völlig neu wäre (kleiner Tipp: man kann auch als Rechtshänder die linke Hand benutzen und umgekehrt, dann ist automatisch der Bewegungsablauf »neu«). Richten Sie Ihre ganze Aufmerksamkeit auf die Ausführung des Zähneputzens, auf jede einzelne Bewegung. Beobachten Sie, was Sie dabei wahrnehmen können. Was spüren Sie in der Hand, im Mund, was schmecken Sie, was riechen Sie, was spüren Sie, was hören Sie?

Wenn Ihre Gedanken abschweifen, nehmen Sie das zur Kenntnis und bringen Sie Ihre Aufmerksamkeit sanft wieder zurück zum Zähneputzen. Sie werden merken, dass Ihre Aufmerksamkeit immer wieder wandert. Das macht nichts, Sie nehmen es einfach freundlich zur Kenntnis und kehren wieder zum Zähneputzen zurück.

Achtsamkeit im Haushalt

Wählen Sie eine Tätigkeit, die Sie üblicherweise automatisch ausführen, etwas, das »man halt einfach erledigen muss«. Zum Beispiel den Kaffeebecher abwaschen.

Beginnen Sie damit, ganz achtsam das Wasser aufzudrehen. Konzentrieren Sie sich mit allen Ihren Sinnen darauf. Wie hört sich der Wasserstrahl an? Betrachten Sie ihn ganz genau, wenn Sie die Hand drunter halten, um die Temperatur zu prüfen: Wie fühlt sich das Wasser auf Ihrer Haut an, können Sie vielleicht auch etwas hören oder riechen?

Dann nehmen Sie den Kaffeebecher ganz achtsam in die Hand, spüren Sie, wie sich das Material in Ihrer Hand anfühlt, hart, kalt, und spüren Sie auch die Muskelspannung in Ihrer Hand, wenn Sie den Becher halten. Achten Sie auf die Farbe und die Form des Kaffeebechers. Achten Sie darauf, wie sich das Spülschwämmchen oder die Spülbürste in Ihrer Hand anfühlen, und spüren Sie, wie es sich anfühlt, wenn Sie mit dem Schwämmchen über den Becher wischen. Welche Muskeln können Sie in Ihrer Hand und Ihrem Arm und vielleicht auch in Ihren Schultern und Ihrem Hals spüren? Achten Sie auch auf alle Geräusche, die Sie wahrnehmen können.

Versuchen Sie mit allen Ihren Sinnen beim Abspülen zu bleiben. Wenn andere Gedanken auftauchen (was normal ist und unweigerlich passieren wird), wenn Langeweile oder Frustration auftauchen, nehmen Sie auch dies ganz entspannt zur Kenntnis und bringen Sie Ihre Aufmerksamkeit sanft und freundlich zurück zu Ihrer Aufgabe. Sie werden vermutlich feststellen, dass Ihre Aufmerksamkeit abwandert. Das macht nichts, Sie haben deswegen die Aufgabe nicht »falsch« gemacht. Der menschliche Geist wandert, das ist ganz natürlich. Sobald Sie merken, dass dies gerade wieder passiert, nehmen Sie es einfach zur Kenntnis und lenken Sie Ihre Aufmerksamkeit wieder auf die aktuelle Tätigkeit.

Es kann sein, dass die Tätigkeit bei den ersten Achtsamkeitsübungen erst einmal ein bisschen länger dauert, das ist am Anfang ganz in Ordnung, es erleichtert die Achtsamkeit. Man muss aber eine Tätigkeit nicht unbedingt langsamer ausführen, um dabei achtsam zu sein. Ziel ist es, wie gesagt, eine Alltagspraxis der Achtsamkeit zu entwickeln.

6.7 Kernprozess 4: Selbst-als-Kontext – Die Ebenen des Selbst

Sei du selbst! Alle anderen Rollen sind bereits vergeben.
(Oscar Wilde)

Selbst-als-Kontext: Das Beobachter-Selbst – eine transzendente und stabile Ebene des Selbst

Vor der Gruppe: Einführung und Grundprinzipien

Was bedeutet Selbst-als-Kontext?

Dies ist für viele Therapeutinnen und Klientinnen der schwierigste und zunächst mysteriöseste Prozess. Und auch in der ACT-Literatur wird dieser Prozess nicht einheitlich und auch oftmals leider nicht ohne weiteres verständlich beschrieben. Die oftmals sperrigen Bezeichnungen und unterschiedlichen Übersetzungen für die verschiedenen Selbst-Ebenen machen den Zugang auch nicht einfacher. Dabei ist es meiner Ansicht nach ein ganz zentraler Prozess, wenn nicht der wichtigste überhaupt, betrifft er doch das gesamte Erleben und Sich-Verorten der Person in der Welt und damit den Kern des Selbst. Unser Selbstbild hat einen immensen Einfluss darauf, wie wir unsere Beziehungen und unsere Umwelt gestalten, wie wir unser Leben leben. Wie wir uns selbst erfahren, erleben und »etikettieren«,

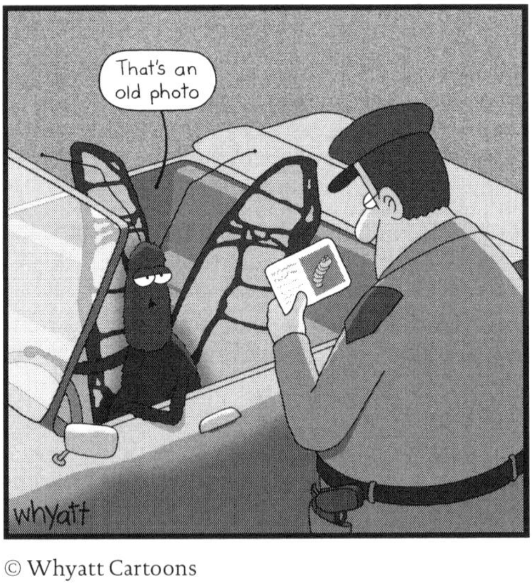

© Whyatt Cartoons

bestimmt letztlich die Qualität unseres Seins. Oftmals engen wir uns hier unnötig ein, wenn wir unser Selbst auf wenige Kategorien einschränken und uns darüber definieren (»Ich bin dumm«, »Ich bin faul«, »Ich bin schwierig«, »Ich bin dünn«, »Ich bin schlau«, »Ich bin wertlos«). Selbstverständlich sind wir immer noch sehr viel mehr als das. Bei diesem Kernprozess geht es darum, mit allen Ebenen des Selbst in Kontakt zu kommen, von einer stabilen Basis aus, um unseren Handlungsspielraum zu erweitern, also das, was wir uns erlauben zu tun oder nicht zu tun – und letztlich, wer wir uns erlauben zu sein.

Bin ich noch derselbe, der ich bei meiner Geburt, vor einem Jahr, vor fünf Jahren, vor 20 Jahren war?

Die ACT unterscheidet drei verschiedene Erlebens-Ebenen des Selbst, hier zunächst ein kurzer Überblick:

- **Selbst als Konzept (konstruiertes Selbstbild)**

Diese Ebene birgt aus ACT-Sicht potenziell die meisten Probleme. Kurz gesagt könnte man es die (konstruierte) Selbst-Identität nennen. Wir verstehen hierunter ein Konstrukt, das wir von uns erschaffen haben. Wir neigen dazu bzw. haben gelernt, uns über bestimmte Eigenschaften zu definieren. Dies beginnt mit der Zuordnung zu bestimmten Kategorien und geht weiter mit allen Überzeugungen, mit denen wir uns selbst beschreiben, wer wir sind (Mann/Frau, klug/dumm, dick/dünn, depressiv, schüchtern, blond, deutsch, sportlich, ungeschickt usw.). Dies ist die Geschichte, die wir uns über uns selbst und unser Leben erzählen, jeden Tag wieder. Und manches davon ist »Fake News«. Und manches nicht. Aber auch hier geht es nicht in erster Linie darum, was wahr oder unwahr ist, sondern um die Funktionalität. Was hier passiert, ist, dass wir uns mit diesen Zuschreibungen selbst in verbale Schubladen stecken, wir kleben uns damit sozusagen selbst Etiketten auf (»labeled self«). Diese Etiketten oder Zuordnungen können sehr einschränkend wirken, wenn wir mit dem jeweiligen Aspekt des Selbst verschmolzen sind und dadurch unsere Erlebens- und Handlungsmöglichkeiten einschränken. So kann die Fusion mit Selbst-Etiketten wie »Ich weiß, ich bin schwierig«, »Ich war schon immer so«, »Ich bin immer die Beste«, »Ich bin halt cholerisch veranlagt« problematisch sein, wenn sie zur Folge haben: »Ich tue dies/kann dies nicht tun, weil ich eben xyz bin/weil ich schon immer so war …« Das kann dann wie ein persönliches Gefängnis sein oder auch als Entschuldigung verwendet werden, um nicht ins Tun kommen zu müssen, um nichts verändern zu müssen. Natürlich kann im Einklang mit unserer (eingeschränkten) Identität zu handeln auch Vorteile haben – zum Beispiel ist man für das Umfeld vorhersehbarer und damit verlässlicher, und auch für einen selbst sind bekannte und gewohnte Handlungsweisen angst- und unsicherheitsreduzierend. Die Kehrseite ist aber: Verhaltensweisen, die nicht dazu passen, werden von vornherein ausgeschlossen. Und natürlich kann auch in der Therapie ein »Ich kann nicht, weil ich ja schon immer so war …« prima zur Vermeidung jeglicher Veränderung benutzt werden, also um sich (mehr oder weniger) bequem darauf auszuruhen und nicht ins Handeln kommen zu müssen.

Selbst-als-Kontext (Beobachter-Selbst)

Das Selbst-als-Kontext könnte man auch den inneren Beobachter nennen. Dahinter steht das Erleben eines transzendenten Selbst, ein kontinuierliches und stabiles Selbsterleben (»sense of self«). Es beinhaltet die Fähigkeit, einen stabilen und gleichzeitig flexiblen Standpunkt einzunehmen, eine Perspektive, von der aus wir alles betrachten können. Und nicht umsonst sprechen wir hier von einer Fähigkeit, denn es ist keine Eigenschaft, die man eben hat oder nicht, es ist eine Fähigkeit, über die wir alle verfügen, die allerdings manchmal etwas verschüttet ist und wieder zum Leben erweckt werden muss.

Wir alle haben die Fähigkeit, unsere Aufmerksamkeit auf inneres Erleben wie Gedanken, Gefühle und Empfindungen zu lenken. Wir können uns sowohl beim Denken als auch bei anderen Tätigkeiten zuschauen. Während Sie diese Zeilen lesen, können Sie wahrnehmen und beobachten, wie Sie diese Zeilen lesen, Sie sind sich dessen bewusst – und Sie sind sich dessen bewusst, dass Sie sich bewusst sind. Diese Selbstaufmerksamkeit ist auch der Schlüssel zur Achtsamkeit. Vor allem für Klientinnen, die mit ihrem inneren Erleben nur eingeschränkt in Kontakt sind, ist es hilfreich, (wieder) in der Lage zu sein, diesen konstanten Strom an inneren Ereignissen wahrzunehmen und zu beschreiben.

Die Ebene des Selbst, das alles beobachtet, ist beständig und stabil über die Zeit, sie ist immer da, sie ist ein Standpunkt/Ort/Perspektive, von dem aus sich Gefühle, Gedanken und Empfindungen wertfrei wahrnehmen lassen (»Ich bin mehr als mein Schmerz, meine Angst, mein Symptom«).

Selbst als Prozess (Selbst als Bewusstsein oder Selbstaufmerksamkeit)

Diese Ebene wird oftmals mit dem Selbst als-Kontext verwechselt, ist jedoch nicht damit gleichzusetzen. Selbst-als-Prozess ist die Ebene des permanenten Bewusstseinsstromes, des fortlaufenden inneren Erlebens (Sinneswahrnehmungen, Gedanken, Gefühle, Impulse etc.).

Selbst-als-Kontext ist dagegen das bewusste Wahrnehmen dessen und das

Wahrnehmen dieses Wahrnehmens, man könnte es vielleicht als den Beobachter des Beobachters beschreiben oder den Ort oder Standpunkt, von dem aus dieses Wahrnehmen geschieht, manche Leute finden dies allerdings eher noch verwirrender.

So, wenn ich Sie jetzt noch nicht völlig verwirrt habe, möchte ich Ihnen noch eine schöne Metapher aus dem Buddhismus zu den drei Ebenen des Selbst erzählen. Stellen Sie sich vor, Sie haben eine Taschenlampe, bei der Sie den Lichtkegel variieren können. Nun leuchten Sie in einen vollkommen dunklen Raum hinein. Sie sehen im Lichtkegel der Lampe einige Gegenstände, vielleicht einen Stuhl, einen kleinen Tisch, auf dem eine Vase mit Blumen steht. Dann variieren Sie den Lichtkegel und leuchten auch in verschiedene Ecken des Raumes. Je nachdem, wohin das Licht fällt, können Sie unterschiedliche Dinge erkennen. Die Gegenstände, die Sie wahrnehmen, entsprechen dem Selbst-als-Konzept. Der Lichtstrahl entspricht dem Selbst-als-Prozess (kontinuierlicher Strom des Bewusstseins und der Wahrnehmung). Der Lichtstrahl kommt dabei immer von derselben Quelle, der Taschenlampe. Und diese entspricht dem Selbst-als-Kontext.

Ziele

Hinter dem Kernprozess Selbst-als-Kontext stehen zwei Ziele: Einerseits die Fähigkeit, flexible Perspektiven des Selbst einzunehmen, andererseits einen sicheren Boden zu schaffen durch das Wahrnehmen eines kontinuierlichen Selbst (»larger self«).

Also was jetzt – flexibel oder kontinuierlich? Da haben wir es schon, auf den ersten Blick ein kompliziert anmutendes Konzept. Doch es ist nur auf den ersten Blick ein Widerspruch, ich versuche es im Folgenden deutlicher zu machen:

Es geht darum, sich (1) aus nicht hilfreichen Aspekten des Selbst-als-Konzept flexibel und je nach Kontext lösen zu können und gleichzeitig (2) durch das Erleben eines stabilen Selbst die Möglichkeit zu schaffen, sich auf emotional schwierige Aspekte der Therapie (und des Lebens) einlassen zu können.

Im Therapieprozess arbeiten wir in erster Linie mit dem Selbst-als-Kontext als einem Ort bzw. Standpunkt, von dem aus wir unser Erleben beobachten können, ohne uns darin zu verfangen. Das Erleben des Selbst-als-Kontext ermöglicht den Klientinnen einen festen Standplatz, die Wahrnehmung eines stetigen Selbst, das auch von schwierigen und schmerzvollen Gefühlen, Gedanken und Erfahrungen in seinem Kern nicht bedroht werden kann. Wir erschließen uns damit gewissermaßen einen psychischen Raum, der ein sicheres, dauerhaftes Fundament bietet, von dem aus wir unsere Gedanken und Gefühle beobachten, da sein lassen und akzeptieren können, ohne von ihnen überwältigt zu werden. Damit wird erlebbar, dass Gefühle und sonstiges innerpsychisches Erleben einem nichts anhaben können: Erfahrungen, Bewertungen, Gefühle, Gedanken, Erinnerungen etc. sind *vorübergehende* und *sich ständig wandelnde* Prozesse unseres Selbst (»Ich bin mehr als meine Angst/Depression/Wut«).

Stabiles Selbsterleben entsteht dabei aus dem Einnehmen unterschiedlicher Perspektiven einerseits und dem bewussten Erleben, was dabei gleichbleibt, andererseits. Erlebbar wird dies z. B. bei der Übung des »Ich in verschiedenen Lebensabschnitten« (s. Übungen): Was uns im vergangenen Monat, vor einem Jahr, vor fünf oder 20 Jahren beschäftigt hat, ist heute meist ohne Bedeutung. Und was uns jetzt beschäftigt, wird vermutlich in wenigen Wochen, einigen Monaten, in einem Jahr sinnlos und vergessen sein. Der Beobachter (Selbst-als-Kontext) aber ist derselbe. Bin ich also noch dieselbe, die ich im Alter von 3, 5, 12, 25, 40, 65 war bzw. sein werde?[34]

So, alle Unklarheiten beseitigt? Gut, dann kann ich ja noch einen draufsetzen mit einer kurzen Auflistung der häufigsten problematischen Selbstkonstellationen:[35]

1. Das etikettierte Selbst (»Labeled Self«).

Je mehr wir mit kategorialen Zuschreibungen (Selbst-Etiketten) fusionieren, umso problematischer wird unser Leben, und zwar egal, ob diese Etiketten positiv oder negativ sind. Warum? Weil wir anfangen, daran zu glauben und diese »Geschichten«, die wir uns permanent über uns selbst erzählen, uns schließlich vorschreiben, was wir zu tun und zu lassen haben. Auch ein vermeintlich positives Etikett kann dabei den Handlungsspielraum einschränken und Probleme bereiten (z. B. »Ich bin eine gute Mutter« kann ungeheuren Druck erzeugen, denn ich muss ja dann in meiner Rolle als Mutter, in meinem Mutter-Selbst, ständig perfekt sein, um dieser Rolle gerecht zu werden). Und nicht zuletzt benutzen viele Menschen diese Etiketten auch als Vermeidung: »Ich kann das nicht tun, weil ich selbstunsicher bin«, »Ich bin inkompetent …« (deshalb muss ich diese Aufgabe gar nicht erst beginnen).

---

34 Die meisten Zellen des menschlichen Körpers erneuern sich nach derzeitigem Stand der Wissenschaft zwischen einigen Wochen und mehreren Jahren. Mit einigen Ausnahmen ist nach rund vier Jahren der Zellvorrat eines Menschen ersetzt. Man könnte sich fragen: Sind wir dann noch dieselben?

35 Diese Aufstellung habe ich in großen Teilen von Russ Harris (2013, 2020) übernommen.

2. Das unterentwickelte Selbst
Manche Klientinnen scheinen wenig von sich selbst zu wissen und wirken orientierungslos (»Ich weiß nicht, wer ich bin«, »Da ist nur so eine Leere«, »Ich habe keine Werte«, »Ich habe gar kein Bild von mir«). Viele fühlen eine innere Leere, selbst wenn sie ein nach außen »erfolgreiches« Leben führen. Dies finden wir etwa bei emotional-instabilen Klientinnen.

3. Das entfremdete Selbst (»Disconnected Self«)
Diese Klientinnen spüren sich selbst und andere wenig, haben meist wenig Empathie, wenig authentische Fähigkeiten zum Perspektivwechsel und können keine erfüllenden Beziehungen eingehen. Man findet dies bei Klientinnen aus dem autistischen Spektrum oder auch bei narzisstischen Persönlichkeiten.

Bei all diesen Selbst-Konstellationen können wir prima mit dem Selbst-als-Kontext arbeiten und damit die Voraussetzung für einen flexiblen Umgang mit den Selbst-Konzepten schaffen.

Warum scheint der Kernprozess Selbst-als-Kontext so schwierig oder ungreifbar, und wie kann man am besten damit umgehen? Meiner Erfahrung nach ist die Arbeit mit dem Selbst-als-Kontext oftmals eine Gratwanderung zwischen pragmatischer therapeutischer Arbeit (wie der Arbeit mit dem Beobachter-Selbst: Die Klientin lernt, ihre Gedanken, Gefühle etc. wahrzunehmen und wertfrei zu beobachten) und komplexeren Fragen, die ins Existenziell-Philosophische hineingehen (Wer ist denn dann der Beobachter? Wer macht mich denn dann überhaupt aus? Was ist denn das »Selbst«?). Hier kann man sich schnell unsicher fühlen oder das Gefühl haben, den Boden unter den Füßen zu verlieren. Es ist deshalb kein Fehler, sich als Therapeutin mit diesen Fragen persönlich auseinanderzusetzen. Was natürlich nicht bedeutet, dass man ein komplettes Philosophiestudium absolvieren muss oder sich zuerst zur »Erleuchtung« hinmeditieren muss. Es bedeutet vielmehr (wieder einmal), mit Unsicherheiten, unbeantwortbaren Fragen, existenziellen Dilemmata und ohne schnelle und gute Lösungen leben zu müssen.

Ich selbst führe diesen Kernprozess gerne frühzeitig ein (wie gesagt gibt es ja keine feste Reihenfolge), weil er eine Reihe anderer Prozesse fördert. So ist zum Beispiel flexible Aufmerksamkeit, die der Achtsamkeit zugrunde liegt, viel einfacher, wenn die Klientin den Unterschied zwischen ihren Gedanken und dem »Denker« oder zwischen ihren Gefühlen und dem »Fühlenden« (»Ich habe Gefühle, bin aber nicht meine Gefühle«) bereits erlebt und erfahren hat. Auch seine eigenen »Monster« einzuladen und da sein zu lassen, ist viel einfacher, wenn es einen sicheren Standpunkt (ein »larger self«) gibt, von dem aus man das tun kann. Daher spricht aus meiner Erfahrung vieles dafür, diesen Prozess frühzeitig einzuführen. Da Arbeit mit dem Selbst-als-Kontext den Perspektivwechsel fördert, kann man beobachten, dass es den Klientinnen immer häufiger gelingt, nicht mehr in ihrem schwierigen inneren Erleben gefangen zu sein, sondern die Position des Schachbretts (s. Übungen) einzunehmen. Generell fördert es die Fähigkeit, nicht mehr so in sich selbst verstrickt zu sein. Ein eindeutiges Erfolgskriterium ist hier, wenn es den Klientinnen gelingt, über sich selbst zu lachen.[36]

Therapeutische Grundhaltung

Zuerst einmal ist es wichtig, als Therapeutin selbst keine Angst vor dem »berüchtigten« Kernprozess des Selbst-als-Kontext zu haben. Achten Sie auf mögliche kognitive Fusionen, die Sie selbst diesbezüglich haben, und auf eigene Vermeidungstendenzen. Nehmen Sie sich die Zeit, die Selbsterfahrungsübungen zu machen. Wenn Sie in der Gruppe »ins Schleudern« geraten, halten Sie inne, ankern Sie sich und bieten Sie der Gruppe ein gutes Therapeutinnenmodell durch Selbstöffnung (»Da hab' ich mich doch gerade bei der Erklärung etwas verstrickt, scheint ein verzwicktes Konzept zu sein, versuchen wir's nochmal, oder wollen wir einfach eine Übung dazu machen?«)

Die Grundhaltung unseren Klientinnen gegenüber ist, dass jede Klientin in ihrem Selbst »ganz« ist. Unabhängig davon, wie die Klientin sich gerade sieht, unabhängig vom Verhalten, das die Klientin gerade zeigt – und das durchaus in ihrem Kontext gerade dysfunktional sein kann –, hat die Klientin dieses kontinuierliche Selbst, das in seinem Kern ganz ist.

Vorbereitung für die Therapeuten

- Zunächst einmal müssen wir uns als Therapeutinnen klar werden, warum wir mit dem Selbst-als-Kontext arbeiten, also was dieser Kernprozess überhaupt soll. Sich damit auseinanderzusetzen ist wichtig, um nicht in die Vermeidung

36 »A great source of human suffering is the tendency to take ourselves too seriously, and taking oneself more lightly through the application of humor, irony, and paradox is generally a healthy life sign.« (Hayes, Strosahl & Wilson, 2012).

zu fliehen (»Ach, den Prozess lass ich mal weg, wird schon auch so funktionieren«). Um authentisch damit arbeiten zu können, muss der Prozess erst einmal für uns selbst Sinn ergeben. Machen Sie sich daher eingehend mit dem Prozess vertraut, am besten auch mit den Erfahrensübungen, und stellen Sie sich die Fragen:
Wozu genau arbeite ich mit diesem Prozess? Mit welchem Ziel setze ich ihn ein?

- Wie wird dieser Prozess meiner Klientin helfen (bei ihrer Problematik, ihrer Depression, ihren Ängsten, ihrer Beziehungsgestaltung etc.)?
  - Es ist wichtig, dass es für die Klientin mit ihrem Problem eine Relevanz hat – und die kann es nur erreichen, wenn es eine Relevanz für Sie hat.

- Überlegen Sie sich, mit welchen Selbstkonzepten Sie selbst verschmolzen sind. In welchen Kontexten erzählen Sie sich welche Geschichten über sich selbst? In welchen Situationen und mit welchen Personen ziehen Sie welche Etiketten heraus und kleben sie sich auf die Stirn? Halten Sie immer wieder inne und beobachten Sie, welche Selbstkonzepte wann aktiv sind (z. B. gute/schlechte Therapeutin).[37]
- Suchen Sie sich ein bis zwei der Übungen aus diesem Kapitel aus, die Sie in der Gruppe durchführen möchten, und probieren Sie sie vorher selbst, evtl. mit einer Kollegin/Freundin, aus. Zum Beispiel die Übung zum guten/schlechten Selbst oder zur konstanten Beobachterin. Damit machen Sie einerseits die Erfahrung, wie sich die Übungen anfühlen, was Sie dabei erleben, andererseits erhalten Sie damit mehr Sicherheit in den Formulierungen, der Durchführung etc., und Sie finden den Stil, der zu Ihnen passt.
- Denken Sie an die Klientin, die Sie derzeit am meisten herausfordert. Schreiben Sie in wenigen Sätzen auf, was die Arbeit mit dieser Klientin für Sie so schwierig macht. Lassen Sie dann die schwierigste Therapiesituation, die Sie mit dieser Klientin erlebt haben, vor Ihrem geistigen Auge entstehen. Formulieren Sie, was genau das Schwierigste für Sie daran war (welches Verhalten hat die Klientin gezeigt, wie haben Sie sich gefühlt, welche Impulse hatten Sie etc.). Jetzt machen Sie einen Perspektivwechsel: Was hat Ihre Klientin in dieser Situation gedacht, gefühlt? Können Sie ihre Gedanken denken? Können Sie ihren Kampf in dieser Situation nacherleben? Wie hat die Klientin Sie erlebt? Nun gehen Sie noch einen Schritt weiter und machen Sie einen zeitlichen Perspektivwechsel: Überlegen Sie, wann und wo Ihre Klientin diese Denk- und Verhaltensmuster

37 Hier ist auch der kleine YouTube-Film »Our Common Fate« recht aufschlussreich.

gelernt hat (oder gelernt haben könnte, wenn Sie noch nicht genügend über ihre Biografie wissen). Versuchen Sie sich in diese Zeitspanne zu begeben und zu erleben, wie die Welt zu diesem Zeitpunkt für die Klientin aussah. Was hat sie damals erlebt? Was hat sie gefühlt, gedacht, getan?
Und was wäre passiert, wenn Sie selbst in genau diesen Umständen gelebt hätten, mit genau denselben Lernerfahrungen, hätten Sie dann womöglich ähnliche Denk- und Verhaltensweisen entwickelt? Lassen Sie sich für diese Übung ausreichend Zeit, es ist wichtig, sich wirklich hineinzuversetzen, nicht nur analytisch darüber nachzudenken.

- Wenn Sie Achtsamkeitsübungen praktizieren, nehmen Sie dabei von Zeit zu Zeit wahr, wer da gerade wahrnimmt. Dasselbe gilt im Alltag, beispielsweise während Sie gerade diese Zeilen lesen: Können Sie sich dabei wahrnehmen, wie Sie gerade diese Zeilen lesen? … und sich wahrnehmen, wie Sie sich dabei wahrnehmen? Etablieren Sie das Selbst-als-Kontext in Ihrem Leben.

In der Gruppe – Los geht's

Hilfreiche Requisiten

Ein großes Schachbrett mit allen Figuren, Fotos eines Lebensweges (also verschiedene Stadien des Lebens, Geburt, Einschulung, 18. Geburtstag etc.)

Vorschläge zur Einstimmung

- Die Ich-bin-Übung (s. Übungen)
- Die innere Beobachterin (s. Übungen
- Film »Our Common Fate« (auf YouTube)

Zentrale Inhalte

- Die verschiedenen Ebenen des Selbst erfahrbar zu machen:
  Einerseits einen sicheren Boden zu schaffen durch das Wahrnehmen eines kontinuierlichen Selbst (»larger self«), andererseits die Fähigkeit zu fördern, flexible Perspektiven des Selbst einnehmen zu können.
- Die *Erfahrung* zu machen: Es gibt einen Unterschied zwischen den Gedanken und dem »Denker«, zwischen den Gefühlen und dem »Fühlenden«, den Erinnerungen und dem »Erinnerer« usw.
- Selbst-als-Kontext wahrnehmen und erfahren: Es gibt ein kontinuierliches Selbst, das wahrgenommen werden kann als eine Erfahrung des »Ich-Hier-Jetzt«. Dieses Beobachter-Selbst umschließt alle unsere Erlebnisse, Erinnerun-

gen und Erfahrung und ist ganz verschieden von der »Geschichte«, die wir uns über uns selbst erzählen. Das eine ist unmittelbares Erleben, das andere »storytelling«.

- Erfahren und bewusstes Erleben des konzeptualisierten Selbst. Betrachtet die Klientin sich als gestört, dumm, schwach, kaputt, ängstlich, depressiv? Worüber definiert sie sich (Körper, Beruf, bestimmte Rollen, Diagnosen?) Wie sehr ist sie mit ihrem Selbstbild verschmolzen? Und wie und wo schränkt sie das ein?
- Um dann erleben zu können, dass es die Möglichkeit gibt, sich von diesen Etiketten zu lösen und zu erfahren, dass das Selbst noch sehr viel mehr umfasst.
- Einen sicheren Standpunkt/Ort in sich zu entdecken, von dem aus man den ganzen »inneren Sturm«, das ganze innere Erleben beobachten kann, ohne sich darin zu verfangen oder davon bedroht oder überwältigt zu werden. Man kann mit diesem Selbst-als-Kontext jederzeit Kontakt aufnehmen.
- Stabiles Selbsterleben entsteht aus dem Einnehmen unterschiedlicher Perspektiven, je nach Kontext, und dem bewussten Erleben, was sich dabei verändert und was dabei gleichbleibt.

Gute Frage!

- Können Sie wahrnehmen, wie Sie mir dies jetzt gerade erzählen? Und können Sie dabei gleichzeitig wahrnehmen, dass ich Sie anschaue und dass Sie in diesem Sessel sitzen? Und können Sie gleichzeitig wahrnehmen, was Sie jetzt gerade über meine Fragen denken? Und sich dabei beobachten, wie Sie dies wahrnehmen? Es gibt also einen Teil in Ihnen, der das alles beobachten kann und der beobachten kann, wie Sie sich beobachten.
- Treten Sie innerlich einen Moment lang zurück und schauen Sie, wie Sie von Ihrem Beobachter-Selbst aus darauf blicken können, schauen Sie, wie Sie das Schachbrett (s. Übungen) sein können.
- Während Sie xyz wahrnehmen, seien Sie sich bewusst, dass Sie gerade xyz wahrnehmen, und nehmen Sie wahr, dass Sie dies gerade wahrnehmen.
- Wenn Sie jetzt von diesem Konzept verwirrt sind, können Sie Ihre Verwirrung wahrnehmen? Und können Sie sich dabei beobachten, wie Sie gerade hier sitzen und Ihre Verwirrung wahrnehmen? Das ist das Beobachter-Selbst.

Gruppengelegenheiten – Wie kann ich die Gruppe nutzen?

Im Prinzip greifen hier ähnliche Gruppen-Vorteile wie beim Kernprozess der Defusion (s. ebd.). Zusätzlich kann man in der Gruppe wunderbar herausarbeiten, dass das Selbst-als-*Konzept* etwas Erlerntes und Konstruiertes ist, das durch unsere Lebens- und Lerngeschichte, unsere Familie, unser Umfeld, unsere Kultur usw. entstanden ist – wir alle haben ein solches konstruiertes Selbst. Dies ist für manche Klientinnen leichter zu verstehen und anzunehmen, wenn sie die diesbezügliche therapeutische Gruppenarbeit exemplarisch bei einer anderen Klientin beobachten können.

Umgang mit Stolpersteinen

- **Verstrickung in philosophische Fragen** (»Wer bin ich denn dann, was ist denn jetzt mein Ich?«). Diese Fragen von Klientinnen tauchen gelegentlich auf und können (müssen nicht) eine Art der kognitiven Vermeidung darstellen. Solange ich mich mit philosophischen Hintergründen beschäftige, ist das recht bequem und ich muss nicht ins Handeln kommen und keine Veränderung einleiten. Auch kann ich durch allgemein-philosophische Fragestellungen dem Hinschauen auf schmerzliche persönliche Aspekte ausweichen.
  Wenn Klientinnen dieses Thema eher philosophisch-existenziell angehen, muss das jedoch keinesfalls zwingend eine Vermeidungsstrategie sein. Das sollte sorgfältig exploriert werden (so die Zeit in der Gruppe es zulässt), womöglich stehen echte existenzielle Fragestellungen und Themen dahinter. Manche Klientinnen sind ernsthaft an philosophischen und existenzialistischen Fragestellungen interessiert – die ja durchaus auch in der ACT, z.B. im Rahmen der Wertearbeit, ihre Relevanz und ihren Stellenwert haben. Durch den Kernprozess Selbst-als-Kontext werden viele Klientinnen angeregt, sich mit diesen Fragen zu beschäftigen. Dann muss jede Therapeutin selbst entscheiden, inwieweit sie sich dazu berufen und in der Lage fühlt und inwieweit es an dieser Stelle im Therapieprozess Sinn ergibt, sich tiefer damit auseinanderzusetzen. Im Rahmen einer strukturierten Gruppe bleibt dafür leider meist zu wenig Raum.
- **Schutzfunktion**. Ein starres Selbstkonzept bremst zwar einerseits Veränderung (»Ich war schon immer so«, »Das liegt halt an meiner Erziehung«) – bietet andererseits natürlich auch einen Schutz davor, angstinduzierende neue Wege einzuschlagen. Daher empfiehlt sich auch hier ein behutsames, an das Tempo der Klientin angepasstes Vorgehen, um ihr nicht ohne Sicherheitsnetz ihr gewohntes Selbstbild zu entziehen, ihr nicht quasi den Teppich unter den Füßen wegzuziehen.
- **Fusion mit »positivem« Selbstkonzept.** Das kann eine Form von »positive thinking« sein oder auch positive Selbstverbalisation (wobei Letztere selbstver-

ständlich auch funktional sein kann, nur eine starre und unflexible Verschmelzung ist dysfunktional). »Wenn ich jetzt mein negatives Selbstkonzept durch ein positives ersetze, dann steigt mein Selbstwert und dann kann ich es besser …« – Vorsicht Falle! Erstens funktioniert das so nicht, und zweitens kann ein (vermeintlich) positives Selbstkonzept genauso einengend wirken wie ein negatives. Es geht darum, einen flexiblen Standpunkt einzunehmen und mit keinem starren Selbstkonzept, sei es positiv oder negativ, *verschmolzen* zu sein. Es geht weniger um die Inhalte, sondern vielmehr um meine Beziehung zu diesen (ähnlich wie beim Kernprozess der Defusion).

- **Selbst-als-Kontext ist nicht dasselbe wie Achtsamkeit oder Defusion**. Manche Therapeutinnen erliegen der Versuchung, diesen Kernprozess zu »unterschlagen«, besonders am Anfang, wenn man sich selbst mit dem Prozess noch nicht so ganz sicher fühlt. Man denkt dann gerne, dass der Prozess der Achtsamkeit oder der Defusion ja so ähnlich ist und dass das dann auch schon ausreichen wird. Die Prozesse haben aber durchaus unterschiedliche Funktionen.
- Selbst-als-Kontext ist **kein Erleuchtungserlebnis**. Es geht auch nicht darum, besonders gut im Beobachter-Selbst zu werden, besonders oft das Schachbrett zu sein – auch das wäre dann wieder eine Verschmelzung mit einem Selbstkonzept und im schlimmsten Falle Missbrauch des Kernprozesses als neues Tool. Es ist also gut, wenn man als Therapeutin ein wachsames Auge auf solche subtilen Selbst-Bewertungs-Prozesse und Kontrollstrategien hat (auch, und nicht zuletzt, bei sich selbst).

Übungen

1. Die innere Beobachterin – das beständige Selbst **(auch als Audio: www.verhaltenstherapie-muenchen.de)**
2. Innere Beobachterin – Zwei Kurzversionen
3. Die Schachbrett-Metapher
4. Mein Selbstbild
5. Die »Ich bin«-Übung

Hausaufgaben

1. Meine Rollen
2. Mein Selbstkonzept
3. Mein Drehbuch

Übungen

1. Die innere Beobachterin – das beständige Selbst (auch als Audio)

Diese Übung zum Beobachter-Selbst kann man in unterschiedlicher Länge machen und man kann sie variieren und den Erfahrungen der Klientinnen anpassen. Es folgt ein eher kürzeres ausformuliertes Beispiel mit weiteren Anregungen, wie man die Übung verlängern kann, in Stichworten.

Wir machen jetzt eine Übung zum Beobachter-Selbst. Sie können bei dieser Übung nichts falsch machen, was immer Ihnen in den Sinn kommt, ist in Ordnung so. Finden Sie eine bequeme Körperhaltung und nehmen Sie einige entspannte Atemzüge ganz in Ihrem eigenen Rhythmus ... wenn Sie mögen, können Sie Ihre Augen schließen ... Richten Sie Ihre Aufmerksamkeit zunächst auf diesen Raum ... sehen Sie den Raum vor Ihrem inneren Auge, stellen Sie ihn sich vor und sehen Sie sich selbst, wie Sie in diesem Raum sitzen ... Wenden Sie jetzt Ihre Aufmerksamkeit hin zu Ihrem Körper und nehmen Sie wahr, wie Sie da sitzen ... nehmen Sie wahr, wo Ihr Körper den Stuhl berührt ... nehmen Sie wahr, ob irgendwo Anspannungen da sind in Ihrem Körper ... nehmen Sie alle Körperempfindungen wahr, die gerade da sind ... nun richten Sie Ihre Aufmerksamkeit auf die Gedanken, die Ihnen gerade durch den Kopf gehen ... beobachten Sie sie einfach einen Moment lang ... dann richten Sie Ihre Aufmerksamkeit auf alle Gefühle, die da sind ... nehmen Sie sie wahr, beobachten Sie sie ganz wertfrei ... Sie brauchen gar nichts weiter zu tun, nur zu beobachten ... und dann nehmen Sie wahr, dass es diesen Teil in Ihnen gibt, der das gerade alles beobachtet ... der die Empfindungen, die Gedanken, die Gefühle wahrnehmen kann ... diesen Teil werden wir mal das Beobachter-Selbst nennen ... dieses Beobachter-Selbst kann gerade meinen Worten zuhören und sich selbst dabei beobachten, wie es meinen Worten lauscht ...

Richten Sie nun Ihre Aufmerksamkeit auf eine Situation, die Sie gestern erlebt haben ... es ist völlig gleichgültig, was für eine Situation das war ... jede Situation, die Ihnen in den Sinn kommt, ist in Ordnung ... vielleicht wie Sie gestern beim Frühstück saßen, vielleicht wie Sie zur Arbeit gefahren sind, vielleicht was Sie am Abend gemacht haben ... suchen Sie sich eine Situation von gestern aus ... und lassen Sie diese Situation vor Ihrem geistigen Auge entstehen ... schauen Sie sich geistig in dieser Situation um ... wo befinden Sie sich? ... sind Sie allein oder sind andere Menschen zugegen? ... was passiert um Sie herum? Was gibt es zu sehen, zu hören, zu fühlen, zu riechen? Wie ist die Atmosphäre? ... was denken Sie? ... welche Gefühle haben Sie? ... und während Sie sich daran erinnern, nehmen Sie wahr, dass ein Teil von Ihnen gestern in dieser Situation dies alles wahrgenommen hat ... Sie waren gestern in dieser Situation und jetzt sind Sie hier ... und dasselbe Selbst, das sich jetzt all dessen bewusst ist, was Sie gestern wahrgenommen haben, ist jetzt hier ... und war gestern dort ...

Richten Sie nun Ihre Aufmerksamkeit auf etwas, das Sie im letzten Jahr im Sommer erlebt haben ... vielleicht im Urlaub ... vielleicht auf einer Feier ... vielleicht aber auch ein schönes Erlebnis in der Natur ... jede Situation, an die Sie sich erinnern, ist in Ordnung ... lassen Sie die Situation vor Ihrem geistigen Auge entstehen ... was können Sie sehen, hören, riechen, fühlen, schmecken? ... lassen Sie sich Zeit ... welche Gedanken sind Ihnen durch den Kopf gegangen ... welche Gefühle waren da? ... und wenn alles für Sie ganz klar da ist, dann nehmen Sie sich einen Moment Zeit und registrieren Sie, dass es ein Teil Ihres Selbst war, der dies alles damals wahrgenommen hat ... Sie waren damals dabei und sind heute hier. Nun schauen Sie für sich, ob es da eine Kontinuität gibt zwischen dem Selbst, das sich heute jetzt gerade dessen bewusst ist, dies alles wahrgenommen zu haben, und dem Selbst, das sich damals dessen bewusst war, dies alles wahrzunehmen ...

... und wenn Sie nun etwas verwirrt sind, so ist dies auch in Ordnung ... und nehmen Sie wahr, dass Ihr Selbst diese Verwirrung wahrnehmen kann, jetzt gerade ...

...und nun richten Sie Ihre Aufmerksamkeit auf etwas, das noch viel weiter in der Vergangenheit zurückliegt, auf ein schönes, angenehmes Erlebnis, als Sie ungefähr sechs oder sieben Jahre alt waren ... gut, schauen Sie wieder mit Ihrem geistigen Auge um sich herum ... und nehmen Sie alles wahr, was damals war ... sehen Sie den Ort vor Ihrem geistigen Auge ... alle Personen, die da waren ... was passiert ist ... erinnern Sie sich an alles, was Sie sehen konnten, was Sie hören konnten, riechen, fühlen und schmecken ... an die Gedanken, die Sie hatten ... die Gefühle ... und seien Sie sich wieder dessen bewusst, dass ein Teil in Ihnen dies alles wahrgenommen hat ... dieses Beobachter-Selbst war damals dort und heute, jetzt gerade, ist es hier ... schauen Sie, ob dieser Teil, ob dieser Beobachter derselbe ist wie damals ... dieser Teil in Ihnen, der sich damals dessen bewusst war, was Sie wahrgenommen haben, und der sich heute dessen bewusst ist, was Sie damals wahrgenommen haben und was Sie heute gerade jetzt wahrnehmen ...

Ihr ganzes Leben lang waren und sind Sie Sie selbst ... egal, wo auch immer Sie waren, mit wem auch immer, in welchen Situationen, Sie haben das immer wahrgenommen und konnten sich auch dessen bewusst sein, dass Sie wahrnehmen ... das ist das Beobachter-Selbst ...

Betrachten Sie einen Moment lang vor Ihrem geistigen Auge Ihren Körper ... Ihr Körper wandelt sich ständig ... mal ist er gesund, mal ist er krank, mal ist er stark, mal ist er schwach ... einst waren Sie ein kleines Baby, jetzt sind Sie ein erwachsener Mensch ... alle Zellen in Ihrem Körper erneuern sich ständig, im Schnitt sind die meisten Zellen nur einige Jahre alt ... und doch ist es der gleiche Körper, und Sie können ihn wahrnehmen ...

Richten Sie nun Ihre Aufmerksamkeit auf Ihre Gedanken, auf alles, was Ihnen gerade durch den Kopf geht ... halten Sie an keinem Gedanken fest, lassen Sie sie einfach vorüberziehen und betrachten Sie sie dabei, wie in einem Film ... nehmen Sie wahr, dass sich die Gedanken ständig verändern, es ist ein kontinuierlicher Gedankenstrom ... Früher, als Sie noch ein Kind waren, als Sie noch zur Schule gegangen sind, hatten Sie vielleicht andere Gedanken ... seit wir heute hier in dieser Gruppe zusammensitzen, hatten Sie bereits alle möglichen Gedanken ... und auch jetzt ziehen viele verschiedene Gedanken durch Ihren Kopf ... und da ist der Beobachter, der diese Gedanken alle wahrnehmen kann ... Sie können sich beim Denken zuschauen ... das bedeutet, dass Sie nicht Ihre Gedanken sind, sondern dass Sie diese Gedanken haben und sie wahrnehmen können ... und Sie sind sich jetzt in diesem Moment bewusst, welche Gedanken Ihnen durch den Kopf gehen, und Sie können sie beobachten und sich gleichzeitig dessen bewusst sein, dass Sie Ihre Gedanken wahrnehmen können ...

An dieser Stelle kann man die Übung noch variieren oder verlängern, indem man Emotionen, Rollen, weitere Situationen etc. einfügt.

Ihr Leben enthält also ganz viele Dinge, Situationen, Gedanken, Emotionen, Empfindungen, Erinnerungen und so weiter ... und es gibt einen Teil in Ihnen, der dies alles Ihr ganzes Leben hindurch immer wahrnehmen kann ... all diese Dinge, die der Inhalt Ihres Lebens sind ... während Sie sich auf der Bühne Ihres Lebens befinden ... in dem Raum, in dem sich alle diese Inhalte befinden ... alle diese Dinge sind darin enthalten, aber Sie sind Sie ... egal was passiert, es gibt immer diesen Teil in Ihnen, dieses Beobachter-Selbst, das unverändert all das Treiben wahrnimmt ... schauen Sie all Ihre Erfahrungen Ihres Leben bis hierher an und nehmen Sie wahr, dass immer dieses Beobachter-Selbst da war und wahrgenommen hat, was passiert ... und seien Sie sich dessen bewusst, dass Sie sich gerade dessen bewusst sind ...

Obwohl Sie also die Welt in all diesen Situationen aus verschiedenen Perspektiven und mit unterschiedlichen Gedanken und Gefühlen erfahren, gibt es einen Teil in Ihnen, der dies alles wahrnehmen und beobachten kann, ein Selbst oder ein Ich, das immer da und präsent ist. Das gleiche Selbst, das da war, als Sie ein Kind waren, als Sie Ihre erste Arbeitsstelle angetreten haben, als Sie Ihren letzten Geburtstag gefeiert haben, als Sie gestern zu Abend gegessen haben, als Sie heute hier zur Gruppe

gefahren sind … es ist immer das gleiche Beobachter-Selbst, das während all dieser unterschiedlichen Erfahrungen auf diese Erfahrungen schaut. Es gibt eine Kontinuität zwischen dem Selbst damals und dort und dem Selbst jetzt und hier …
… jetzt halten Sie einen Moment inne und fragen Sie sich, wer das eigentlich ist, der immer da ist in Ihnen und alles beobachtet, egal in welcher Situation Sie sich befinden? … es ist ein Teil von Ihnen, der immer bei Ihnen ist, egal wie alt Sie sind, wo Sie sich befinden, was gerade in Ihrem Leben passiert …
… nehmen Sie sich nun zum Abschluss noch ein paar Atemzüge Zeit und schauen Sie einfach in sich hinein … was geht in Ihnen vor? … was können Sie gerade wahrnehmen? … beobachten Sie einfach alles, was gerade da ist … und seien Sie sich dabei ganz deutlich dessen bewusst, dass Sie gerade wahrnehmen können, wie Sie wahrnehmen und sich auch dessen wiederum bewusst sind …
Wer ist es, der da schaut? … ist es nur der Verstand? Wer ist es, der sich Ihres Verstandes bewusst ist? Wer ist dieses Selbst, das alles wahrnimmt? Dieses Beobachter-Selbst ist konstant und immer bei Ihnen … es ist wie ein ruhender Pol in all dem dauernden Wechsel … auch wenn er manchmal versteckt zu sein scheint, so ist er doch immer da.
Und wenn Sie nun gleich die Augen öffnen, um wieder hier in der Gruppe zu sein, dann machen Sie sich bewusst, dass es nicht nur Ihre Gedanken, Empfindungen, Gefühle, Erinnerungen usw. gibt, sondern dass »dahinter« noch das Beobachter-Selbst ist, welches das ganze innere Treiben ständig beobachtet.
Nun richten Sie Ihre Aufmerksamkeit wieder zurück in diesen Raum … und kommen Sie ganz in Ihrem eigenen Tempo wieder in den Raum zurück … öffnen Sie Ihre Augen, atmen Sie einige entspannte Atemzüge, strecken Sie sich, willkommen zurück …

Man kann diese Übung beliebig verlängern oder variieren, einige typische Situationen sind beispielsweise die Einschulung, der 18. Geburtstag, letztes Weihnachten, der Hochzeitstag, der letzte Geburtstag und so weiter. Ich persönlich gebe lieber keine spezifischen Daten (wie z. B. letztes Weihnachten) vor, um der Gefahr zu entgehen, dass gerade dieses Datum für die Klientin mit einem aversiven Erlebnis verknüpft ist. Man kann die Übung auch mit Rollen erweitern, beispielsweise die Elternrolle, Rolle als Freundin, als Tochter, berufliche Rolle etc.

CAVE: Man sollte die Klientinnen vorab instruieren, dass es in dieser Übung auch darum geht, sich an vergangene Situation zu erinnern, und dass es gut ist, neutrale oder angenehme Situationen auszuwählen, keinesfalls aversive oder gar traumatische Situationen. Das ist besonders wichtig, wenn man Klientinnen mit traumatischen Erlebnissen oder evtl. PTBS-Symptomatik in der Gruppe hat. Auch kann jede Klientin selbstverständlich jederzeit aus der Übung aussteigen, ich vereinbare hierzu gerne vorab ein Zeichen.

Am Ende dieser Übung kann man in eine kurze Gruppendiskussion über das Erlebte gehen. Man sollte dabei aufpassen, dass man nicht in zu viel Analysieren, Interpretieren oder Philosophieren abgleitet, denn es geht hier in erster Linie darum, das Beobachter-Selbst zu erfahren, in Kontakt damit zu kommen, eine Ahnung davon zu bekommen, was es auf der Erlebens-Ebene bedeutet. Es geht hier weniger um ein kognitives Erfassen oder Verstehen. Diese Übung biete eine hervorragende Grundlage, um das Beobachter-Selbst zu implementieren und dann in der Gruppe immer wieder darauf zurückkommen zu können. Wenn die Klientin beispielsweise von ihren Problemen oder Symptomen berichtet, kann man fragen: »Und wer nimmt das jetzt gerade wahr?«

2. Innere Beobachterin – Zwei Kurzversionen:

Kurzversion 1:

Nehmen Sie Ihren Atem wahr ...
Und nehmen Sie wahr, dass Sie Ihren Atem wahrnehmen ...
Nehmen Sie wahr, was Sie denken ...
Und nehmen Sie wahr, dass Sie es gerade wahrnehmen ...
Beobachten Sie Ihre Gefühle ...
und beobachten Sie sich dabei, wie Sie Ihre Gefühle beobachten ...
Richten Sie Ihre Aufmerksamkeit auf Ihre Füße ...
und beobachten Sie sich dabei, wie Sie dies gerade tun ...
Nehmen Sie wahr, dass es diesen Teil in Ihnen gibt, der alles beobachten und wahrnehmen kann ... und der sich dabei beobachten kann, wie er das alles gerade wahrnimmt ...

Kurzversion 2:

Stellen Sie sich einen großen Theatersaal vor ... auf der Bühne sind all Ihre Gedanken und Gefühle und Empfindungen und alles, was Sie wahrnehmen, sehen, hören, riechen und fühlen können ... und da ist dieser Teil in Ihnen, der einen Schritt zurücktreten kann und sich das Schauspiel auf der Bühne anschauen kann ... dieser Teil, wir wollen ihn das Beobachter-Selbst nennen, kann all dies auf einmal wahrnehmen, das ganze Treiben auf der Bühne ... oder er kann auf ein Detail hereinzoomen, sich auf einen Aspekt konzentrieren ... oder wieder das ganze gesamte Bild wahrnehmen ... und Sie können sich dabei beobachten, wie Sie dieses Treiben auf der Bühne beobachten ...

3. Die Schachbrett-Metapher (mod. nach Hayes, Strosahl, Wilson, 2016)
Die Schachbrettmetapher ist ein alter Klassiker der ACT und ein All-Time-Favorit von mir. Sie illustriert das Selbst-als-Kontext auf sehr anschauliche Weise: Die Dinge aus der Perspektive des Schachbrettes zu sehen heißt, mit seinem Selbst-als-Kontext in Kontakt zu kommen.

Am besten verwenden Sie ein großes Schachbrett mit allen schwarzen und weißen Figuren zur Demonstration.

Stellen Sie sich vor, dieses Schachbrett ist Ihr Leben. Stellen Sie sich vor, dass es sich nach allen Seiten ausdehnt und keine Ränder hat, es geht einfach ewig in alle Richtungen weiter, können Sie sich das vorstellen?
Während Sie also so durchs Leben gehen, sammeln Sie alle möglichen Erfahrungen.

(TH stellt einige schwarze und weiße Figuren zufällig auf das Brett.)
Erfahrungen, Erlebnisse, Gedanken, Gefühle, Erinnerungen ... Diese Figuren symbolisieren Ihr Innenleben, also, wie es in Ihrem Inneren aussieht und was da so vor sich geht. Und wie im richtigen Leben sammeln sich da jede Menge verschiedene Figuren an, schwarze und weiße Figuren auf dem Brett. Stellen Sie sich vor, dass jede Figur etwas repräsentiert, eine Erinnerung, ein Gefühl, einen Gedanken, eine Empfindung ... und wie im richtigen Leben ist eine Figur da, wenn sie einmal da ist, Sie können sie nicht mehr loswerden (erinnern Sie sich, das Brett dehnt sich in alle Richtungen aus und hat keine Ränder) ... Manche von diesen Figuren stehen für alles Angenehme: wohlige Gefühle, schöne Erinnerungen, angenehme Empfindungen, optimistische Gedanken ...

(TH stellt einige weiße Figuren auf das Brett.)
... manche sind eher neutral

(TH stellt weitere schwarze und weiße Figuren auf das Brett.)
... und manche sind nicht so angenehm, wie Ängste, Sorgen, Selbstzweifel, negative Erfahrungen, Schmerz, Hilflosigkeit, Traurigkeit ...

(TH stellt einige schwarze Figuren auf das Brett.)
Und so sammeln sich im Laufe des Lebens die Figuren an.

(TH stellt die restlichen Figuren auf das Brett.)
Und das Schachspiel ist in vollem Gange ... und fällt Ihnen etwas auf?
... Die Figuren sind alle irgendwie zusammen hier auf dem Brett, die angenehmen, die neutralen und die unangenehmen ... und das Spiel geht immer weiter, mal haben die Weißen, mal die Schwarzen die Oberhand ... und was wir Menschen üblicherweise tun, ist, zu versuchen, dieses Spiel zu gewinnen ... Wir versuchen, die angenehmen Figuren gewinnen zu lassen ... sie sollen die unangenehmen besiegen ...
Wie sieht Ihr inneres Schachspiel aus? ... Aus welchen Figuren bestehen die Mannschaften? ... Mit welchen Strategien arbeiten sie? ... Was versuchen die weißen Figuren, um die schwarzen in Schach zu halten? Mit welchem Erfolg? Und zu welchem Preis?...

Hier kann die Therapeutin konkrete Beispiele aus dem Leben der Klientin aufgreifen. Manchmal fragen Klientinnen etwas wie: »Und kann ich die schwarzen Figuren nicht einfach runterwerfen?« Ja, könnte man meinen, aber erstens hat das Schachbrett keine Ränder, es dehnt sich ewig aus, und zweitens, wie ist Ihre Erfahrung damit? Haben Sie das nicht in der Vergangenheit schon probiert, probieren Sie das nicht andauernd, die schwarzen Figuren rauszuwerfen, sie loszuwerden? Und wie funktioniert das bislang?
Und kann das überhaupt funktionieren? ... Kann man das Spiel je gewinnen?
Die entscheidende Frage: Wo ist Ihr Selbst in diesem Spiel? Sind Sie alle diese Figuren? Oder nur einige? Oder mal diese und mal jene? Oder sind Sie noch sehr viel mehr? Wenn Sie nicht nur die Figuren wären, sondern sehr viel mehr, was könnten Sie noch sein?

Manchmal sagen die Klientinnen an dieser Stelle »Der Schachspieler«.
Klar, das wäre eine Möglichkeit, aber gegen wen würde dieser denn überhaupt spielen? Und ist es nicht das, was Sie bereits ausgiebig probiert haben? Zu gewinnen? Den Schmerz und alles Unangenehme zu besiegen? Und war es erfolgreich? Hat es langfristig funktioniert?

Oftmals sagen die Klientinnen »Das Schachbrett«. Falls nicht, schlagen Sie es einfach vor.
Ja, das Schachbrett ... das ist jetzt eine interessante Perspektive ... das Brett hat Kontakt zu allen Figuren, es erlebt, was sich abspielt – und doch bleibt das Brett, was es ist ... es verändert sich nicht durch das Spiel ... wie auch immer das Spiel

gerade läuft, wer auch immer gerade mal die Oberhand hat, das Brett selbst ist niemals in Gefahr ...
Das Brett ist nicht mit den Figuren identisch, es hält alle Figuren; und das Brett bleibt auch intakt, wenn eine Figur sagt »Das kann ich nicht aushalten«; und auch wenn alle Figuren gegeneinander kämpfen, dem Brett ist das egal. Das Brett ist immer das Brett und ist immer da ...
Was, wenn Sie das Schachbrett wären?

An dieser Stelle ist die Gefahr gegeben, dass die Klientinnen die »Ich bin das Schachbrett«-Erkenntnis in eine Kontrollstrategie verwandeln. Daher betone ich an dieser Stelle gerne folgende Aspekte: Das Brett hat zu jeder Zeit Kontakt zu den Figuren. Es geht dabei nicht darum, von den Figuren unberührt zu sein, im Gegenteil, das Brett hat Platz für alle Figuren, es hält sie alle, es berührt sie alle, es hat Kontakt zu allen und ist dennoch an ihrem »Kampf« nicht beteiligt. Und das Brett ist ganz und bleibt unbeschadet, egal wie die Figuren herumtoben.

Diese Metapher kann, wenn sie einmal etabliert ist, in der Gruppe immer wieder aufgegriffen werden, wenn die Klientin sich in ihre Gefühle oder Gedanken verstrickt: »Sind Sie jetzt gerade das Brett oder sind Sie die Figur?« Das Charmante daran ist, dass auch alle Begründungen, alle Rationalisierungen nur wiederum Figuren auf dem Brett sind.

Es gibt viele Varianten dieser Metapher, wie die Schachtel, die viele Dinge enthält, oder das Haus, das viele Zimmer und Bewohner hat, der Himmel, an dem viele Wetterphänomene vorbeiziehen und der doch immer gleichbleibt, oder der See, über den viele Boote ziehen. Und natürlich steht es auch jeder Therapeutin frei, hier ihre ganz eigene Metapher zu kreieren.

4. Mein Selbstbild (mod. nach Hayes, 2005)
Vervollständigen Sie die folgenden Sätze. Überlegen Sie dabei nicht lange und versuchen Sie nicht zu viel zu analysieren. Die Antwort muss nicht perfekt und für alle Ewigkeit in Stein gemeißelt sein. Antworten Sie intuitiv und aus dem Bauch heraus.

Ich bin jemand, der ....

Ich bin keine*r, die/der ....

Am meisten an mir mag ich ....

Am wenigsten an mir mag ich ....

Was ich richtig gut kann, ist ....

Was ich gar nicht kann, ist ....

Typisch für mich ist ....

Meine Freundinnen schätzen an mir ....

Andere Leute kritisieren häufig an mir ....

Ich war schon immer ....

Insgesamt bin ich eher ....

Erläuterungen: Ich gebe diese Erklärungen immer erst, nachdem die Teilnehmerinnen die o. g. Sätze vervollständigt haben, damit sie dies wirklich aus dem Bauch heraus tun können.

Solche Sätze der Selbstbeschreibung sind wie Etiketten, die wir uns aufkleben. Wir erzählen uns damit immer wieder dieselbe Geschichte über uns. Dass kann wie ein Gefängnis sein, wenn dies die einzige Realität für uns ist. Und selbst positive Sätze können einschränkend wirken, wenn wir uns von diesen Sätzen vorschreiben lassen, was wir zu tun und zu lassen haben.

Was wir jetzt in der Gruppe tun wollen, ist, unseren Etiketten auf die Spur zu kommen, uns unsere »Gefängnisse« zunächst einmal anzuschauen, um dann Stück für Stück auszubrechen.

Fragen für die Diskussion in der Gruppe:

Wenn Sie sich jetzt Ihre Selbstaussagen anschauen, gibt es welche, die Sie schon einmal oder öfters daran gehindert haben, Dinge zu tun, die Ihnen eigentlich wertvoll und wichtig sind?

Gibt es welche, die vielleicht früher einmal aktuell waren, jetzt aber nicht mehr? Treffen die Aussagen immer für alle Situationen zu oder sind es auch verschiedene Rollen, die Sie in unterschiedlichen Situationen und mit verschiedenen Personen einnehmen?

5. Die »Ich bin«-Übung

Ich werde Ihnen jetzt einige Sätze sagen – und Sie lassen diese Sätze einfach auf sich wirken. Sie brauchen gar nichts zu tun, Sie können einfach ganz entspannt sitzen, am besten schließen Sie die Augen, um sich besser konzentrieren zu können. Und nehmen Sie einfach alles wahr, was bei den Sätzen bei Ihnen an innerem Erleben auftaucht, an Gedanken, Erinnerungen, Gefühlen, körperlichen Empfindungen, Bildern und so weiter, alles, was kommt, ist in Ordnung. Lassen Sie die folgenden Sätze einfach auf sich wirken (mit großen Pausen zwischen jedem einzelnen Satz vorlesen)*:*

Ich habe viele Stärken.
Ich bin zu dick.
Ich bin klug.
Ich bin schüchtern.
Ich bin ein guter Mensch.
Ich habe viele Fehler.
Ich bin gut in meinem Job.
Ich bin perfekt.
Ich bin selbstunsicher.
Ich bin liebenswert.
Ich bin dumm.
Ich bin eine gute Tochter/ein guter Sohn.
Ich bin ein Versager, eine Versagerin.
Ich bin ein einmaliger und wunderbarer Mensch.

Fragen zur Diskussion in der Gruppe:

- Was haben Sie während der Übung erlebt?
- Was haben die Sätze an innerem Erleben bei Ihnen ausgelöst?
- Waren bestimmte Sätze besonders einfach oder schwierig?
- Gab es bei manchen Sätzen Widerstände?
- Wie ist Ihr Verstand mit diesen Sätzen umgegangen, was sagt Ihr Geist dazu?

Hausaufgaben

1. Meine Rollen

In unserem Leben nehmen wir alle die unterschiedlichsten Rollen ein. Wir sind Mütter, Väter, Söhne, Töchter, Freundinnen, Geschwister, Gruppenteilnehmerinnen, Kundinnen, Angestellte, Kolleginnen und so weiter. Die Aufgabe heißt nun, sich in diesen verschiedenen Rollen zu beobachten, zu schauen, was bin ich in der jeweiligen Rolle für ein Mensch. Am besten suchen Sie sich zwei oder drei verschiedene Rollen heraus, in denen Sie sich bis zu unserer nächsten Gruppe beobachten wollen.

Aspekte, auf die Sie achten können, sind:

- Was für ein Mensch bin ich in dieser Rolle?
- Mein typisches Verhalten in dieser Rolle
- Meine typischen Gedanken in dieser Rolle
- Meine typischen Gefühle in dieser Rolle
- Welche Bedürfnisse habe ich in dieser Rolle?
- Welche Handlungsimpulse habe ich in dieser Rolle?
- Wie trete ich mit anderen in Beziehung in dieser Rolle?

2. Mein Selbstkonzept

Erforschen Sie ein wenig Ihr Selbstkonzept. Welche Vorstellungen haben Sie von sich selbst?

Schreiben Sie fünf bis zehn Sätze über sich auf, die Beschreibungen oder Bewertungen Ihrer Person enthalten und z. B. mit folgenden Worten beginnen:

Ich bin jemand, der …

Ich bin niemand, der …

Es bietet sich hier an, die Übung »Mein Selbstbild« den Teilnehmern als Arbeitsblatt mitzugeben oder ein Arbeitsblatt mit ähnlichen Sätzen zu entwerfen.

3. Mein Drehbuch

Stellen Sie sich vor, Sie könnten eine andere Identität annehmen, zum Beispiel die einer Freundin oder einer anderen Person. Schreiben Sie sich ein kleines Drehbuch mit Eigenschaften, Gedanken, Gefühlen, Verhaltensweisen etc. dieser Person. Und dann probieren Sie aus, diese Person zu sein, mit all ihren Eigenschaften; spielen sie diese Person, als ob Sie eine Schauspielerin in einem Kinofilm wären. Und schauen Sie, was passiert. Was erleben Sie dabei? Wie treten Sie mit anderen in Beziehung? Wie reagieren die anderen auf Sie? Welche Gedanken und Gefühle haben Sie? Welche Handlungsimpulse? Welche Bedürfnisse? Usw.

6.8 Kernprozess 5: Werte – wissen und wählen, was wichtig ist

Ich leb und waiß nit wie lang,
ich stirb und waiß nit wann,
ich far und waiß nit wohin,
mich wundert das ich [so] frölich bin.
(Martinus von Biberach)

Werte: »Wofür brennst du?«

Vor der Gruppe: Einführung und Grundprinzipien

Das Zitat im Kasten fasst das Thema Werte meiner Ansicht nach wunderbar zusammen. Ich habe es immer in der schönen österreichischen Mundart im Ohr, denn es stammt von einer österreichischen Supervisorin von mir und hat mir immer weitergeholfen, besonders wenn es mit dem Thema Werte-Arbeit in der Therapie zäh wird oder stockt. Und es ist genau so einfach – und doch so schwierig –, denn nicht wenige Klientinnen, gerade diejenigen, die sich schon lange mit schweren psychischen Problemen herumschlagen, haben oftmals schon seit Jahren und Jahrzehnten keinen Zugang mehr zu dem, was sie bewegt, was sie erfüllt, wofür sie brennen. Aber die gute Nachricht ist, es ist nicht verloren, nur ein wenig verschüttet, und man kann es behutsam wieder freilegen.

Das Zitat von Martinus von Biberach oben bringt es auf den Punkt: Vieles in unserem Leben unterliegt nicht unserer Kontrolle. Wir werden zufällig in dieses Leben hineingeworfen, haben keinen Einfluss darauf, in welche Umgebung wir hineingeboren werden, und den Zeitpunkt und die Art unseres Verlassens dieser Welt können wir in der Regel auch nicht bestimmen.

Damit nicht genug, »unterwegs« haben wir auf viele der wirklich wichtigen Dinge im Leben, wie beispielsweise Gesundheit und Liebe (oder wie ein Klient von mir zu sagen pflegt: Durst und Heimweh) bestenfalls nur mittelbar Einfluss.

Worauf wir allerdings Einfluss haben, ist, wohin wir mit unserem Leben wollen, die Wahl der Richtung können wir treffen. Das fängt damit an, dass wir uns die Frage stellen können: Was macht unser Leben sinnvoll und Wert-voll, was ist ein erfüllendes Leben? Die ACT nimmt hier eine proaktive Haltung ein und damit letztlich eine konstruktivistische Sinnperspektive.[38] In der ACT ist der Wertebegriff sehr speziell definiert. Es geht hier nicht um Moralvorstellungen oder ethische Tugenden. Die folgenden Parameter verdeutlichen dies: In der ACT werden Werte *frei*[39] *gewählt*, sie werden *verbal konstruiert* (als Aussagen über das, wofür unser Leben stehen soll), und sie zeigen sich auf der *Handlungsebene.* Werte sind also frei wählbar und bedürfen keiner Erklärung oder gar Rechtfertigung – und sie müssen ins Tun umgesetzt werden.

Ziele

Wozu überhaupt Werte?

Die Arbeit mit Werten ist das Herzstück der ACT. Letztlich zielen alle Kernprozesse der ACT darauf ab, dass die Klientin ein Leben im Einklang mit ihren Werten führen kann.

Beim Kernprozess Werte widmen wir uns speziell der Frage, was für uns ein reiches, erfüllendes, Sinn- und Wert-volles Leben ausmacht. Was ist für uns von Bedeutung im Leben? Was ist uns lieb und teuer? Wofür wollen wir unsere Zeit und Energie in dieser kurzen Spanne, die wir auf diesem Planeten verbringen dürfen, einsetzen? In welche Richtung soll unser Leben gehen? Mit diesen und ähnlichen Fragen soll die Klientin dazu befähigt werden, ihre Werte und Ziele[40] zu wählen, zu benennen und sich in einer funktionalen Art und Weise in die gewünschte Richtung zu bewegen.

Oftmals zerren uns Gedanken und Gefühle in entgegengesetzte Richtungen und wir fokussieren (in dysfunktionaler Art und Weise) auf irreführende Prozessziele (wie beispielsweise, bestimmte Gefühle oder Gedanken loszuwerden). Werte sind persönliche Leitprinzipien, an denen wir uns orientieren können, die uns mit uns selbst verbinden – und die uns motivieren und am Laufen halten,

38 Ein Exkurs zum Sinnkonstruktivismus würde den Rahmen dieses Buches sprengen. Im Wesentlichen bedeutet es hier, dass in der ACT die Werte frei wählbar sind, also vom Individuum »konstruiert« werden und nicht von außen, beispielsweise einer göttlichen oder anderen Macht, vorgegeben werden.

39 Über den Begriff »freie Wahl« und was frei hier wirklich bedeutet, gibt es freilich eine Menge philosophischer und psychologischer Abhandlungen. Natürlich ist »frei« immer vor dem Hintergrund der persönlichen Lebens- und Lerngeschichte zu sehen, also im Kontext der persönlichen, historischen und kulturellen Gegebenheiten und Grenzen, in denen das Individuum lebt und die es prägen.

40 Hier höre ich schon manche Kolleginnen schreien. Natürlich besteht ein Unterschied zwischen Werten und Zielen, auch in der ACT wird hier unterschieden. Also bitte keine Ungeduld, mehr dazu kommt unter »Zentrale Inhalte« und »Stolpersteine« in diesem Kapitel.

vor allem, wenn der Weg steinig wird. Es gibt den (etwas sentimentalen) Spruch »Ein Freund ist jemand, der dir die Melodie deines Herzens vorsingt, wenn du sie vergessen hast« – dasselbe gilt für Werte. Wenn man Zugang zu seinen Werten hat, dann spielen sie einem die Melodie des eigenen Herzens vor und weisen damit den Weg. Damit können Werte als wichtiger Motivator dienen, wenn der Weg steil und das Gelände unübersichtlich wird und eigene Ziele in weiter Ferne liegen, man sie kaum noch erkennen kann, gar das Gefühl hat, auf seinem Weg gescheitert zu sein.

Das Wählen von Werten hat auch die Funktion, die therapeutische Arbeit weg von Problemen, Symptomen, »Fehlern« und sonstigen Dingen, die gerade im Leben der Klientinnen nicht passen, zu lenken und den Aufmerksamkeitsscheinwerfer auf etwas »unbeschädigtes« Ganzes zu richten – denn das sind Werte.

Ein weiterer Vorteil, der häufig mit der Wertearbeit einhergeht, ist, dass bei der Klientin ein Bewusstsein dafür bereitet wird, dass das Leben jetzt stattfindet und nicht irgendwann in einer fernen Zukunft, denn seinen Werten kann man sich jederzeit zuwenden, so weit man sich vielleicht auch in diesem Augenblick von seinen Zielen entfernt glaubt.

Oftmals geht es auch »nur« darum, Barrieren aus dem Weg zu räumen, die die Klientinnen daran hindern, entsprechend ihrer Werte zu handeln. Das können beispielsweise fehlende Fähigkeiten und Fertigkeiten sein, widrige Umstände oder natürlich die beiden »Monster des Alltags«: kognitive Fusion und Vermeidung. Manchmal sind allerdings bei Klientinnen die eigenen Werte so verschüttet, dass eine große Orientierungslosigkeit herrscht. Dann kann man sich zunächst einmal auf eine Forschungsreise durch den Wertekosmos begeben. Geeignete Übungen dazu gibt es ohne Ende, einige davon sind am Ende des Kapitels aufgeführt.

Auf jeden Fall geht es darum, ein erfüllendes, Sinn- und Wert-volles Leben zu führen, und zwar jetzt und sofort damit zu beginnen, *mit* allem Leiden, *mit* Schmerz und Unvollkommenheit, *mit* allen widrigen Gegebenheiten, die existenziell und unausweichlich zu unserem Leben gehören. Worauf warten wir noch?

Therapeutische Grundhaltung

Es hilft, wenn die Therapeutin sich eingehend mit ihren eigenen Werten beschäftigt hat. Wer das getan hat, weiß »aus erster Hand«, dass dieses Thema unter Umständen gar nicht so einfach ist. Orientierungslosigkeit, Ängste (v. a. bei großen Diskrepanzen zwischen den eigenen Werten/Zielen und der Wirklichkeit), Wertekonflikte sind nur einige der Schwierigkeiten, die auf dem Weg auftauchen können. Wer das am eigenen Leib erfahren hat, kann die Klientinnen besser begleiten.

Als Therapeutinnen stehen wir den Werten unserer Klientinnen nicht-wertend (!) gegenüber. Jeder darf seine eigenen Werte frei wählen, und die Werte der Klientin müssen nicht den Werten der Therapeutin entsprechen (Ausnahmen kann es geben bei »destruktiven« Werten, s. Stichpunkt »Reframen« weiter unten).

Vorbereitung für die Therapeutinnen

- Erforschen Sie Ihren eigenen Wertekosmos: Füllen Sie verschiedene Fragebögen zu Werten selbst aus oder arbeiten Sie mit der Werte-Zielscheibe.
- Schreiben Sie Ihre eigene Rede zum 80. Geburtstag.
- Ordnen Sie die Wertekärtchen[41] in drei Stapel: wichtig – neutral – nicht so wichtig. Kontemplieren Sie eine Weile darüber. Was vom wichtigen Stapel kommt derzeit in Ihrem Leben vor? Und was nicht oder zu wenig? Nehmen Sie alle Gedanken und Gefühle wahr, die dabei auftauchen. Und was bedeutet das schließlich für Sie auf der Handlungsebene?
- Finden Sie heraus, welche Werte Sie *als Therapeutin* haben. Was ist Ihnen in Ihrer Arbeit von ganzem Herzen wichtig? Wofür möchten Sie als Therapeutin eintreten? Welche Ihrer Qualitäten und Stärken möchten Sie in die Arbeit mit den Klientinnen einbringen? Warum sind Sie ursprünglich Therapeutin geworden? Was möchten Sie Ihren Klientinnen mitgeben? Eine gute Frage, um den eigenen (therapeutischen) Werten näherzukommen, ist auch: »Was darf in meinen Therapien keinesfalls passieren?«
- Werte-Beobachtung: Nehmen Sie eine Woche lang wahr, wann Sie mit Ihren Werten besonders gut verbunden sind, in welchen Situation, mit welchen Personen, in welchen Rollen und in welchen Kontexten, und wann Sie den Kontakt dazu verlieren. Was brauchen Sie, um mit Ihren Werten verbunden zu sein bzw. was hilft Ihnen, diesen Kontakt wieder herzustellen?
- Nehmen Sie eine Woche lang wahr, wann Gefühle von Wut, Ärger, Verletztheit o.Ä. auftauchen. Stellen Sie sich die Frage: »Ist hier ein Wert von mir verletzt bzw. nicht beachtet worden?« Erforschen Sie diesen Wert. Und das dahinterstehende (frustrierte) Bedürfnis. Dieser Zugang über Wut, Ärger und Verletztheit kann auch bei Klientinnen hilfreich sein. Fast immer ist hier ein

41 Harris, Russ: Akzeptanz- und Commitmenttherapie: 56 Bildkarten zum Erarbeiten von Werten und Zielen. Weinheim: Beltz.

zentrales Bedürfnis frustriert worden, das auf einen Wert hinweist, den man dann herausarbeiten kann. Selbstverständlich kann man in diese Übung auch »positive« Gefühle miteinbeziehen.

- Wählen Sie ein oder zwei Ihrer Klientinnen aus, mit denen Sie am Kernprozess Werte arbeiten wollen. Überlegen Sie sich, welche Fragen Sie stellen oder welche Übungen Sie machen könnten, um diese mit ihren Werten in Kontakt zu bringen, und bereiten Sie dies in Ihren eigenen Worten vor. Achten Sie dabei auch auf eigene Barrieren, kognitive Fusionen etc.

In der Gruppe – Los geht's

Hilfreiche Requisiten

Großer Kompass, Wertekärtchen[42], Werte-Zielscheibe

Vorschläge zur Einstimmung

Jede Gruppenteilnehmerin soll zunächst eines der Wertekärtchen aus der Mitte nehmen, das einen Wert repräsentiert, der für sie etwas bedeutet. Alternativ kann auch verdeckt eine Karte gezogen werden, das macht für manche Gruppen den Zugang leichter, man muss sich erst einmal nicht »offenbaren«. Alle bekommen ein paar Minuten Zeit, um über ihre Karte zu kontemplieren und sich ggf. Notizen dazu zu machen. Anschließend gibt es eine kurze Runde, wo jede beschreiben kann, was »ihr« Wert für sie bedeutet. Hier hat man als Therapeutin schon die erste Möglichkeit, damit verbundene Kognitionen und Emotionen zu erfahren sowie ggf. nach konkreten Umsetzungen auf der Verhaltensebene zu fragen (»Welche Rolle spielt xyz derzeit in Ihrem Leben und wie drückt sich das aus, in Ihrer Familie, am Arbeitsplatz, hier in der Gruppe? Würden Sie gerne mehr von xyz in Ihrem Leben umsetzen?«)

Zentrale Inhalte

- Klärung des »Wofür brennst du?«. Wissen und *wählen,* was wir mit unserem Leben anfangen wollen, was uns wirklich wichtig ist. Werte sind im Sinne der ACT *frei wählbar.*
- Entwickeln einer überdauernden Sinn-Perspektive (existenzieller Aspekt).

---

42 Harris, Russ: Akzeptanz- und Commitmenttherapie: 56 Bildkarten zum Erarbeiten von Werten und Zielen. Weinheim: Beltz.

- Wozu Werte? Durch Werte werden übergeordnete, überdauernde und unerschöpfliche Verstärker etabliert. (Wie geht's weiter, wenn der Weg steil und steinig und das Gelände unübersichtlich wird?)
- Barrieren für ein werteorientiertes Leben identifizieren. Wichtig ist es, die Frage zu klären bzw. zu antizipieren: Welches innere Erleben, welche (aversiven) Gefühle, Gedanken und Körperempfindungen können beim Verfolgen der eigenen Werte auftauchen? Dies zu ent-pathologisieren, ist ebenfalls wichtig, denn: Das ist ganz normal! Wenn man sich auf seine Werte zubewegt, braucht man Mut, denn unterwegs können alle möglichen inneren und äußeren Widerstände auftauchen.
- Unterscheidung von Werten und Zielen. Kurze pragmatische Unterscheidung: Ziele sind grundsätzlich erreichbar, Werte nicht, sie sind eher wie ein Kompass oder ein Leuchtturm, der uns die Richtung weist. Ich kann beispielsweise immer in Richtung Westen reisen, werde »im Westen« aber niemals ankommen, denn ich kann ja immer weiter westlich reisen, bestenfalls kann ich die Richtung halten. Unterwegs kann ich aber alle möglichen Sehenswürdigkeiten anschauen und kann alles Mögliche erleben (Ziele). Ein konkretes Beispiel: Ein Ziel wäre »zehn Kilo abnehmen«, das kann ich erreichen und irgendwann einen Haken dahinter setzen. Mögliche Werte dahinter könnten Gesundheit oder Selbstfürsorge sein: »sich gesund ernähren«, oder »einen gesunden und vitalen Lebensstil führen«. Diese Werte können wir nie im Sinne eines Abhakens oder Erledigt-Habens ein für allemal erreichen, sie führen uns vielmehr durch unser Leben, sie verlangen ständiges Dranbleiben. Ziele definieren sich auch meist aus einer Diskrepanz heraus, aus einem auseinanderklaffenden Ist-Soll-Zustand. Wohingegen Werte eher übergreifenden und ressourcenorientierten Charakter haben. Insgesamt sind aber in der ACT Werte, Ziele und Handlungen auf einem Kontinuum. Manchmal ist es hilfreich, hier eine klare explizite Unterscheidung zu treffen, und manchmal nicht. Manchmal ergibt es Sinn bottom-up zu arbeiten (also von den Handlungen/Verhalten zu den Zielen zu den Werten), manchmal ist es besser, top-down zu arbeiten (Werte – Ziele – Handlungen).
- Werte verfolgen heißt ins Handeln zu kommen. Hier geht es ums Etablieren der Werte auf der Verhaltensebene bzw. Übersetzen auf die Verhaltensebene, ins konkrete Handeln. Nützliche Fragen dafür sind: »Wie und wo könnte sich das in Ihrem täglichen Tun/Alltag zeigen?«, »Was könnten Sie mehr/weniger tun, um in diese Richtung zu gelangen?« Und hier geht es dann auch schon fließend in den Kernprozess des Commitment.

Gute Frage!

- Was würden Sie mit Ihrem Leben anfangen, wenn Sie nicht all Ihre Zeit und Energie damit verbringen würden, gegen Ihr xyz (Angst, Depression, etc.) zu kämpfen? Wofür würden Sie dann Ihre Zeit und Energie einsetzen?
- Wofür brennen Sie? Was liegt Ihnen *wirklich* am Herzen?
- Wofür soll Ihr Leben stehen? Wo soll es hingehen in Ihrem Leben? Welche Richtung wollen Sie einschlagen?
- Worauf wollen Sie Ihre Zeit und Energie verwenden in dieser kurzen Spanne, die wir auf diesem Planeten verbringen dürfen?
- Wann sind Sie wirklich Sie selbst? Wann (wo und mit wem) war das zuletzt so?
- Dieser Schmerz (Trauer, Wut, Freude, Stolz, Scham etc.), den Sie jetzt gerade fühlen, ist verbunden mit etwas, das Ihnen sehr wichtig ist … was ist das?
- Wie möchten Sie sich selbst und andere behandeln, tief in Ihrem innersten Herzen?
- Was würden Sie in/mit Ihrem Leben machen, wenn Sie nicht mehr so viel Zeit und Energie darauf verwenden müssten, xyz (Ihre Angst/Depression/Sucht) zu kontrollieren?
- Wenn Sie ABC (Wert/Ziel) erreichen würden und keiner würde je davon erfahren, wäre es dann immer noch wichtig für Sie? (beim Verdacht auf soziale Erwünschtheit)
- Können Sie dieses unangenehme Gefühl (Unruhe, Wut, Angst, Gereiztheit etc.), das Sie gerade haben, da sein lassen und gleichzeitig mit dem verbunden sein, was für Sie wichtig ist?
- Was bedeutet für Sie ein erfüllendes, Sinn-volles, Wert-volles, »reiches« Leben?

Gruppengelegenheiten – Wie kann ich die Gruppe nutzen?

Gerade mit dem Aspekt der freien Wählbarkeit der Werte kann in der Gruppe gut gearbeitet werden. Die Klientinnen können die Erfahrung machen, dass es viele unterschiedliche Werte geben kann und dass alle gleich viel »wert« sind. In der Gruppe kann man meiner Erfahrung nach auch leichter das Thema sozial erwünschte bzw. übernommene Werte erarbeiten, da diese oftmals bei vielen Klientinnen ähnlich sind. Interessanterweise haben Gruppenmitglieder auch oftmals ein gutes Gespür dafür, wann Werte bei anderen »echt« sind. Es kann sehr hilfreich sein, hier einen – respektvollen und validierenden – Austausch zu fördern.

Auch ist für viele Klientinnen die Erfahrung hilfreich, dass es in Ordnung ist, auch erst einmal orientierungslos im Hinblick auf die eigenen Werte zu sein und dass es anderen ebenso ergeht.

Eine weitere hilfreiche Erfahrung ist, wenn die Teilnehmerinnen erleben, dass Widerstände auftauchen können, sobald man sich den eigenen Werten annähert, und dass das ganz normal ist und vielen so geht.

Man kann in der Gruppe auch gut spielerisch arbeiten, etwa mit den Wertekarten, indem man einen »Wertetausch« zwischen den Teilnehmerinnen macht und dann erforscht, was an Gedanken, Gefühlen und Impulsen auftaucht.

Umgang mit Stolpersteinen

- **Erklären, Begründen, Rechtfertigen der Werte**
  Werte sind frei wählbar und müssen nicht erklärt, begründet oder gar rechtfertigt werden. In unserer Kultur sind es die meisten von uns gewohnt, Dinge zu begründen. Entscheidungen, Vorhaben, alles, was wir tun, sollte einen »guten Grund« haben. Es geht ganz automatisch, dass unser Verstand Begründungen generiert und liefert, oftmals im Nachhinein, um eine getroffene Entscheidung, ein Vorhaben, einen getätigten Kauf, einen gefassten Plan etc. logisch zu erklären und zu »verteidigen«. Dies sind oftmals eben nur Rationalisierungen und keine echten Gründe. Wir sind so daran gewöhnt, uns und unser Verhalten erklären und begründen zu müssen, dass es manchmal nicht einfach ist, sich davon zu lösen. Genau darum geht es aber bei der freien Wählbarkeit von Werten. Ich muss meine Wahl nicht begründen. Natürlich kann unser Verstand endlose logische Argumente generieren, warum Freundschaft oder Fairness oder Gesundheit oder was auch immer ein »guter« Wert ist. Darum geht es aber nicht. Werte im Sinne der ACT bedürfen keiner Begründung oder gar Rechtfertigung, es geht darum, was uns wirklich am Herzen liegt. Dies hat verschiedene Vorteile: Wenn die »Begründungsmaschinerie« wegfällt, liegt der Fokus darauf, *wie* jemand seine Werte umsetzt (Handeln) und *wohin* ihn das führt (Konsequenzen), welche Art von Leben er damit führt. Außerdem wird die Gefahr reduziert, von der Gesellschaft sozial erwünschte Werte zu übernehmen und keine echten eigenen zu wählen.
- **Werte sind keine Gefühle, sondern Orientierungen zur Handlungsausrichtung**
  Dies ist eine häufige Falle, da diese beiden Aspekte von den Klientinnen (und manchmal von den Therapeutinnen) gerne verwechselt werden. Ein gutes Beispiel ist hier das Thema Beziehung. In einer längeren Beziehung ändern sich die Gefühle der Partnerin gegenüber ständig, je nach Tagesform, Situation. Wenn mein Wert ist, eine liebevolle, respektvolle, achtsame Partnerschaft zu führen

und ich das nur in Momenten tue, wenn alles glatt läuft, in Momenten aber, wenn ich auf meine Partnerin wütend bin, alles über Bord werfe und mich genau gegenteilig verhalte, dann wird das langfristig meiner Beziehung nicht guttun, und es führt mich von meinen Werten weg. Ein anderes Beispiel: Mein Wert ist es, gesundheitsbewusst zu leben (eher Obst und Gemüse und wenig Süßigkeiten essen, regelmäßig zum Sport gehen …). Wenn ich mich nur daran halte, wenn in meinem Leben alles glatt läuft und ich mich gut fühle, sobald ich aber gestresst oder verärgert oder traurig bin, mich einem Essanfall hingebe oder nicht mehr zum Sport gehe (weil ich ja so ein armes Schwein bin, das es verdient hat, mit einer Schachtel Pralinen auf dem Sofa zu liegen), dann wird das meiner Gesundheit langfristig nicht guttun. In diese Falle tappt man schnell, wenn man Werte-Fühlen mit Nach-Werten-Handeln verwechselt. Dass einem etwas am Herzen liegt, heißt eben gerade nicht, dass man sich bei der Umsetzung ständig »gut« fühlen muss.

- **Verwechslung von Werten und Zielen**
  Bei aller Wichtigkeit, zwischen Werten und Zielen zu unterscheiden, steht auch hier der pragmatische Aspekt der Funktionalität im Vordergrund (umso mehr, wenn man, wie leider oft im Gruppensetting, einer zeitlichen Beschränkung unterliegt). Meist ist hier der beste Weg, diese Unterscheidung weniger kognitiv-inhaltlich zu klären als direkt praktisch mit der Klientin zu erarbeiten: Wenn die Klientin Ziele nennt, mit ihr also die dahinter liegenden Werte herausarbeiten (»Und wozu soll das dienen, was genau ist Ihnen daran wichtig?«, »Was würden Sie anders/mehr/weniger tun, wenn Sie dieses Ziel erreicht haben, was würde das für Sie und Ihr Umfeld, für Ihr Leben bedeuten?« – Hier eignet sich auch die Wunderfrage).
- **»Ich weiß nichts« – »Werte … keine Ahnung«** – die orientierungslose Klientin die wenig Zugang zu ihren eigenen Werten hat.
  - Als Therapeutin: erst einmal von den eigenen Befürchtungen defusionieren (»Oh Gott, es funktioniert nicht, was mache ich jetzt nur?«)
  - Validieren und ent-pathologisieren. *»Ja, so ist es im Moment, Sie wissen es nicht. Ist ja auch eine ungewohnte Frage.«* Und eine Weile damit sitzen und schauen, welche Gedanken und Gefühle dazu auftauchen. *»Wie ist es, so durchs Leben zu gehen?«*
  - Funktion des »Ich weiß nicht« klären. Womöglich Vermeidung (»Ich weiß nicht« kann eine mächtige Schutzmauer sein, es beendet die Diskussion, holt die Klientin aus dieser ungemütlichen Situation heraus, und sie muss sich nicht mit etwaigen aversiven Emotionen auseinandersetzen oder gar Ver-

änderungen angehen). *»Schauen wir mal … wenn wir jetzt an diesem Punkt einfach aufgeben und über etwas anderes sprechen, wo ließe uns das dann? Vermutlich wären Sie erst einmal erleichtert, weil ich Sie nicht mehr mit lästigen Fragen nerve … Aber was würde das für unsere Arbeit und für Sie bedeuten?«*

- Defusion: *»Viele sind verwirrt von dem Wertezeugs, und Ihr Geist arbeitet gerade wunderbar als Problemlösemaschine, er holt Sie gerade aus einer unangenehmen Situation heraus. »Ich weiß nicht« – Ende der Diskussion, Problem gelöst – aber wo lässt uns das in unserer Arbeit? Sind Sie bereit für ein Experiment? Sie versuchen, Ihrem eigenen Geist mal nicht gleich alles zu glauben, und ich stelle die Frage gleich nochmal und Sie antworten nicht sofort, sondern pausieren 30 Sekunden und schauen, welche Gefühle und Gedanken kommen?«*
- Wunderfrage remodelt: *»Angenommen, ich könnte mit einem Zauber bewirken, dass Ihnen jeder gewünschte Wert zur Verfügung steht – welchen Wert würden Sie dann wählen?«*
- Eine Möglichkeit ist auch, in der Lebensgeschichte der Klientin zurückzuspringen und sich ihre Träume, Pläne und Wünsche aus der Kindheit und Jugend anzuschauen (Achtung, dies kann für manche Klientinnen mit viel Trauer oder Verlustgefühlen verbunden sein). Dies ist auch eine schöne Gruppenübung.
- Türen öffnen: Mit Hilfsmitteln wie Wertekärtchen, Werteliste etc. arbeiten; Erlebensübungen machen; Metaphern wie die leere Tasse: Um meine Tasse mit dem aufzufüllen, was ich wirklich trinken möchte, muss sie zuerst einmal leer sein.

- Vermischung von **Haben und Sein.** Die Klientin nennt ausschließlich materielle Werte oder emotionale Ziele (»Ich will ein Haus, glücklich sein, reich sein«). Die Klientin beschreibt hier nicht, wie sie sich verhalten will, sondern was sie haben/besitzen will bzw. wie sie sich fühlen will.
  - Den Wert hinter dem »Wert« klären (»hidden values«). *»Und wozu? Wie sähe dann Ihr Leben aus? Was würden Sie mehr/weniger/anders tun? Was würden Sie anfangen/aufhören? Wie würden Sie sich verhalten, wie wären Sie mit Ihren Freunden, Ihrer Familie, woran würden die das merken? Was könnten Sie dann tun, das sinnvoll und wirklich wichtig für Sie wäre?«* Im Prinzip also die Wunderfrage stellen.
- Falle für Therapeutinnen: Werte als (moralisches) **Zwangsmittel** einsetzen. Also die Klientin schubsen, etwa: »Sie können natürlich Ihrer Angst nachgeben, wenn Sie aber im Einklang mit Ihren Werten handeln wollen …« oder: »Natür-

lich können Sie sich entscheiden, weiter zu trinken, das ist Ihre Entscheidung, aaaber …«. Damit wird moralischer Druck aufgebaut und die Botschaft rübergebracht, dass die Entscheidung der Klientin zwar frei ist, sie aber mir dieser speziellen Entscheidung nicht nur die Therapeutin enttäuscht, sondern sie auch noch moralisch verwerflich ist. Wenn moralischer Druck funktionieren würde, dann gäbe es vermutlich keine Alkoholiker, wir alle hätten keine Probleme mit dem inneren Schweinehund und so weiter. Wir wissen also aus eigener Erfahrung, dass moralischer Druck nicht funktioniert. Und natürlich widerspricht es nicht zuletzt auch dem Prinzip der Gewaltfreiheit in der ACT.

- **Werte mit Regeln vermischen**
  - Diese Falle ist meist zu erkennen am »sollte«, »muss«, »immer«, »niemals« und so weiter. Werte können auf verschiedene Art und Weise verfolgt werden, man hat hier einen flexiblen Handlungsspielraum. Regeln sind starr, man darf den engen Korridor nicht verlassen. Ein Beispiel wäre der Wert »Familie/Kinder«. Eine starre Regel wäre hier: »Ich darf meine Kinder niemals anschreien«, »Ich muss immer Zeit haben, wenn eins meiner Kinder zu mir kommt«. Uff. Flexiblere Handlungspläne, die diesem Wert entsprechen, gibt es viele, beispielsweise: »Ich nehme mir Zeit, wenn meine Kinder zu mir kommen, und wenn es gerade nicht geht, erkläre ich den Kindern, warum, und bespreche mit Ihnen, wann ich für sie Zeit habe.«
- Die Klientin nennt **sozial erwünschte Werte**, die aber gar nicht ihre eigenen sind (ebenfalls häufig erkennbar an Formulierungen mit »sollte«, »müsste«). Werte, die sie beispielsweise aus dem Elternhaus übernommen hat, Werte, mit denen sie derTherapeutin oder der Gruppe gefallen möchte.
  - Klären, fragen woher sie das kennt (z. B. Elternhaus).
  - Hier hilft auch ein kleines Vorstellungs-Experiment: »Stellen Sie sich vor, Sie erreichen dieses Ziel (oder sind auf dem Weg zu Ihrem Wert) – und keiner weiß es und keiner würde auch je davon erfahren, würde das einen Unterschied machen, wäre es dann immer noch ein wünschenswertes Ziel?«
- **Verstrickung in Moraldiskussion**
  - Es geht nicht darum, ob Werte »gut« oder »schlecht« sind, es geht nicht um moralische Rechtfertigung oder eine Art moralischer Absolution. Es kann freilich, wenn auch selten, den Fall geben, dass die Klientin Werte nennt, die mit Ihren Werten als Therapeutin so unvereinbar sind, dass Sie abwägen müssen, ob es Sinn ergibt, dass Sie beide weiter zusammen arbeiten – mehr dazu unter dem nächsten Punkt:

- **Unvereinbare Werte:** Die Klientin nennt Werte, die mit Ihren Werten als Therapeutin unvereinbar sind.
  - Damit ist in der Gruppe erfreulicherweise meist leichter umzugehen als im Einzelsetting. Eine gute Möglichkeit ist es, die Frage in die Gruppe zu geben (auf wertschätzende Rückmeldung achten!) und die Gruppe klären zu lassen, was dieser Wert bedeutet (Achtung, keine Moraldiskussion, also nicht, ob dieser Wert gut oder schlecht ist, sondern, welche Gedanken und Gefühle dabei kommen und wohin einen das bringen würde, diesem Wert entsprechend zu handeln).
  - Reframen bzw. den Wert hinter dem Wert identifizieren. Eine Klientin nennt als Wert/Ziel beispielsweise Rache. Wir würden herausfinden wollen, was dahintersteht, wo will sie (eigentlich) hin, wohin soll sie die Rache führen – und wo führt sie sie tatsächlich hin? Womöglich steht der Wert Gerechtigkeit dahinter – »Aha, und Ihr Geist sagt also, dass Rache der beste Weg ist, um dahin zu kommen?« An dieser Stelle kann man die Frage auch wieder in die Gruppe geben und die Gruppe erarbeiten lassen, welche anderen Wege es gibt, um den Werten hinter dem »Wert« entsprechend zu handeln.

Die Grundannahme ist hier, dass destruktives Verhalten nicht die (wahren) Werte der Klientin widerspiegelt. Es gibt aber natürlich Fälle, in denen eine Unvereinbarkeit der Werthaltung gegeben ist. Letztlich bleibt einem als Therapeutin immer die Möglichkeit zu schauen, ob das Gruppensetting dann für die Klientin zum jetzigen Zeitpunkt geeignet ist, und ggf. die Klientin in ein anderes Setting oder zu einer anderen Therapeutin zu vermitteln.

- Oft werde ich in meinen Workshops gefragt, wie man die Werte der Klientinnen am besten herausfinden kann, wenn von ihnen selbst nicht viel kommt. Einige bewährte Strategien und Fragestellungen habe ich ja bereits aufgeführt, ein weiterer guter Tipp ist, sich die Vermeidung der Klientin anzuschauen. Strategien der Erlebensvermeidung dienen nie Zielen um ihrer selbst willen, sondern immer Prozesszielen. Das bedeutet, dass die Klientin mithilfe dieser Vermeidungsstrategien hofft, für sie wünschenswerte Dinge zu erreichen, indem sie aversive Gefühle vermeidet. Und hinter dieser »Mauer« liegen die Werte, liegt das, wo die Klientin hinwill, was ihr wichtig ist. Also erforschen wir gemeinsam, was die Klientin in ihrem Leben vermeidet und wo sie eigentlich hinwill.

- Ein Wort zur Kulturabhängigkeit: Werte sind natürlich auch kulturabhängig und wollen damit, wie alles andere, in ihrem Kontext betrachtet werden. Werte sind als Teil der Sozialisation in höchstem Maße davon abhängig, was in der jeweiligen Gesellschaft oder Kultur gefördert oder sanktioniert wird. Die Therapeutin sollte offen und bereit sein, hier von der Klientin (die ja die Expertin ihrer eigenen Kultur ist) zu lernen.

Übungen

1. 90-Kästchen-Übung
2. Die Grabrede
3. Wunderfrage revisited (Exkurs)
4. Wertetabelle (Schicksalsübung)
5. Wertekärtchen
6. Werte-Zielscheibe (Bulls Eye)

Hausaufgaben

1. Würzen und Genießen
2. Die Grabrede (vervollständigen)
3. Wert-volle Gespräche
4. Wertetagebuch

Übungen

1. Die 90-Kästchen-Übung

Diese Übung wirkt recht einfach, löst allerdings oftmals sehr starke Emotionen aus, wie z. B. Trauer, Angst, Verlustgefühle.

Jede Teilnehmerin bekommt eine Vorlage mit dem 90-Kästchen-Schema (siehe nächste Seite).

Sie sehen hier 90 Kästchen. Jedes Kästchen steht für ein Lebensjahr, also 90 Jahre, eine etwas überdurchschnittliche Lebenserwartung. Machen Sie jetzt in jedes Kästchen, für jedes Lebensjahr, das Sie bereits gelebt haben, ein Kreuz, einen Kreis oder sonst ein Zeichen, beginnend oben links. Wenn Sie beispielsweise 35 Jahre alt sind, markieren Sie 35 Kästchen, beginnend links oben.

(Pause zum Markieren)

✓	✓	✓	✓	✓	✓	✓	✓	✓	✓
✓	✓	✓	✓	✓	✓	✓	✓	✓	✓
✓	✓	✓	✓	✓	✓	✓	✓	✓	✓
✓	✓	✓	✓	✓					

Anschließender Austausch in der Gruppe:

- *Wenn Sie Ihre Kästchen jetzt so betrachten, wie sieht das für Sie aus?*
- *Was haben Sie erlebt beim Kästchen markieren?*
- *Wie viele Kästchen sind noch frei? So viel ist wahrscheinlich von Ihrem Leben noch übrig, natürlich ist das bei uns allen unterschiedlich … wie geht es Ihnen damit, welche Gefühle und Gedanken tauchen auf, wenn Sie das jetzt so vor sich sehen?*
- *Und: Womit wollen Sie die restlichen Kästchen Ihres Lebens füllen?*

2. Die Grabrede

Die Grabrede ist in der Verhaltenstherapie eine sehr bekannte Übung, daher beschreibe ich hier nur die Kurzform. Man kann sie als sehr machtvolle Übung zum Thema Werte nutzen; Hayes, Strohsahl und Wilson (2012) nennen sie auch »What-do-you-want-your-life-to-stand-for-exercise«.

Es ist kein Fehler, abzuklären, ob sich jemand mit dem Thema Grabrede unwohl fühlt, und die Übung ggf. zu modifizieren, zum Beispiel als Rede zum 80. Geburtstag oder zum Eintritt ins Rentenalter etc. Wichtig ist, bei der Übung nicht zu schnell vorwärts zu gehen und den Teilnehmerinnen genügend Zeit zum Visualisieren zu lassen.

Stellen Sie sich vor, durch einen Zufall des Schicksals sind Sie gestorben, können aber an ihrer eigenen Beerdigung sozusagen als Geist teilnehmen … Keiner sieht Sie, aber Sie können alles hören und sehen … Alle Menschen, die Ihnen etwas bedeuten, sind versammelt und halten Reden auf Sie, während Sie ganz entspannt zuschauen und zuhören können … Vielleicht ist Ihre Partnerin da … vielleicht Ihre Kinder … vielleicht Ihre Freundinnen … Sportkameradinnen … Arbeitskolleginnen … Nachbarinnen … Stellen Sie sich diese Szene vor Ihrem geistigen Auge vor … Jetzt suchen Sie sich eine Person aus diesem Kreis aus, die die erste Rede auf Sie hält … Was würden Sie sich wünschen, dass diese Person über Sie sagt? … Sie dürfen das ganz frei entscheiden, was würden Sie hören wollen? … und seien Sie ruhig ganz ehrlich, lassen Sie diese Person das sagen, was Sie am liebsten hören wollen … (Pause)
und nun suchen Sie sich eine weitere Person aus, die eine kurze Rede auf Sie hält … und stellen Sie sich wieder vor, was diese Person sagen soll, was möchten Sie von Ihr am liebsten hören, wie Sie waren, was Sie in Ihrem Leben getan haben, wem oder was Sie Ihre Zeit gewidmet haben … halten Sie sich hier nicht zurück, Sie dürfen sich alles wünschen, was auch immer diese Person über Sie erzählen soll … (Pause)
und nun dürfen Sie sich noch eine dritte Person aussuchen, die etwas über Sie erzählt … und wieder können Sie es genauso gestalten, wie Sie wollen, was soll diese Person über Sie sagen? … Auch wenn es jetzt vielleicht in Ihrem Leben noch nicht so ist, was soll diese Person über Sie sagen, Sie dürfen sich die ideale Rede über sich selbst wünschen … (Pause)

Nachdem man die Teilnehmerinnen wieder sanft in den Raum zurückgeholt hat, kann man einen Erfahrungsaustausch in der Gruppe anschließen:
Was haben Sie während der Übung erlebt?
Was war besonders eindrucksvoll in den Reden, was war am wichtigsten für Sie?
Wofür wollen Sie in Erinnerung behalten werden?
Kam bei irgendjemandem etwas vor wie »Das war Julia, wir schätzten sie, weil sie immer gegen ihre Ängste, Depressionen etc. gekämpft hat«? Oder »weil sie immer dünn und perfekt war«?
Wenn Sie jetzt Ihr aktuelles Leben anschauen, sind Sie dann auf dem richtigen Weg, in der richtigen Richtung unterwegs? Was für ein Mensch wollen Sie sein? Wie wollen Sie mit Ihrem Umfeld umgehen? Wie wollen Sie Ihre Zeit und Energie einsetzen?

3. Wunderfrage revisited

Die Wunderfrage ist ein Urgestein aus der therapeutischen Schatzkiste[43] und einer meiner absoluten Favoriten. Leider wird sie manchmal etwas halbherzig durchgeführt bzw. nicht konsequent genug verfolgt. Dranbleiben ist hier alles. Diese Übung kann exemplarisch mit einem Freiwilligen in der Großgruppe durchgeführt werden und anschließend in Zweiergruppen.

Die klassische Form der Wunderfrage geht so oder so ähnlich:
Angenommen, es wäre Nacht und Sie legen sich schlafen. Während Sie schlafen geschieht ein Wunder, und die Schwierigkeiten[44], wegen derer Sie hier sind und gegen die Sie schon so lange Zeit kämpfen, stellen auf einmal – simsalabim – kein Problem mehr für Sie dar ... Ihre Depression, Ihre Angst, Ihre Grübelgedanken, all die Dinge, derentwegen Sie hier in der Gruppe sind, stellen auf einmal keine Schwierigkeit mehr für Sie dar, sie belasten Sie nicht mehr.[45] Da Sie geschlafen haben, wissen Sie nicht, dass dieses Wunder geschehen ist. Was wird Ihrer Meinung nach morgen früh das erste kleine Anzeichen sein, welches Sie darauf hinweist, dass sich etwas verändert hat? Was werden Sie anders machen? Wovon werden Sie mehr oder weniger tun? Wie werden Sie sich anderen gegenüber verhalten? In ihrer Familie? Am Arbeitsplatz? Was wird Ihr Umfeld, also auch diese Gruppe, als Erstes an Veränderungen wahrnehmen?
Und dann ist es wichtig, dranzubleiben, so konkret wie möglich zu werden. Mögliche Folgefragen:

- Was genau wäre anders? Woran würden Sie das merken (diese Frage ist wichtig, denn oftmals kommt auf die vorherige Frage etwas wie »Ich wäre glücklicher«, oder »Ich wäre weniger depressiv«)
- Wie würden Sie sich anders verhalten? Wovon würden Sie mehr tun – und wovon weniger?
- Wer in Ihrem Umfeld würde bemerken, dass dieses Wunder geschehen ist? Und woran? Wer wird am meisten davon überrascht sein? Was wird diejenige sehen, was Sie anders machen?

---

43 Man findet sie bspw. in der lösungsorientierten Kurzzeittherapie nach deShazer.

44 Natürlich geht es hier um Probleme des inneren Erlebens, nicht um den berühmten Lottogewinn o. Ä.

45 Beachten Sie, dass die Therapeutin hier nicht sagt, die Probleme sind »verschwunden« oder »weg« oder »aufgelöst«! Vielmehr sind sie (womöglich) noch da, stellen aber kein problematisches Erleben mehr für die Klientin dar.

- Wie sieht Ihr Tagesablauf aus? Wie sehen Ihre Beziehungen aus? Wie sieht Ihre Arbeit aus? Ihre Freizeit?
- Gab es in Ihrem Leben irgendwelche Zeiten oder Situationen, wo es schon einmal so war wie nach dem Wunder?
- Was können Sie jetzt tun, um ein Stück dieses Wunders schon heute passieren zu lassen? Was kann ein erster winzigster Schritt in diese Richtung sein – heute Abend, gleich nach unserer Gruppe?

Wichtig ist, sich nicht mit Allgemeinheiten und unkonkreten Aussagen »abspeisen« zu lassen. »Ich bin dann glücklich«, »weniger depressiv«, »selbstbewusster« oder »gelassener« kann alles und nichts heißen. Das Zauberwort heißt hier nachfragen, nachfragen, nachfragen und zwar so lange, bis Sie, die Gruppenteilnehmerinnen und die Klientin selbst sich ein genaues Bild davon machen können, wie ihr Leben nach dem Wunder aussieht, und zwar möglichst konkret in allen Facetten. Scheuen Sie sich nicht nachzufragen, bis Sie alles verstanden haben und ein klares Bild davon haben.

Vergessen Sie nicht, als Therapeutin haben Sie hier die Lizenz zum Nerven.

4. Wertetabelle (die Schicksals-Übung)

Jede Teilnehmerin bekommt ein Din-A4-Blatt, das sie viermal der Länge nach faltet. Wenn man es wieder aufmacht, sind es 16 Vierecke. Das Blatt wird dann entlang der Falzlinien in diese 16 Vierecke zerschnitten oder gerissen. Man kann natürlich auch für jede Teilnehmerin 16 kleine Karteikärtchen ausgeben.

Die Teilnehmerinnen sollen die 16 Zettel dann in einem Quadrat von 4x4 vor sich auslegen, etwa so:

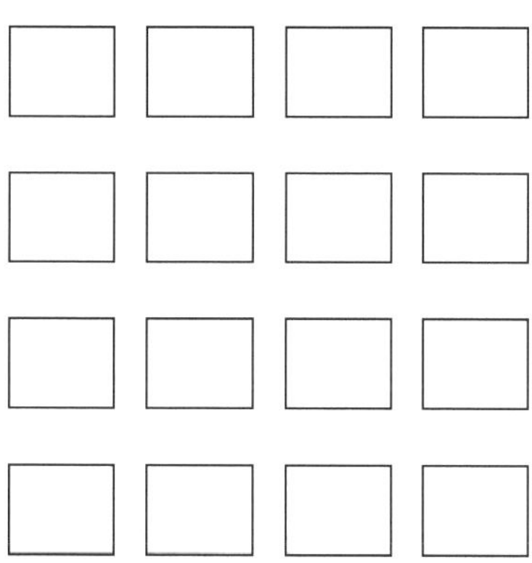

Abbildung 10: Werttabelle Teil 1

Dann werden auf die Kärtchen der ersten Spalte (vertikal) vier Personen geschrieben, die im Leben wichtig sind. Es dürfen hier auch andere bedeutsame Lebewesen sein, z. B. Haustiere.
In die zweite Spalte werden vier (materielle) Dinge eingetragen, die im Leben der Klientinnen wichtig sind, zum Beispiel »mein Haus«, »mein Auto«, »mein Lieblingssessel«, »mein Handy« ...
In die dritte Spalte werden vier Eigenschaften bzw. Fähigkeiten eingetragen, die die Klientin an sich selbst wichtig sind, wie z. B. »meine Intelligenz«, »mein Humor«, »mein Universitätsdiplom«, »meine schönen Haare«, »dass ich vier Sprachen spreche«, »dass ich gut zuhören kann«. In die vierte Spalte schließlich werden bedeutsame Erlebnisse eingetragen, die im Leben eine wichtige Rolle spielen.

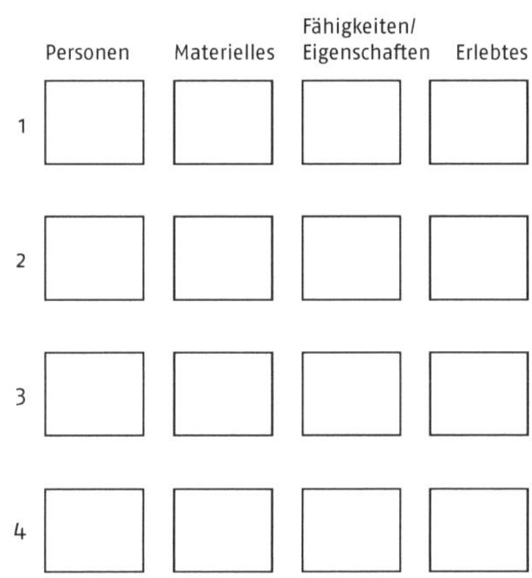

Abbildung 11: Wertetabelle Teil 2

Lassen Sie den Teilnehmerinnen jeweils genügend Zeit, die einzelnen Spalten auszufüllen, das ist oftmals gar nicht so einfach. Wenn eine Spalte nicht vollständig ausgefüllt werden kann, ist das auch in Ordnung.
Dann geht's los.
Jetzt schlägt nämlich das Schicksal zu und »streicht« vier Werte. Jede Teilnehmerin soll nun selbst vier Kärtchen entfernen, auf die sie am ehesten verzichten könnte. Hierzu sammelt sie die Kärtchen ein und legt sie mit der Schrift nach unten auf einen Stapel. Lassen Sie den Teilnehmerinnen genügend Zeit.
Dann schlägt das Schicksal erneut zu und vier weitere Werte gehen verloren. Dabei gehen Sie als Therapeutin von Teilnehmerin zu Teilnehmerin und drehen bei jeder vier weitere Kärtchen um (ich persönlich nehme dabei nie Kärtchen aus der ersten Spalte, da dies erfahrungsgemäß die schmerzlichsten sind).

Und nun schlägt das Schicksal ein letztes Mal zu. Nochmals gehen vier Werte verloren. Dazu mischen die Teilnehmerinnen die übrig gebliebenen Wertekärtchen verdeckt und ziehen vier Karten, die sie dann auf dem verdeckten Stapel der verlorenen Werte ablegen.
Jetzt sind noch vier Werte übrig. Diese werden wieder offen mit der Schrift nach oben aufgelegt.
Bitten Sie die Teilnehmerinnen, sich einen Moment Zeit zu nehmen und das Ganze auf sich wirken zu lassen.
Mögliche Fragen zur Besprechung an dieser Stelle:
Was erleben Sie gerade?
Was ist besonders schwierig?
Welche Gedanken und Gefühle tauchen gerade auf (Angst, Trauer, Wut, Hilflosigkeit ...)? Und was machen Sie damit?
Sind Widerstände aufgetaucht? Und was haben Sie damit gemacht?
Was bedeutet diese Übung für Sie und für Ihr Leben?

Hier ist die Übung aber noch nicht zu Ende. Bitten Sie die Teilnehmerinnen nun, in einer Art rituellem Akt alle Kärtchen wieder umzudrehen, mit der Schrift nach oben, diese zu betrachten und nochmals nachzuspüren.
Jetzt können wir uns nochmals bewusst machen: Das sind die Werte, die Sie jetzt in Ihrem Leben haben, die jetzt da sind. Was erleben Sie gerade?

CAVE: Diese Übung löst oftmals starke Emotionen aus. Daher empfiehlt es sich, den Teilnehmerinnen dies vorher zu sagen und zu betonen, dass jede zu jedem Zeitpunkt aus der Übung aussteigen kann und dies einfach der Therapeutin sagen soll.

Eine weitere Möglichkeit bei sehr belasteten oder instabilen Teilnehmerinnen besteht darin, nur den ersten Teil der Übung durchzuführen, also nur die Zettel ausfüllen zu lassen. Auch dies ist für manche Klientinnen schon eine Herausforderung, da es manchmal mit aversiven Gefühlen verbunden sein kann, festzustellen, dass man nur wenige Personen in seinem Leben hat, wenig, worauf man stolz ist, wenig, was man erlebt hat etc.

Meine Empfehlung ist auch, diese Übung zunächst einmal mit Freundinnen oder anderen vertrauten Personen durchzuführen, um sich selbst damit (und mit den Reaktionen darauf) vertraut zu machen.

5. Wertekärtchen (Russ Harris, Akzeptanz- und Commitmenttherapie)
Die Wertekärtchen sind 56 Bildkarten im Spielkartenformat, auf denen verschiedene Werte stehen. Diese sind jeweils mit einem Bild versehen und einer entsprechenden Erklärung, was der Wert bedeutet. Es liegt auch eine Erklärung bei mit Vorschlägen, wie man die Kärtchen in der Therapie einsetzen kann.

Ich verwende sie in der Gruppe gerne als Einstimmung. So kann man z. B. jede Teilnehmerin beim Ankommen ein Kärtchen ziehen lassen. Dann lesen alle Teilnehmerinnen ihr Kärtchen vor und überlegen, ob und was es mit ihnen zu tun hat. So kann man eine erste Diskussion über Werte einleiten.

Alternativ kann man die Kärtchen offen auf einen kleinen Tisch auslegen und die Teilnehmerinnen bitten, sich jeweils eine (oder zwei oder drei) auszusuchen. Dann kann man in der Runde besprechen, was diese Werte für sie bedeuten. Und inwieweit diese Werte derzeit in ihrem Leben etabliert sind.

6. Die Werte-Zielscheibe (Bulls Eye) (nach Hayes, Strosahl, Wilson, 2016)
Man braucht dafür die Darstellung einer Zielscheibe, diese kann den Teilnehmerinnen als Kopie in die Hand gegeben werden oder man malt sie auf die Flipchart oder das Whiteboard. Ich nehme gerne eine alte Dartscheibe, die ich entsprechend vorbereitet habe. Sie wird ans Flipchart gehängt und die Teilnehmerinnen können jeweils farbige Pins an die entsprechenden Stellen stecken.

Die Zielscheibe kann beispielsweise so aussehen, diese hier ist am Balancemodell nach Peseschkian orientiert und beinhaltet vier verschiedene Themenbereiche:

1. Arbeit/Ausbildung: Arbeitsplatz, Karriere, berufliche Planung, berufliche Fähigkeiten und Fertigkeiten, Geld, Erfolg.
2. Beziehungen: Liebesbeziehungen, Kinder, Familie, Freundschaften, Verwandte, Eltern, Kolleginnen, andere soziale Kontakte, Zuwendung, Anerkennung, Wertschätzung, Zugehörigkeit.
3. Sinn/persönliches Wachstum: Kreativität, Religion, Spiritualität, Naturerleben, Meditation, Philosophie, Selbstverwirklichung, Zukunftsgestaltung.
4. Freizeit/Gesundheit/Körper: Ernährung und Essgewohnheiten, Bewegung, Spiel und Sport, Entspannung, aber auch Spannung, Erholung, Hobbys.

Man kann die Zielscheibe natürlich auch komplett anders aufteilen oder alternativ eine leere Zielscheibe vorgeben, und die Teilnehmerinnen füllen sie selbst mit für sie relevanten Werte-Themen bzw. Lebensbereichen.

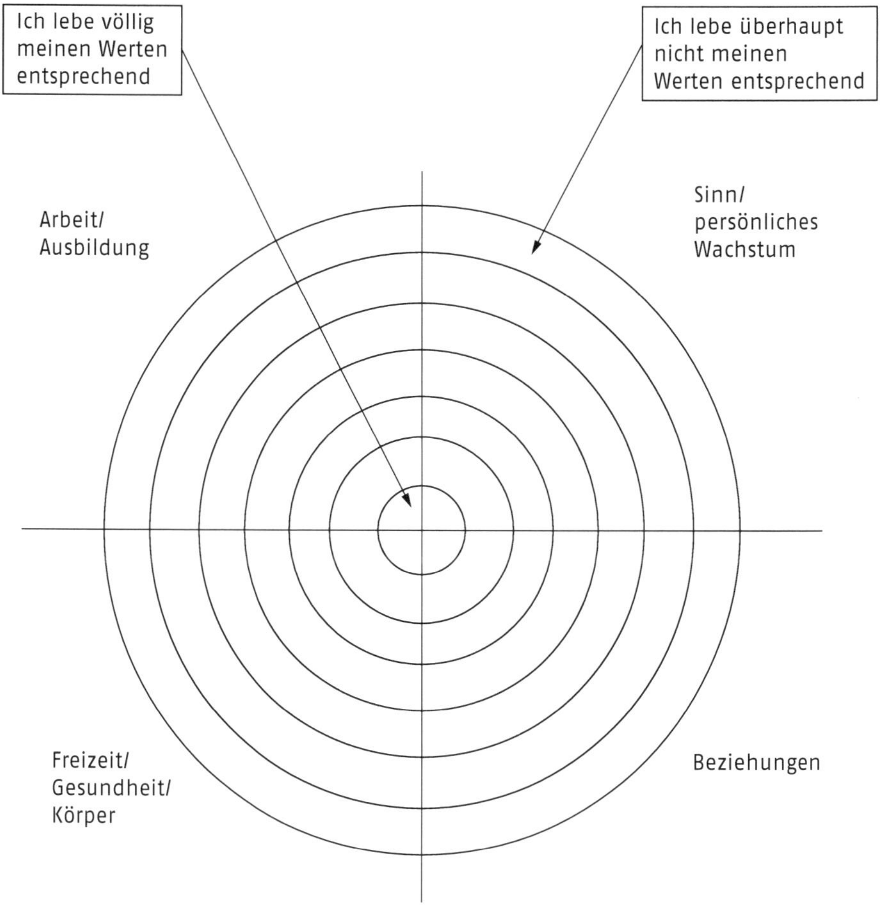

Anleitung:
Machen Sie ein Kreuz in jedem Viertel der Zielscheibe, um darzustellen, wie wichtig Ihnen der jeweilige Wert ist (je näher zur Mitte, desto wichtiger). Dann nehmen Sie eine andere Farbe und machen ein Kreuz in jedes Viertel, wo Sie heute stehen, inwieweit Sie diesen Wert in Ihrem Leben derzeit etabliert haben, also wie sehr Sie momentan Ihren Werten entsprechend handeln, diese in Ihrem Leben umsetzen.

Anschließende Besprechung in der Gruppe:
Wo stehen Sie derzeit in Ihrem Leben, wo leben Sie Ihren Werten entsprechend, wo nicht? Warum nicht? Was hält Sie ab? Was bräuchten Sie noch?

Hausaufgaben

1. Würzen und genießen (in Anlehnung an »Flavoring and savouring«, Harris, 2018)

Diese Übung eignet sich prima als Hausaufgabe, wenn die Klientinnen ihre Werte bereits erarbeitet haben.

Suchen Sie sich jeden Morgen nach dem Aufwachen einen oder zwei Ihrer Werte aus, die die Werte des Tages sein sollen. Diese Werte werden Sie dann durch den Tag begleiten, indem Sie sich überlegen, wie Sie Ihren Tag damit »würzen« können, wie Sie sozusagen den entsprechenden Wert wie ein Gewürz über Ihren Tag streuen können. In welchen Situationen, mit welchen Personen, können Sie den Gewürzstreuer oder vielmehr den »Wertestreuer« hervorholen? Und jedes Mal, wenn Sie es tun, vergessen Sie nicht, es zu genießen. Nehmen Sie wahr, wie es sich anfühlt, diese Werte mit Leben zu füllen – Ihr Leben mit diesen Werten zu füllen. Schauen Sie, was Sie dabei er-Leben. Und würzigen … äh, würdigen Sie es.

2. Die Grabrede (Vervollständigung der Gruppenübung)

Die Grabrede eignet sich gut als eigenständige Hausaufgabe oder zum Vervollständigen, wenn man sie in der Sitzung bereits begonnen hat.

3. Wert-volle Gespräche

Mit der Partnerin, Freundinnen, Familie ein Gespräch über Werte führen. Gemeinsam herausfinden, »Was ist mir/uns wichtig im Leben?«, was liegt uns am Herzen, wofür wollen wir unsere begrenzte Zeit und Energie einsetzen? Auch hier kann man gut unterstützend die Werte-Zielscheibe verwenden.

4. Wertetagebuch

In das Tagebuch tragen die Gruppenteilnehmerinnen alle Situationen ein, die sie *berühren*. Meist weisen solche Situationen auf etwas hin, was wichtig, was Wert-voll ist. So ein Tagebuch kann in freier Form mit Notizen geführt werden, oder es kann z. B. so aussehen:

Datum	Was ist passiert?	Meine Gefühle und Gedanken	Lebensbereich	Meine Werte
19.08.	*Ich komme sehr gestresst nach Hause, mein Freund nimmt mich in den Arm und macht mir eine Tasse Tee*	*Freude, Rührung. »Ich bin so froh, dass ich ihn hab«*	*Partnerschaft*	*Nähe, Beziehung, Familie*
20.08.	*Chefin kommt und gibt mir einen großen Aktenstapel, den ich fürs Archiv vorbereiten soll.*	*Ärger, Frust. »Immer krieg ich die Deppen-Aufgaben«, »Nie kann ich zeigen, was ich wirklich kann«*	*Arbeit, Beruf*	*Etwas Sinnvolles tun, Einsatz zeigen, Anerkennung*

6.9 Kernprozess 6: Werteorientiertes Handeln (Commitment)

Es ist nicht genug zu wissen, man muss es auch anwenden.
Es ist nicht genug zu wollen, man muss es auch tun.
(Johann Wolfgang von Goethe)

Commitment: Tun, was wichtig ist

Vor der Gruppe: Einführung und Grundprinzipien

Was bedeutet Commitment?

Meine kurzgefasste Lieblingsdefinition: Get off your butt's![46] Schluss mit dem »Ja, aber« und Hintern hochkriegen! Aber Commitment ist natürlich noch viel mehr.

Einer wirklich guten deutschen Übersetzung für Commitment, die den Begriff in seiner Gänze in einem Wort zusammenfasst, bin ich bislang noch nicht begegnet. Am ehesten trifft es vermutlich entschlossenes Handeln, oder im Sinne der ACT wertegeleitetes Handeln. Man könnte auch sagen, hier bringt die Klientin ihre Werte auf der Handlungsebene zum Ausdruck.

Auf jeden Fall ist es der Kernprozess zum wertegeleiteten Ins-Tun-Kommen, und darin zeigt sich am deutlichsten der behaviorale Kern der ACT, das Gewicht,

46 Dieser Satz ist entliehen bei Steven Hayes und von der Autorin übersetzt.

das die ACT auf Verhaltensänderung legt. »If a client does not change his or her behavior, then all our efforts working on defusion-acceptance, present moment, self-as-perspective, and values are for naught.« (Hayes, Strosahl, Wilson, 2016)

Die meisten Klientinnen mit psychischen Problemen handeln, aus ACT-Sicht, unwirksam. Das bedeutet, sie richten Ihre Handlungen nicht an ihren Werten aus, nicht an dem, was in ihrem Leben wichtig ist, sondern eher daran, Unbehagen, Angst, Trauer, Hilflosigkeit, Insuffizienz und andere aversive Gefühle zu vermeiden. Aus der lerntheoretischen Forschung wissen wir, dass jedes Verhalten auf ein Ziel ausgerichtet ist. Durch das Auftreten oder Wegfallen positiver bzw. negativer Verstärker wird die Auftretenswahrscheinlichkeit dieses Verhaltens jeweils erhöht oder vermindert.[47]

Was ist in der ACT mit »unwirksamem« Handeln gemeint? Bei vielen Klientinnen ist das Handeln an dem kurzfristigen Ziel, aversive Gefühle zu vermeiden, orientiert. Wir kennen das auch aus der klassischen Verhaltensanalyse: Wenn eine sozialphobische Klientin nicht auf eine Feier geht, wird sie für ihr Handeln (auch etwas nicht zu tun ist handeln) unmittelbar belohnt, indem Angst und Anspannung kurzfristig wegfallen. Langfristig hat sie dadurch aber alle möglichen negativen Konsequenzen, ihr soziales Leben schränkt sich immer mehr ein, die soziale Phobie verfestigt sich, sie erlebt keine Selbstwirksamkeit, sie erlebt vermutlich Scham und Insuffizienzgefühle, Spaß und Lebensfreude nehmen ab, ihre Welt wird immer kleiner. Es ist hier zentral für die Klientin, zu erkennen, dass oftmals eine kurzfristige »Gefühlsbelohnung« kein guter und zuverlässiger Wegweiser ist.

Viele Klientinnen sind bereits eine lange Zeit ihres Lebens mit Vermeiden beschäftigt, sodass sie erst wieder lernen müssen, ihr Handeln neu, an ihren Werten orientiert, auszurichten.

Ziele

Ein erfüllendes, gelingendes Leben ist nur erreichbar, wenn wir uns auch entsprechend verhalten, wenn wir Handlungen vornehmen, die unsere Werte repräsentieren – und das bedeutet im Prinzip, alles aus den anderen fünf Kernprozessen auf der Verhaltensebene umzusetzen. Wenn ich schwimmen lernen will, genügt

47 Ich gehe hier nicht ausführlich auf die lerntheoretischen Hintergründe ein. Die Stichworte sind hier instrumentelles oder operantes Lernen, wie es in der Verhaltensanalyse z. B. im SORKC-Modell, abgebildet wird.

es nicht, ein Lehrbuch zu lesen oder ein Video anzuschauen, irgendwann muss ich mich ins kühle Nass begeben und Schwimmbewegungen ausführen, allein der Vorsatz oder der gute Wille werden mich hier nicht ans gewünschte Ziel bringen. Genauso reicht es nicht, in der Achtsamkeit Erkenntnisse zu erlangen oder auf meinen Wertekompass zu starren – irgendwann muss ich mich in Bewegung setzen. Und, ja, das Wasser ist nass und kalt, und vielleicht habe ich Angst unterzugehen, und vielleicht sind meine Schwimmbewegungen anfangs ungelenk und kosten mich viel Anstrengung, und vielleicht schlucke ich sogar ein bisschen Wasser. Wenn ich aber entschlossen bin, mein Ziel, schwimmen zu lernen, zu erreichen, werde ich das *bereitwillig* akzeptieren. In der ACT ist das Ziel der Handlung nicht, uns kurzfristig gut zu fühlen, sondern wir handeln danach, was im Einklang mit unseren Werten steht, was uns also langfristig förderlich ist. Diese *Bereitschaft*, sich (vorübergehend) unwohl zu fühlen, also Raum für aversives Erleben zu machen, um weiterzukommen, um sich zu entwickeln im Dienste der eigenen Werte, ist hier entscheidend. Westrup (2017) nennt dies ganz treffend einen »discomfort toll« (Zoll des Unbehagens), der bezahlt werden muss.

Dabei geht es nicht um einen großen neuen Masterplan, um eine Gesamtlösung, sondern um fortlaufende Prozesse, die in jedem Augenblick immer wieder neu Bereitschaft, Entscheidung und eben Commitment von uns verlangen (»moment-by-moment-processes«). Wie auch Sir Winston Churchill schon sagte: »Success is the ability to go from failure to failure without the loss of enthusiasm.«

Also, dranbleiben und sich immer wieder für seine wertebasierten Ziele entscheiden. Die Klientin trifft dabei diese Entscheidung, weil sie es *kann*. Sie kann sich frei dafür oder dagegen entscheiden, es ist aber in jedem Falle eine Entscheidung zu einer Handlung (auch Nichtstun oder Verharren ist eine Handlung).

Commitment ist auch der Kernprozess, der am meisten variiert, je nach dem spezifischen Problemverhalten der Klientin. Bei depressiven Klientinnen kann es beispielsweise einen Aktivitätenplan beinhalten, bei Angst-Klientinnen das Aufsuchen aversiver Kontexte in Form von Expositionsübungen. Es empfiehlt sich, für jede Teilnehmerin einen spezifischen Handlungsplan zu entwerfen, nicht immer wird man dafür in der Gruppe ausreichend Zeit haben. Man kann jedoch exemplarisch mit einer oder mehreren Teilnehmerinnen arbeiten oder bestimmte Übungen als Hausaufgabe vorbereiten lassen und sie dann in der Gruppe besprechen. Auf therapeutischer Seite findet hier u. a. der Prozess des Shaping Anwendung, der Validierung und Verstärkung kleiner und kleinster Wert-voller Schritte der Klientin. An diesem Kernprozess zeigt sich besonders deutlich, dass ACT *Verhaltens*therapie ist.

Therapeutische Grundhaltung

Bei diesem Kernprozess ist das Vorleben als Therapeutenmodell besonders wichtig (komisch, sage ich das nicht bei jedem Prozess?). Auf jeden Fall sendet die Therapeutin eine doppelte Botschaft, wenn sie einerseits mit der Klientin am Commitment arbeitet, anderseits aber beispielsweise Hausaufgaben nicht konsequent nachverfolgt oder sich selbst vor Übungen drückt. Es ist also wichtig, dass wir als Therapeutinnen ebenso ins Tun kommen, ein authentisches Modell zu bieten. Das heißt z. B., mit der Gruppe Übungen zu machen, anstatt nur zu dozieren. Das heißt nicht, dass wir hier perfekt sein müssen, manchmal ist es schwierig, ins Tun zu kommen, und auch das dürfen wir den Klientinnen zeigen. Im Sinne der Selbstöffnung können wir als Therapeutinnen darüber sprechen, dass es uns auch manchmal Mühe kostet, eine Übung zu machen, dass wir Befürchtungen haben und dass es einfacher wäre, zu vermeiden, die Übung nicht zu machen und einfach nur zu erklären oder die Gruppendiskussion laufen zu lassen.

Vorbereitung für die Therapeutinnen

- Wie sieht es mit Ihrem eigenen Commitment als ACT-Therapeutin aus? Selbsterfahrung: Nehmen Sie sich einen Moment Zeit und erforschen Sie in ihrem Inneren, ob es Barrieren gibt, die Sie daran hindern, mit der ACT »loszulegen« oder bestimmte Übungen anzuwenden.
  - Wo genau bleiben Sie stecken?
  - Was tun Sie zu wenig, zu viel, gar nicht? Was vermeiden Sie?
  - Was hält Sie zurück (Befürchtungen, Begründungen etc.)?
  - Was brauchen Sie jetzt, um Ihren Weg fortzusetzen?

  Überlegen Sie sich dann einen ersten kleinen Schritt, der Sie in diese Richtung weiterbringt und den Sie auch zuversichtlich sofort ausführen können. Formulieren Sie diesen, am besten schriftlich, evtl. im Sinne einer Selbstverpflichtung, auf jeden Fall aber konkret und operationalisiert auf der Handlungsebene und mit Zeitangabe (»… in der nächsten Sitzung mit Klientin xyz …«). Und dann legen Sie los!
- Denken Sie an einen guten Vorsatz, den Sie in ihrem Leben bislang schon oft gefasst haben, den Sie aber noch nie so richtig dauerhaft angegangen sind. Wenn Sie diesen Vorsatz jetzt angehen, was ist dann Ihr Handlungsplan? Stellen Sie sich den ersten kleinsten Schritt in diese Richtung vor und schreiben Sie ihn auf. Stellen Sie sich vor Ihrem geistigen Auge vor, dass Sie diesen ersten Schritt ausführen, und stellen Sie sich folgende Fragen:

- Bin ich bereit, allen dabei auftauchenden (schwierigen) Gedanken und Gefühlen Raum zu geben, ohne gegen sie anzukämpfen oder mich in ihnen zu verlieren?
- Bin ich bereit, engagiert zu handeln, um das zu tun, was mir von ganzem Herzen wichtig ist?
  - Lautet die Antwort Ja, legen Sie los.
  - Lautet die Antwort Nein, stellen Sie sich folgende Fragen:
- Ist mir das Ziel wirklich wichtig, liegt es mir wirklich am Herzen? Ist es »mein« Ziel? Welche Werte stehen dahinter?
- Welchen Nutzen habe ich, wenn ich es nicht umsetze?
- Welchen Preis zahle ich, wenn ich die Umsetzung vermeide oder hinausschiebe?
- Wofür entscheide ich mich? Den Lebensenergie raubenden Schmerz des Steckenbleibens oder den Lebensenergie schenkenden Schmerz der Weiterentwicklung?

■ Rufen Sie sich eine Ihrer Klientinnen ins Gedächtnis, die auf irgendeine Art und Weise »feststeckt«, die festgefahren ist, die sich nicht bewegt, die wenig ins Handeln kommt, wenig umsetzt. Vielleicht fallen Ihnen dazu Sitzungen ein, in denen Sie viel reden, arbeiten und anbieten, die Klientin lehnt sich zurück und vermeidet, und Sie beide kommen wenig ins tatsächliche produktive Tun? Überlegen Sie, welche Barrieren es gibt, auf Seiten der Klientin und auf Ihrer Seite. Was braucht die Klientin (und Sie als Therapeutin), um wieder in Bewegung zu kommen? An welchem Kernprozess des Hexaflex würde es in diesem Kontext am meisten Sinn ergeben, anzusetzen? Womöglich gibt es noch Barrieren, die mit anderen Kernprozessen zu tun haben, z. B. Werte wurden nicht klar herausgearbeitet, die Klientin ist noch zu verstrickt mit einem dysfunktionalen Selbstkonzept etc.

In der Gruppe – »Los geht's«

Hilfreiche Requisiten

Bergsteigerschuhe (symbolisieren den ersten Schritt auf dem Weg zum Gipfel), Gummibärchen auf einen Teller (für die spätere Gummibärchen-Übung)

Vorschläge zur Einstimmung

■ *Kurze* Gruppendiskussion: Wer kann sich daran erinnern, wie es war, als sie in ihrem Leben etwas Neues gelernt hat, eine neue Fähigkeit, zum Beispiel

Schwimmen, Rad fahren, ein Instrument, Auto fahren etc.)? Gemeinsame Reflexion über den Stellenwert des Tuns.
- Bisherige Erfahrungen mit dem Tun anhand der aktuellen Hausaufgabe. Wenn Sie in der vorherigen Sitzung Werte behandelt haben und die Hausaufgabe »Würzen und genießen« gegeben haben, eignet diese sich hervorragend dazu.

Zentrale Inhalte

- TUN, TUN, TUN, was *wichtig* ist
- Flexibles Handeln im Einklang mit unseren Werten, ohne uns dabei von unserem plappernden Geist herumschubsen zu lassen.
- Bedeutung kurzfristiger »Gefühlsbelohnung«. Unterscheidung kurz- und langfristiger Folgen des Handelns.
- Entwerfen eines Handlungsplanes mit ersten ganz konkreten Schritten in Richtung der Werte.
- Wann? Jetzt ist genau der richtige Zeitpunkt zu beginnen, in Richtung der eigenen Werte loszumarschieren. Wann, wenn nicht jetzt?

Gruppengelegenheiten – Wie kann ich die Gruppe nutzen?

Manchmal sind Klientinnen ratlos oder zögerlich oder tun sich aus anderen Gründen schwer, Handlungspläne zu entwerfen oder auch nur erste Schritte konkret zu planen. Natürlich sind hier viele kognitive Fusionen und nicht hilfreiche Selbstkonzepte zugange: »Ich hab doch schon alles probiert und nie hat irgendwas geklappt«, »Ich bin halt eine Versagerin«, »Ich kann das nicht«. Auch die Furcht, wirklich etwas zu verändern und dann die Verantwortung dafür tragen zu müssen, darf nicht unterschätzt werden. Hier kann man prima den Vorteil der Gruppe nutzen:

Ich veranstalte gerne ein Brainstorming mit Handlungsvorschlägen aus der Gruppe zum jeweiligen Ziel einer Teilnehmerin. Man braucht dazu ein Flipchart oder Whiteboard und die Therapeutin entlastet sich, wenn sie eine der Teilnehmerinnen zur Schriftführerin ernennt. Die Klientin, mit der gearbeitet wird, schreibt zunächst ihr Ziel ans Whiteboard. Dann übernehmen die Schriftführerin und die Gruppe: *»Sie dürfen sich jetzt ganz bequem und entspannt zurücklehnen, die ganze Gruppe, also wir alle, arbeiten für Sie. Wir sammeln jetzt alle möglichen Handlungsstrategien, die uns einfallen, die Sie xyz (gewähltes Ziel der Klientin) näherbringen. Sie dürfen dabei ganz entspannt zuhören und müssen erst einmal gar nichts tun – vor allem nicht bewerten, beurteilen, entscheiden. Wenn Ihr Problemlöse-Geist anspringt – und das wird er ziemlich sicher – und mit allen Ja-abers und* *sonstigen Einwänden kommt, dann bedanken Sie sich bei ihm und lassen das alles ziehen und richten Ihre Aufmerksamkeit einfach wieder hier zurück in die Gruppe. Die Gruppe arbeitet für Sie. Wie klingt das für Sie?«*

Ein weiterer Vorteil, der sich in der Gruppe sehr gut nutzen lässt, ist die bereits beschriebene Selbstverpflichtung vor der Gruppe. Wenn Selbstverpflichtungen »öffentlich«, also vor den anderen Gruppenmitgliedern, ausgesprochen werden, erhöht das die Wahrscheinlichkeit, dass dieses Verhalten auch wirklich in die Tat umgesetzt wird. Damit es aber nicht zum Zwang wird, kann man an dieser Stelle nochmals die Möglichkeit nutzen, zu prüfen, ob die geplante Verhaltensänderung für die Klientin stimmig ist und sie sich zutraut, sie umzusetzen.

Gute Frage!

- Was können Sie *tun*, um sich auf Ihr Ziel, auf Ihre Werte hinzubewegen? Was können Sie mehr, weniger, anders tun, um in diese Richtung zu gehen?
- Was kann der erste kleinste Schritt auf dem Weg sein, den Sie heute noch ausführen?
- Was brauchen Sie noch, um heute im Anschluss an die Gruppe xyz umzusetzen?
- Die aktive Wahl betonen, am besten anhand bereits getroffener funktionaler Entscheidungen: Sie haben sich *entschieden*, zum Sport zu gehen, was geht jetzt gerade in Ihnen vor? Welche Gedanken und Gefühle tauchen auf? In welche Richtung führt Sie diese Entscheidung?

Umgang mit Stolpersteinen

- **Hindernisse klären** … und dann die Hindernisse hinter den Hindernissen klären.
  - Schwierigkeiten bei der Umsetzung dieses Kernprozesses gehen oftmals darauf zurück, dass im Vorfeld nicht genügend Zeit darauf verwendet wurde, mögliche Hindernisse und Barrieren zu klären. Es ist wichtig, hier eine schonungslos ehrliche Bestandsaufnahme zu machen, da die Hindernisse, welcher Art auch immer sie sein mögen, meist aversives inneres Erleben auslösen (bzw. das aversive Erleben selbst das Hindernis ist). Und die Vermeidung dessen (durch unwirksames Handeln) ist ja das, was die Klientin erst dahin gebracht hat, wo sie feststeckt. Daher ist es gut, diese (antizipierten) Barrieren bereits im Vorfeld zu klären und mit entsprechenden Kernprozessen (Defusion, Akzeptanz etc.) zu bearbeiten. Beispielweise plant die Klientin, auf eine Feier zu gehen, befürchtet aber, dass starke Ängste aufkommen: »Ist

dieses ›Hindernis‹ etwas, dem Sie Raum geben können, indem Sie diese Ängste einfach mit auf die Feier nehmen?«; »Können Sie sagen: Ich kann auf die Feier gehen *und* habe Angst?« (anstatt: Ich würde auf die Feier gehen, *aber* ich habe Angst). Hier kann man auch nochmals auf das Konzept Bereitschaft (»im Dienste meiner Werte«) zurückkommen.

- **Widerstand/Vermeidung:** die Klientin sagt zwar, dass sie Problem xyz hat und auch etwas dagegen tun möchte, will aber nicht ins Handeln kommen.
  - Hier ist es durchaus sinnvoll, die Frage zu stellen, warum sie dann in die Gruppe kommt. Was möchte sie hier bekommen oder erreichen? Und was ist ihre Idee dessen, wie sich ihr Problem verändern soll?
- Ha, und hier ist sie wieder, eine der häufigsten Fallen: **Zu schnell ins Handeln kommen**, die Klientin schubsen. Beispielsweise im Anschluss an die Wertearbeit gleich ins Commitment springen, wenn die Klientin dazu noch nicht bereit ist, weil sie beispielsweise noch zu sehr an ihrem alten Selbstkonzept hängt oder mit Ängsten und Befürchtungen etc. fusioniert ist.
  - Die Klientin selbst einen Handlungsplan entwerfen lassen und die Zuversichtsfrage stellen. »Sind Sie zuversichtlich, dass Sie heute um 17 Uhr xyz tun werden?« Falls nicht: »Was hindert Sie, was steht noch im Wege? Was brauchen Sie noch, um xyz zu tun?«
    Das Timing ist entscheidend: Wenn man zu früh zum Commitment kommt, kann das bei der Klientin Widerstand und (noch mehr) Vermeidung auslösen. Es ist daher i. d. R. sinnvoll, die Klientin erst mit den anderen Kernprozessen vertraut zu machen, damit man hierauf zurückgreifen kann.
- **Begründungen sind keine Ursachen**
  Es gibt immer jede Menge Begründungen (und wie wir wissen, ist unser Geist da äußerst erfinderisch): »Es war zu heiß, es war zu kalt, ich war zu müde, ich war zu depressiv, es war Vollmond, ich bin nicht motiviert, es hat geregnet, ich fühle mich nicht gut, ich habe nicht genug Selbstbewusstsein dafür, meine Chefin hat mich geärgert, der Hund hat meine Hausaufgaben gefressen …« – aber sind dies auch Gründe im Sinnen von Ursachen? Oder vielmehr Entschuldigungen und Ausflüchte, die unser Geist da am laufenden Band produziert … und damit Vermeidungsstrategien?

Ein *Grund* ist die dingliche Ursache, eine *Begründung* ist die Herleitung, die wir uns selbst geben. Hier wird oftmals ein innerpsychisches Erleben als Grund bzw. Beweis verwendet. Diese Begründungen sind jedoch Rationalisierungen und nicht zwingend objektiv wahr. Es ist wichtig, mit der Klientin diesen Unterschied herauszuarbeiten, jedoch behutsam: Dabei unbedingt die Gefühle der Klientin validieren! Diese sind für sie in diesem Moment echt und real, auch wenn sie keine objektive Wahrheit repräsentieren. Dies zu verstehen, zu erkennen, bedeutet in diesem Moment nicht unbedingt eine Erleichterung oder Befreiung. Es bedeutet vielmehr auch Verantwortungsübernahme für unsere Entscheidungen. Manchmal ist es leichter, zu sagen »Ich kann nicht …« und sich dahinter zu verstecken. Da (stecken) zu bleiben, wo man ist, ist manchmal weniger gefährlich, weil man ein mögliches Scheitern gar nicht erst riskiert.

- **Angst, es (wieder) nicht zu schaffen**
  Dies kann ein sehr machtvolles Hindernis sein. Besonders, wenn die Klientin bereits mehrere erfolglose Versuche unternommen hat. Je nachdem, auf welche Art die Klientin in diese Kognition verstrickt ist, kann man dem mit Defusion, Selbst-als-Kontext oder Akzeptanz begegnen. Oder man schaut mit der Klientin zusammen, ob man den Handlungsschritt noch ein wenig verkleinern kann, so lange, bis die Klientin zuversichtlich ist, ihn auszuführen.
- **Falsche Zielvorstellungen**
  Das Ziel bei allen Expositionsübungen im weitesten Sinne ist nicht in erster Linie eine Symptombeseitigung. Wenn die Klientin hier mit falschen Erwartungen in die Übung geht, ist ein Misserfolgserlebnis wahrscheinlich. Meiner Erfahrung nach ist es gut, dies explizit abzufragen bzw. zu klären, denn fast immer ist die Symptomreduktion (verständlicherweise) die heimliche Agenda der Klientin (und manchmal auch der Therapeutin). »*Können Sie sich also vorstellen, MIT all Ihrer Angst und Ihren Befürchtungen, so wie wir es besprochen haben, mit Ihrer Frau ins Restaurant zu gehen und dort zu essen und all Ihren Gefühlen und Gedanken Raum zu geben? Sie erinnern sich, es geht nicht darum, das völlig angstfrei zu schaffen oder die Angst dabei loszuwerden, es geht darum, dass Sie Ihren Werten und Zielen folgen, dass Sie die Partnerin sein können, die Sie sein möchten, und die Beziehung führen können, die Sie in Ihrem Herzen führen möchten.*«
- **Zu wenig validieren**
  Jeder noch so kleine Schritt der Klientin in die »richtige« Richtung ist per se schon ein Akt des Commitment und darf und soll verstärkt werden (Shaping).
- **Der plappernde Geist**
  Wie immer ist natürlich unser problemlösender Geist sehr aktiv. Wenn nun ein neues und potenziell angstauslösendes Verhalten ansteht, springt er sofort an und versorgt uns gerne mit allen möglichen Begründungen, warum wir das vielleicht doch lieber nicht tun sollten, oder zumindest jetzt gerade nicht, oder vielleicht können wir es ja gar nicht, etc. (s. a. »Begründungen sind keine Ursa-

chen«). Hier kann man sofort anhand des Prozesses der Defusion aufzeigen, wie uns unser Verstand das Leben schwermachen kann. »*Was sagt Ihnen Ihr problemlösender Geist, jetzt gerade, wo wir hier über die konkrete Planung von engagiertem Handeln, von Ihrem Vorhaben xyz sprechen?*«

- **Vermeidung auf Seiten der Therapeutin**
  Wer kennt nicht die Befürchtung, dass die Klientin die Hausaufgaben (wieder) nicht macht, dass es zu schwierig ist, dass man es ihr nicht zumuten kann etc. Ein guter Moment, um diesen inneren Dialog wahrzunehmen, sich bei seinem problemlösenden Geist für diese Hinweise zu bedanken, zu defusionieren und dann – ins Handeln zu kommen.
- **Keine konsequente Verfolgung der Aufgaben**
  Eine weitere Variante der Vermeidung auf Seiten der Therapeutin ist es, sich entmutigen zu lassen, wenn die Klientin die Hausaufgaben nicht gemacht hat. Bleiben Sie dran. Wenn Sie nicht dranbleiben, unterstützen Sie nicht nur das dysfunktionale Verhalten der Klientin, Sie senden auch jede Menge Botschaften und unterstützen nicht hilfreiche Kognitionen (»Die Aufgaben sind nicht so wichtig«, »Meine Therapeutin denkt auch, dass ich das nicht schaffe«, »Ich hab's ja gleich gewusst, dass ich es wieder nicht schaffe, ich bin halt ein Loser und bringe nie irgendwas zu Ende«). Finden Sie also zusammen mit der Gruppe heraus, was geklappt hat und was nicht und wie man die Aufgabe modifizieren kann, was die Barrieren sind, was die Teilnehmerinnen jeweils noch brauchen, um die Aufgaben auszuführen. Die Frage ist nicht, OB sie die Aufgabe machen können, sondern WIE sie sie machen können.

Übungen

1. Der Gummibärchen-Versuch
2. Die »Ich-kann-nicht-Mauer«
3. Der Commitment-Kreis
4. Der winzigste Schritt
5. Verhaltensaktivierende Methoden aus der Verhaltenstherapie
6. Auch das Choice Point Model lässt sich hier gut einsetzen (s. Kap. 7.1.1).

Hausaufgaben

Die Vier-Schritte-Übung

Übungen

1. Der Gummibärchen-Versuch

Diese Übung illustriert die Problematik des »Ich werd's versuchen«. Dies ist meilenweit von »Ich tu's« entfernt. Die erste Formulierung lässt alle Hintertürchen offen und ist kein echtes Commitment. Diese Übung lässt das einfach und wirkungsvoll erleben.

Bereiten Sie einen Teller vor, auf dem Sie Gummibärchen verteilen. Bitten Sie dann eine Teilnehmerin, an einer Demonstration teilzunehmen. Halten Sie ihr den Teller mit den Gummibärchen hin.

Hier ist ein Teller mit Gummibärchen. ***Versuchen*** *Sie jetzt mal eines der Gummibärchen zu nehmen.*
Die Klientin versucht, ein Gummibärchen zu greifen. Die Therapeutin zieht den Teller weg, bevor die Klientin das Gummibärchen erwischt.
»Jetzt hätten Sie es fast getan, Sie wollten es doch aber nur versuchen. Versuchen Sie es noch einmal.«
Die Therapeutin hält der Klientin wieder den Teller hin und zieht ihn weg, kurz bevor die Klientin das Gummibärchen greifen kann.
»Nein, nein, jetzt haben Sie es wieder fast getan, Sie wollten es doch aber nur versuchen ...«

2. Die »Ich-kann-nicht-Mauer« (mod. nach Wengenroth, 2017)

In manchen Büchern wird diese Übung präsentiert, um andere Kernprozesse zu illustrieren, beispielsweise die Akzeptanz oder Defusion. Sicherlich beinhaltet die Übung auch diese Aspekte – ich verwende sie gerne ein wenig abgewandelt zum Kernprozess Commitment.

Wenn wir uns entschieden haben, unseren Werten zu folgen, und uns dafür auf eine bestimmte Art und Weise verhalten wollen, eine Verhaltensänderung durchführen wollen, uns also entschieden haben, bestimmte Dinge zu tun (oder zu lassen), wird unser Geist sofort wieder aktiv. Er präsentiert uns dann mit Vorliebe Sätze, die mit »Ich kann nicht« anfangen. Freilich macht er nur seinen Job, denn er will uns ja damit schützen. Wie wir aber gesehen haben, ist dies in den meisten Fällen ein trügerischer Schutz – der uns zwar kurzfristig guttun mag, der uns aber langfristig nicht den Werten näherbringt, die uns wichtig sind, uns also nicht zu dem Leben hinführt, das wir führen wollen, uns nicht der Person näherbringt, die wir sein wollen.

Dieses »Ich kann nicht« funktioniert dabei wie eine Mauer, hinter der unsere Werte liegen, die uns wichtig sind und auf die wir zugehen wollen.
Dass unser Verstand uns diese Mauer präsentiert, ist, wie gesagt, ganz normal und menschlich. Wir müssen uns aber davon nicht einschüchtern lassen, wir müssen nicht auf unseren Geist hören. Wie können wir gut damit umgehen und dabei auf unsere Werte zugehen, bei unserem Commitment bleiben und ins Tun kommen?
Indem wir es uns zunächst einmal ganz nüchtern anschauen. Bei diesem »Ich kann nicht« handelt es sich in den allermeisten Fällen nicht um einen realen Hinderungsgrund. Meist handelt es sich um Erlebensvermeidung. Was also wirklich dahintersteckt, ist: »Ich bin nicht bereit zu fühlen, was ich fühlen würde, wenn ich xyz tatsächlich tun würde.« Wenn wir das ganz ehrlich anschauen, wird klar, dass es hier um die Bereitschaft geht, mit den Konsequenzen unserer Entscheidung/Handlung umzugehen.
Wenn wir das erkennen und ganz ehrlich betrachten, können wir in die »Ich kann nicht«-Mauer ein Tor machen, durch das wir hindurchschreiten können. Wir können dazu unsere inneren Mauer-Sätze zunächst einmal umformulieren und aus dem »aber« ein »und« machen.
Und das ist viel mehr als eine sprachliche Feinheit, denn es öffnet uns eine Tür, beides gleichzeitig da sein zu lassen, aversives inneres Erleben *und* das Verfolgen der eigenen Werte.

Hierzu ein Beispiel:
Eine sozial phobische Klientin hat sich dafür entschieden, auf die Geburtstagsfeier ihrer Schwester zu gehen. Es fällt ihr aber sehr schwer, sie hat Ängste und die Sorge, dass sie es nicht schaffen wird. In der Gruppe sagt sie: »Ich würde gern auf die Party meiner Schwester gehen, aber ich kann nicht, weil ich solche Angst habe, und alle werden das sehen und mich für blöd halten.«

Natürlich *kann* diese Klientin auf die Feier gehen, rein physisch hindert sie ja nichts daran. Nur das, was ihr Geist ihr erzählt, und ihre Angst vor ihrem inneren Erleben. Wenn sie aber bereit dazu ist, ihr inneres Erleben im Dienste ihrer Werte zu akzeptieren, kann sie diesen Satz umformulieren, z. B. so:

»Wenn ich bereit bin, die Angst zu spüren, dass mich die anderen für blöd halten könnten, bin ich frei zu entscheiden, ob ich auf die Feier gehen möchte oder nicht.«

Ein anderes Beispiel: Eine Klientin hatte versucht, ihre Essanfälle zu reduzieren. In der Gruppe sagte sie: »Ich hab's wirklich versucht, aber dann komme ich heim und fühle mich so einsam und dann muss ich einfach zum Kühlschrank gehen, ich kann nicht anders.« Als sie dazu bereit war, ihr inneres Erleben zu akzeptieren, lautete ihr Satz so: »Wenn ich bereit bin, die Gefühle der Einsamkeit zu spüren und da sein zu lassen, kann ich einfach bei mir sein und brauche nicht zum Kühlschrank zu gehen und mich vollzustopfen.«

Das Schema ist also folgendes:

(1) Ich kann nicht ....

weil ....

(2) Wenn ich bereit bin, ... zu fühlen und zu akzeptieren,

bin ich frei zu entscheiden, ob ich ....

In der Gruppe kann man die Übung folgendermaßen gestalten: Jede der Teilnehmerinnen schreibt ihren »Ich kann nicht«-Satz (1) auf ein Blatt. Dann tauschen jeweils zwei Teilnehmerinnen ihre Zettel aus und vervollständigen jeweils für die andere den »Wenn ich bereit bin …«-Satz (2) und geben das Blatt dann wieder zurück. Nun schauen die Teilnehmerinnen gemeinsam, ob der zweite Satz für sie jeweils so stimmt und modifizieren oder ergänzen ihn gegebenenfalls gemeinsam, bis er stimmig ist. Zum Schluss lesen alle Teilnehmerinnen ihren zweiten Satz vor. Gut ist es, hier noch ein wenig Zeit zu geben und die Teilnehmerinnen wahrnehmen zu lassen, wie sie sich jetzt mit ihrem Satz fühlen. Ggf. kann man eine konkrete Selbstverpflichtung anschließen.

3. Der Commitment-Kreis

Ein schönes und wirkmächtiges Ritual, das ich gerne zum Schluss der Commitment-Gruppensitzung mache: Alle Teilnehmerinnen stellen sich im Kreis auf und jede trägt ihren Wert, ihr (Etappen-)Ziel und ihre(n) ersten Handlungsschritt(e) laut vor der Gruppe vor. Letzteres am besten mit einer konkreten Handlungsverpflichtung, etwa so: »Auf dem Heimweg von der Gruppe tue ich xyz«; »Bis zu unserer nächsten Gruppe werde ich xyz mindestens drei Mal tun«; »Am Dienstag in der Mittagspause tue ich xyz«. Laut vor der Gruppe ausgesprochene Verpflichtungen erhöhen die Wahrscheinlichkeit, dass die Handlungsverpflichtung eingehalten wird. Ich knüpfe hier gerne an die Gummibärchen-Übung an:

Jeder, der seine Handlungsverpflichtung ausspricht, nimmt sich ein Gummibärchen als Symbol für »Ich tu's«.

4. Der winzigste Schritt (nach Harris, 2011)
Die berühmte Reise von 1000 Meilen beginnt ja bekanntermaßen mit dem ersten Schritt. Die meisten Menschen neigen dazu, sich zu große Schritte vorzunehmen – und schaffen es dann nicht. Hier ist Frust vorprogrammiert – die meisten guten Vorsätze scheitern an zu großen Schritten. Auch hier kann man gut die Kraft der Gruppe nutzen. Die meisten Teilnehmerinnen können nämlich geplante Schritte realistischer für andere einschätzen als für sich selbst, ob sich diejenige zu viel vorgenommen hat, ob also der Schritt zu groß ist. Dazu stellt jeweils eine Teilnehmerin ihr Ziel vor der Gruppe vor. Dann dürfen alle anderen Teilnehmerinnen Vorschläge machen, was der winzigste Schritt in diese Richtung sein könnte. Und es soll wirklich der winzigste mögliche Schritt sein, der ihnen einfällt, hier darf auch gerne mit wertschätzendem (!) Humor gearbeitet werden. *»Was ist der winzigste Schritt, den Sie heute noch ausführen können?«*

6. Sonstige verhaltensaktivierende Übungen aus der KVT
Grundsätzlich lassen sich in diesem Kernprozess alle aktivierenden und auf das konkrete Verhalten gerichteten Methoden aus der (kognitiven) Verhaltenstherapie integrieren, wie bspw. Zielfestlegung, Verhaltensaktivierung, Exposition, Rollenspiele, Problemlösungen, Wenn-Dann-Pläne, Kompetenztraining …

Hausaufgaben (Arbeitsblatt)

Vier Schritte zu engagiertem Handeln

1) Mein Wert heißt: ……………………………………

2) Mein erstes Etappen-Ziel auf dem Weg dahin ist: ……………………

Erste Schritte in Richtung meines Ziels:

Schritt 1: ……………………………………

Schritt 2: ……………………………………

Schritt 3: ……………………………………

3) Mögliche Hindernisse auf dem Weg: ....

4) Wie kann ich damit umgehen: ....

6.10 Der Tanz mit dem Hexaflex – oder: Wie bringe ich alles zusammen?

> *The »art« of ACT (if there is one) is the ability to seamlessly move between the core processes in response to what is happening with the client in session.*
>
> *(Hayes, Strosahl, Wilson, 2016)*

Jetzt wird's richtig fein – dies ist für mich der schönste Teil der Gruppe. Deshalb sollte man ihn auch auf jeden Fall fest einplanen und sich und der Gruppe die Zeit gönnen, um »alles zusammenzubringen«. Besonders, da in einer strukturierten Gruppe die Abfolge der Sitzungsinhalte und damit die Behandlung der Kernprozesse bereits vorgegeben ist und somit unterwegs weniger Spielraum fürs »freie Tanzen« ist – vielleicht kann man hier eher von einer geplanten Choreografie sprechen.

Jetzt haben wir die Chance, die Gruppenteilnehmerinnen erfahren zu lassen, welche Wirkung es entfaltet, wenn alle Kernprozesse flexibel ineinanderfließen. Wir können hier also noch einmal alles Erlernte wiederholen und auch gleich Rückfallprophylaxe betreiben.

Vor der Gruppe

Entscheidend ist, dass Sie sich selbst mit dem Tanz mit dem Hexaflex wohlfühlen. So ein Tanz ist ja im besten Falle etwas Leichtes, Spielerisches, Kreatives. Genauso ist es mit der ACT, das Charmante hier ist eben, wie die Kernprozesse ineinandergreifen: Wenn Sie merken, dass Sie mit einem Kernprozess gerade nicht weiterkommen, können Sie ganz flexibel zu einem anderen Kernprozess wechseln – und das können auch die Teilnehmerinnen. Haben Sie bei allem Verhalten, welches im Therapieprozess auftaucht, die Frage im Hinterkopf, welcher Kernprozess hier gerade aktiv (oder eben nicht aktiv) ist: und dann arbeiten Sie mit diesem.

Nutzen Sie die Vorbereitungshilfen in den einzelnen Kapiteln. Gerade am Anfang herrscht oftmals eine gewisse Scheu, neue und ungewohnte Elemente auszuprobieren (»Was, wenn die Klientin nicht mitmacht, wenn es nicht »funktioniert?«). Man fühlt sich unsicher und überwältigt von der Fülle des Hexaflex.

Macht nichts! Eine gute Gelegenheit, ACT auf sich selbst anzuwenden. Betrachten Sie Ihre Fusionen, Vermeidung und sonstigen Barrieren – und dann legen Sie los, und zwar MIT allen Ihren Gedanken und Gefühlen!

Orientierung am Hexaflex hilft, hängen Sie sich das Modell des Hexaflex ruhig in Ihrem Gruppenraum auf. [48] Je mehr Übung Sie bekommen, desto mehr werden Sie sich in den einzelnen Kernprozessen zu Hause fühlen und desto leichter wird es Ihnen fallen, zwischen den Prozessen hin und her zu wechseln – und Ihren eigenen ACT-Stil zu finden. Und wenn man erst einmal flexibel und präsent von einem Kernprozess zum anderen wechseln kann, macht der »Tanz mit dem Hexaflex« richtig Spaß. Falls Sie sich unsicher fühlen oder stecken bleiben, haben Sie als ACT-Therapeutin die wunderbare Möglichkeit, die ACT-Kernprozesse auf sich selbst anzuwenden. Nutzen Sie hierzu auch die Materialien in Kap. 8).

In der Gruppe

Wir wollen hier die Teilnehmerinnen erleben lassen, wie sie das Zusammenspiel aller ACT-Kernprozesse in ihrem Leben umsetzen und nutzen können. Ich gestalte diese letzte(n) Sitzung(en) meist sehr offen, d. h., ich orientiere mich an den Anliegen der Teilnehmerinnen. Ich lasse sie vorbereiten, indem sich die Teilnehmerinnen zu Hause überlegen, was ihnen noch wichtig ist (Werte) und wofür genau sie diese Sitzung(en) noch nutzen möchten.

Meine eigene Agenda sieht so aus:

- Flexibles Wiederholen der Kernprozesse je nach Bedürfnissen der Teilnehmerinnen mit besonderem Augenmerk darauf, wie die Kernprozesse ineinandergreifen und wie die Teilnehmerinnen selbst in schwierigen Situationen von einem Kernprozess zum anderen »tanzen« können.
- Bilanz und Validieren des bislang Erreichten (z. B. mit »Meine ACT-Reise«, s. Übungen)
- ggf. noch bestehende Barrieren/Hindernisse bearbeiten
- ggf. Wiederholen bzw. Üben einzelner Kernprozesse, je nach Wunsch der Teilnehmerinnen

48 Ein sehr schönes Poster mit Erklärungen gibt es in Poster ACT. Das Hexaflex-Modell auf einen Blick (Wengenroth, 2016).

- Festigung des Erarbeiteten im Sinne einer Rückfallprophylaxe. Schwerpunkt ist der Transfer in den Alltag. Hier hat man nochmals die Möglichkeit, mit Beispielsituationen aus dem Leben der Teilnehmerinnen zu arbeiten, am besten ganz konkret auf der Verhaltensebene.
- Etablieren von Tandems oder Kleingruppen zur weiteren gegenseitigen Unterstützung
- Beenden der Gruppe mit einer Erlebensübung. Ich verwende hier gerne eine Achtsamkeitsübung oder eine Übung aus dem Bereich des Selbstmitgefühls, oder jede Teilnehmerin darf noch einmal eine werteorientierte Selbstverpflichtung aussprechen (s. Übungen am Kapitelende oder Kap 6.9, »Werteorientiertes Handeln«).

Egal, welche Situationen wir in dieser letzten Sitzung bearbeiten, wir wollen sie gemeinsam durch die **ACT-Brille** betrachten, und wir legen dazu das Augenmerk auf das Explizitmachen der Kernprozesse. Wir schauen gemeinsam, welche Kernprozesse jeweils gerade aktiv sind. Das geht in der Gruppe am besten so: Ich vereinbare mit den Teilnehmerinnen ein Pausezeichen (»Timeout« o. Ä.), mit dem jede von uns das aktuelle Geschehen unterbrechen kann, um zu schauen und zu benennen, welche Kernprozesse sich gerade zeigen und wie man mit ihnen arbeiten kann. Insgesamt ist mein Fokus hier, für Klarheit zu sorgen. Was genau passiert gerade, in der Außenwelt und an innerem Erleben, und wie kann ich darauf achtsam, selbstfürsorglich und wertegeleitet reagieren?

Hier hat man die Gelegenheit, nochmals intensiv erlebensorientiert zu arbeiten – mit den Situationen, die die Klientinnen zu dieser Sitzung mitbringen schauen wir:

- Was erleben Sie gerade?
- Was erzählt Ihnen Ihr Geist? Was taucht an Gedanken auf? Sind diese hilfreich? Wo führen diese Sie hin?
- Welche Emotionen zeigen sich? Können Sie ihnen Raum geben, sie einfach da sein lassen?
- Welche Kernprozesse sind gerade aktiv?
- An welchen Stellen kämpfen Sie? Wo sind Sie mit Ihrem inneren Erleben verschmolzen?
- Was kann Ihnen dabei helfen, sich aus dieser Verschmelzung, aus dem Kampf zu lösen? Für die, die mit dem Choice Point Model arbeiten: Welche Loslass-Fähigkeiten können Sie hier einsetzen?

- Wie hängt dies alles mit xyz (Problem, dessentwegen die Klientin ursprünglich gekommen ist) zusammen? Wie kann Ihnen all dies dabei helfen?
- Was brauchen Sie noch, um ACT in Ihren Alltag, in Ihr Leben zu integrieren?

Bei all diesen Fragen kann die ganze Gruppe unterstützend zusammen helfen, und man hat die Gelegenheit, nochmals vieles explizit zu machen und mit Erleben zu füllen: Wenn beispielsweise Teilnehmerinnen bestimmte erlernte Techniken/Übungen vorschlagen, frage ich nach, auf welche Art und Weise diese hilfreich sein können, was die Klientin damit genau für sich erreichen kann.

Achtung: Manchmal taucht am Ende der Gruppe bei einigen Klientinnen erneut die Idee auf, dass sie jetzt »repariert«, geheilt sind. Hier muss man achtsam sein, um nicht in diese Kontrollfalle zu tappen. Mit der ACT ist man nie fertig – ein gutes, gelingendes, erfüllendes Leben zu führen ist lebenslange Arbeit. Was natürlich keinesfalls heißen soll, dass man sich nicht über Erreichtes freuen und dieses anerkennen und gemeinsam feiern kann.

Übungen

Meine ACT-Reise

Hier lasse ich mit den Teilnehmerinnen ihre persönliche ACT-Reise nochmals Revue passieren. Ich mache dies gern erst in Zweiergruppen, dann im Plenum. Man kann dazu den Fragebogen »Mein ACT« (s. Hausaufgaben) verwenden oder sich an folgenden Fragen orientieren:

- *Wie habe ich meine ACT-Reise bisher erlebt?*
- *Was hat mir am meisten geholfen?*
- *Was setze ich am meisten ein? Und wie genau?*
- *Was will ich noch mehr einsetzen?*
- *Wo habe ich noch Schwierigkeiten?*
- *Die wichtigsten Dinge, die ich aus der Gruppe mitnehme.*
- *Wie soll meine ACT-Reise weitergehen?*
- *Was will ich heute nach der Gruppensitzung angehen?*

Blick durch die ACT-Brille

Hier schauen wir uns nochmals herausfordernde Situationen der Teilnehmerinnen an, das können auch antizipierte Situationen im Sinne eines flag-the-minefield sein. Ich gebe dazu gern eine Runde günstiger Brillen aus (Kino-3-D-Brillen, Faschingsbrillen etc.). Dann brauchen wir eine Freiwillige, die eine herausfordernde Situation im Rollenspiel bearbeiten möchte. Die anderen Teilnehmerinnen sollen einfach beobachten, was sie an Kernprozessen wahrnehmen können. Immer wenn Sie einen Kernprozess entdecken oder finden, dass ein solcher eingesetzt werden könnte, sollen sie die ACT-Brille aufsetzen. Dann stoppt das Rollenspiel (Timeout), alle gehen auf die Metaebene und schauen, wo und auf welche Weise der Kernprozess an dieser Stelle eingesetzt werden kann. Dann nehmen wir das Rollenspiel an dieser Stelle wieder auf.

Die www-Runde: Wichtige Wohlfühl-Werte

Dies ist eine schöne Übung zur Wiederholung und Abrundung. Die Teilnehmerinnen bekommen ein wenig Zeit, um sich nochmals auf ihre Werte, die wir zusammen erarbeitet haben, zu besinnen. Dann schreiben sie diese auf Metaplankarten – wenn die Zeit langt, kann man ein wenig Deko- und Bastelmaterial zusammenstellen und die Karten schön ausschmücken lassen. Nun überprüfen die Teilnehmerinnen jeweils in Zweiergruppen die Stimmigkeit ihrer Werte, sie stellen sich gegenseitig ihre Werte vor und schauen, ob sie sich damit wohlfühlen, ob es wirklich *ihre* Werte sind, ob es so für sie »passt«. Anschließend kommen wir im Plenum zusammen und alle dürfen ihre Werte noch einmal vorstellen. Dazu steht jede einzeln auf und sagt laut vor der Gruppe: »Was mir am Herzen liegt, ist …« oder »In meinem Leben ist mir Folgendes wichtig: …« oder »Meine Zeit und Energie möchte ich einsetzen für …«. Diese Übung wird von den meisten als sehr bewegend empfunden, schließlich handelt es sich um die Dinge, die einem wirklich am Herzen liegen. Diese Selbstöffnung schafft eine Nähe in der Gruppe, und das öffentliche Aussprechen ist auch noch einmal eine Art Selbstverpflichtung zum Dranbleiben.

Hausaufgabe (auch als vorbereitende Übung):

Mein ACT (Arbeitsblatt)

ACT ist für mich ....

Akzeptanz bedeutet für mich ....

Und ich setze sie um, indem ich ....

....

in folgenden Situationen: ....

Defusion bedeutet für mich ....

Und ich setze sie um, indem ich ....

....

in folgenden Situationen: ....

....

Achtsamkeit bedeutet für mich ....

Und ich setze sie um, indem ich ....

....

in folgenden Situationen: ....

....

Meine **Werte** sind ....

Und ich setze sie um, indem ich ....

....

in folgenden Situationen: ....

....

Selbst-als-Kontext bedeutet für mich ....

Und ich setze sie um, indem ich ....

....

in folgenden Situationen: ....

....

Werteorientiertes Handeln bedeutet für mich ....

Und ich bleibe dran, indem ich ....

....

in folgenden Situationen: ....

....

Welche Hindernisse treten im Moment noch auf: ....

....

....

Was mir in der letzten Sitzung noch wichtig ist: ....

....

....

Die wichtigsten Dinge, die ich aus der ACT-Gruppe mitnehme: . . . .

. . . .

. . . .

. . . .

Letztlich geht es immer darum, präsent mit dem zu sein, was das Leben (also auch die Gruppe) gerade in diesem Moment anbietet, psychisch flexibel zu bleiben und sich in eine wertegeleitete Richtung zu bewegen. Wenn es gelingt, diese Lebendigkeit zu vermitteln, (wieder) aufleben zu lassen, haben wir dann nicht schon etwas ganz Wesentliches erreicht?
Und zu guter Letzt, nicht vergessen: ACT macht Spaß! Let's ACT!

KAPITEL 7

Spezielle Gruppentools – Praktischer Teil 2

7.1 Gruppentools – wozu?

Mittlerweile gibt es eine große Fülle an Tools und Materialien innerhalb der ACT, und ständig werden neue entwickelt – das ist toll, denn so hat man eine Riesenauswahl und kann sich seine Lieblingsübungen aussuchen.[49]

In diesem Buch möchte ich ein paar Modelle vorstellen, die sich besonders für die Gruppenarbeit eignen. Man kann sie auf verschiedene Art und Weise nutzen: Man kann die gesamte Gruppe anhand des jeweiligen Modells strukturieren. In diesem Falle nutzt man also das Modell als Framework und integriert die gesamte therapeutische Arbeit mit den Kernprozessen flexibel in diesem Rahmen. Oder man kann die Modelle innerhalb des jeweiligen Kernprozesses nutzen, um einzelne Situationen zu bearbeiten, das Hexaflex-Modell erlebbar zu machen, Hausaufgaben zu strukturieren, das in der Sitzung Erarbeitete zusammenfassen etc.

Im Folgenden stelle ich zwei Modelle vor:

- Das Choice Point Model (CPM)
- Die Matrix

Welches der Modelle Sie einsetzen – und ob Sie überhaupt mit einem Modell arbeiten wollen – ist natürlich Ihrem persönlichen Geschmack überlassen. Mein persönlicher Favorit ist das Choice Point Model, weil ich es am klarsten und flexibelsten finde.

---

49 Gute Quellen für Therapiematerialien sind die Homepage der Deutschen Gesellschaft für Kontextuelle Verhaltenswissenschaften (DGKV): https://dgkv.info/ und die Homepage der Association for Contextual Behavioral Science (ACBS): www.contextualscience.org.

Zwischen der Matrix und dem Choice Point Model besteht ein wesentlicher Unterschied: Bei beiden Modellen wird mit Weg-von-Bewegungen gearbeitet, sie haben jedoch eine ganz unterschiedliche Bedeutung. Im Choice Point sind sie auf die Werte bezogen, in der Matrix auf das innere Erleben. Dies ist ganz und gar nicht dasselbe: Beim einen bewege ich mich weg von dem, was mir wichtig ist, beim anderen bewege ich mich weg von innerem aversivem Erleben. Dies bedeutet nicht, dass das eine Modell besser ist als das andere, es ist nur ein wesentlicher Unterschied zwischen den beiden.

Und jetzt geht's los:

7.1.1 Das Choice Point Model – An der Weggabelung

Zwischen Reiz und Reaktion gibt es einen Raum.
In diesem Raum hat der Mensch die Freiheit und die Fähigkeit, seine Reaktionen zu wählen. In diesen Entscheidungen liegen unser Wachstum und unser Glück.

(Viktor Frankl)

You make a choice because you can.

(Westrup, 2014)

Das Choice Point Model[50] ist ein persönlicher Favorit von mir. Anhand dieses Modells können ganz elegant alle Kernprozesse der ACT lebendig und situationsnah vermittelt und geübt werden. Man kann es als Rahmen für den gesamten Gruppenablauf verwenden und alles weitere Vorgehen darin einbetten, oder man kann es als Arbeitsmodell für bestimmte Situationen einsetzen.

50 Wie bei so vielen Tools, Modellen und Metaphern aus der ACT lässt sich nicht mehr zu 100 % rekonstruieren, wer sie wirklich »erfunden« hat. Auch sind die meisten Tools unterwegs von verschiedenen ACT-Practitionern weiterentwickelt worden. Ich bin auf das Choice Point Model zum ersten Mal bei Russ Harris gestoßen. Die Version, die ich hier vorstelle, ist in Anlehnung daran von mir in meinen Workshops über die Jahre weiterentwickelt worden.

Was ist der Choice Point?

Ein winziger Moment in Raum und Zeit, wo es möglich ist, eine bewusste Entscheidung zu treffen, eine Entscheidung zwischen wertorientiertem Handeln und nicht-wertorientiertem Handeln. An diesem Punkt innezuhalten durchbricht alte automatisierte Reiz-Reaktionsmuster, verschafft uns psychische Flexibilität und damit mehr Handlungsspielraum.

Wann brauchen wir das Choice Point Model?

Wenn unsere wichtigen Entscheidungen im Leben nicht mehr an dem orientiert sind, was uns am Herzen liegt, sondern nur noch daran, möglichst alle unangenehmen Gefühle, Gedanken und sonstiges aversives inneres Erleben zu vermeiden. Wenn wir uns nicht mehr danach entscheiden, was für uns wirklich, im tiefsten Inneren unseres Herzens, wichtig ist, sondern wir nur noch auf Autopilot funktionieren. Wenn wir gar nicht mehr wissen, wofür wir uns entscheiden wollen oder können. Oder wenn wir (scheinbar) gar keinen Entscheidungs- und Handlungsspielraum mehr haben.

Warum ist das Choice Point Model so toll? Nirgends wird das Ziel der ACT, die Klientinnen zu befähigen, eine wertegeleitete Wahl für ihre Lebensentscheidungen zu treffen, so gut auf den Punkt gebracht wie im Choice Point Model. Deshalb ist es auch mein persönliches Lieblings-Tool in der ACT. Und weil es der Klientin Wahlmöglichkeiten und flexible Handlungsmöglichkeiten eröffnet, Eigenverantwortung (zurück-) gibt und sie befähigt, ihr Leben (wieder) in die Hand zu nehmen. Aber genug der Lobesrede, jetzt geht's los – natürlich wieder mit einer kleinen

Selbsterfahrungsübung:

Alles, was Sie brauchen, ist ein Stift und Papier und ein wenig Zeit. Los geht's:

Wir alle tun den ganzen Tag jede Menge Dinge: fernsehen, arbeiten, essen, spielen, selbst wenn wir nur auf dem Sofa rumhängen oder schlafen, »tun« wir etwas – solange wir leben, können wir nicht nichts tun. Manche dieser Dinge, die wir tun, sind für uns förderlich, sie führen uns in Richtung unsere Werte, sie helfen uns, der Mensch zu sein, der wir sein wollen, sie führen uns näher zu einem erfüllenden Leben. Wir wollen das Hin-zu-Verhalten nennen.

Wir verhalten uns aber nicht immer so. Manchmal tun wir Dinge, die uns wegbringen von unseren Werten, von dem Leben, das wir führen wollen, von der Person, die wir sein wollen, von den Beziehungen, die wir führen wollen – also Verhalten, das unser Leben langfristig schwieriger macht. Wir nennen das das Weg-von-Verhalten.

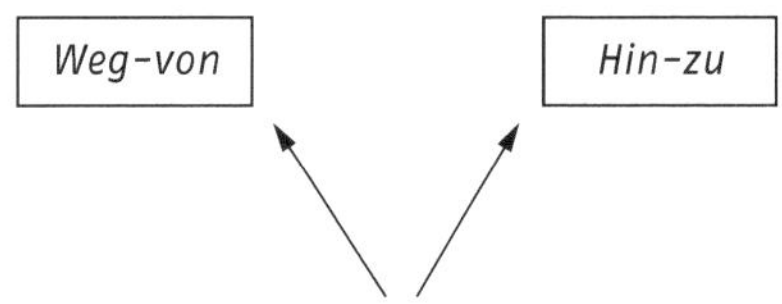

Wenn es das Leben gerade gut mit uns meint, wenn alles so läuft, wie wir uns das vorstellen, dann ist es einfach, Hin-zu-Verhalten auszuführen. Manchmal aber wirft uns das Leben Steine in den Weg, es tauchen schwierige Situationen auf – und begleitend dazu erleben wir schwierige Gedanken, Gefühle und Empfindungen. Dann ist es auf einmal nicht mehr so leicht und es kann passieren, dass wir dann ganz automatisch Weg-von-Verhalten ausführen.

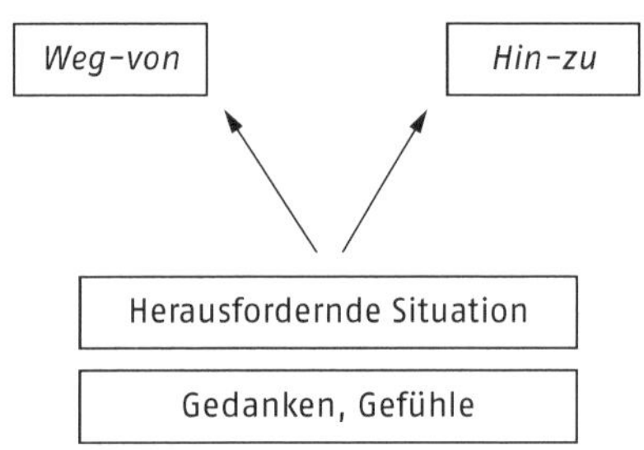

Nehmen Sie sich jetzt einen Moment Zeit und schreiben Sie typische herausfordernde Situationen und die begleitenden schwierigen Gedanken, Gefühle und Empfindungen auf:[51]

Typische herausfordernde Situation(en): ....

....

....

51 Sie können dazu auch das Arbeitsblatt am Ende dieses Kapitels verwenden.

Begleitende schwierige Gedanken, Gefühle, Empfindungen, Bilder, Erinnerungen, etc.:

....

....

Nehmen Sie sich jetzt einen Moment Zeit und schreiben Sie Ihre typischen Verhaltensweisen in diesen Situationen auf.

Weg-von-Verhalten: Alles Verhalten, das mich weg von meinen Werten führt, weg von dem Leben, das ich führen möchte, weg von der Person, die ich sein möchte, weg von den Beziehungen, die ich führen möchte, kurz: weg von dem, was mir wirklich am Herzen liegt.:

....

....

Hin-zu-Verhalten: Alles Verhalten, das mich in Richtung meiner Werte führt, hin zu dem Menschen, der ich sein möchte, zu den Beziehungen, die ich führen möchte, hin zu dem, was mir wirklich am Herzen liegt, hin zu einem erfüllenden, wertegeleiteten Leben:

....

....

Wir alle führen von Zeit zu Zeit Weg-von-Verhalten aus, das ist vollkommen normal. Wir vermeiden damit kurzfristig aversives inneres Erleben, langfristig bereitet es uns aber meist noch größere Probleme, weil es uns nicht in Richtung eines erfüllenden wertegeleiteten Lebens führt. Problematisch wird es meist, wenn es zu oft passiert, wenn es automatisiert passiert, wenn wir glauben, keine Handlungs- und Entscheidungsfreiheit mehr zu haben. In diesen Momenten sind wir verschmolzen mit unserem aversiven inneren Erleben, mit unseren schwierigen Gedanken und Gefühlen, wir lassen uns von ihnen herumschubsen, wir lassen uns von ihnen diktieren, was wir zu tun und zu lassen haben – und schon sind wir im Weg-von-Verhalten.
Wir alle kennen jedoch auch Momente, in denen wir uns davon freimachen, in denen wir uns *mit* diesen ganzen schwierigen Gedanken und Gefühlen auf den Hin-

zu-Weg machen. Was passiert da? Wir treffen eine Entscheidung. Die Entscheidung, uns von unserem aversiven inneren Erleben in diesem Augenblick nicht tyrannisieren zu lassen. Wir gehen auf unsere Werte zu, auf das, was uns wichtig ist, was uns am Herzen liegt. Das ist der Entscheidungspunkt.

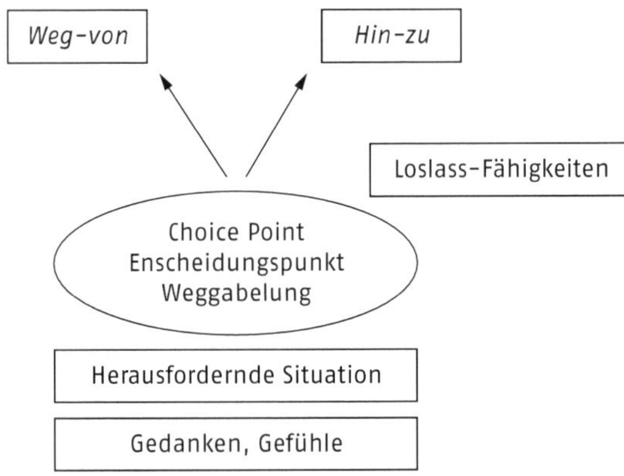

Und je öfter wir diese Entscheidung treffen und Hin-zu-Verhalten wählen, desto besser und erfüllender wird unser Leben langfristig.
Die erste gute Nachricht ist, wir können diese Entscheidung immer wieder treffen – die Entscheidung, wie wir reagieren wollen, wenn schwierige Gedanken und Gefühle auftauchen. Was brauchen wir dazu, was hilft uns dabei? Natürlich alle ACT-Fähigkeiten (Überraschung;)) Wir wollen sie im Rahmen dieses Modells die Loslass-Fähigkeiten nennen, da sie uns helfen, die Verschmelzung mit unserem aversiven inneren Erleben loszulassen und uns nicht mehr davon herumschubsen zu lassen. Die zweite gute Nachricht ist: Diese Loslass-Fähigkeiten kann man erlernen.
Nehmen Sie sich jetzt ein wenig Zeit und schreiben Sie die konkreten Loslass-Fähigkeiten (orientiert an den ACT-Kernprozessen) auf, die Ihnen dabei helfen können, in herausfordernden Situationen Hin-zu-Verhalten auszuführen:

Defusion (Gedanken benennen, z. B. »mein Geist sagt mir gerade, dass ...«):

. . . .

Akzeptanz (bspw. z. B. aversive Gefühle wertfrei wahrnehmen, benennen und ihnen Raum geben):

. . . .

Achtsamkeit (bspw. z. B. atmen, zentrieren, Anker-Übung machen):

....

Selbst-als-Kontext (bspw. z. B. Theater-Perspektive bzw. Schachbrett-Perspektive einnehmen):

....

Nehmen Sie sich ein wenig Zeit, lesen Sie sich die Übung noch einmal in Ruhe durch und lassen Sie alles auf sich wirken.
Machen Sie sich zum Schluss noch einmal bewusst: Sie können eine Wahl treffen. Folgende Fragen sind dazu hilfreich:

- Wo soll es hingehen? (Ihr Hin-zu-Verhalten in Richtung Ihrer Werte)
- Was brauchen Sie dazu? (Ihre Loslass-Fähigkeiten)
- Wie, wann und wo wollen Sie diese als Nächstes einsetzen und sich entscheiden? (Commitment)

Was wir aus dem Choice Point Model vor allem mitnehmen können, ist Folgendes: Unsere Gedanken und Gefühle beeinflussen zwar unser Verhalten, kontrollieren es jedoch nicht. Diese Erkenntnis ist oft auch für uns Therapeutinnen überraschend. Neugierig geworden? Bereit für einen ganz neuen Weg? Dann: Let's ACT!

Jetzt geht's los mit der **Anwendung in der Gruppe:**

In der Gruppe entfaltet das Modell seine Wirkung besonders gut, weil es den Teilnehmerinnen deutlich erlebbar macht, dass alle Menschen in schwierigen Situationen mit ganz ähnlichen Weg-von-Verhaltensweisen kämpfen. Das CPM hilft den Klientinnen dabei, psychische Flexibilität aufzubauen, zu stärken und immer wieder eine Entscheidung im Sinne ihrer Werte zu treffen.

Für alle, die die Selbsterfahrungsübung übersprungen haben, hier nochmal ein kurzer Überblick. Das Grundschema sieht in etwas so aus:

Choice Point – Die Weggabelung (Schema fürs Whiteboard/Arbeitsblatt):[52]

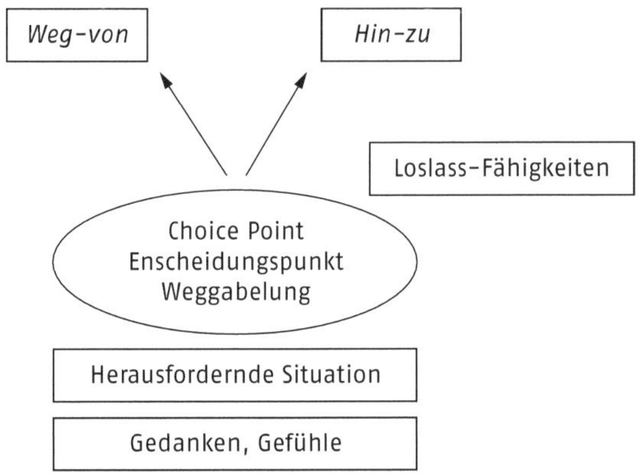

Kurze Einführung:

Viele Menschen sind sich oft gar nicht bewusst, dass es diesen Choice Point, diesen Entscheidungspunkt gibt. Viele Klientinnen sind so in ihren Problemen gefangen, dass es für sie schwierig ist, zu sehen, dass sie überhaupt Entscheidungsmöglichkeiten haben.[53] Man hört dann häufig: »Ich hab aber keine Wahl«, »Es ist einfach passiert«, »Ich kann nicht anders« o. Ä. Dies ist in diesem Moment die Wahrheit für die Klientin, und es wäre natürlich kontraproduktiv und auch nicht im Sinne der ACT, hier in eine Diskussion zu gehen und die Klientin von etwas anderem überzeugen zu wollen. Wir holen die Klientin lieber da ab, wo sie steht. Denn momentan, wo sie noch nicht über entsprechende Loslass-Fähigkeiten verfügt, springt in diesen Situationen der Autopilot an (erlernte Reiz-Reaktions-Muster), das ist ganz normal und natürlich. Wir können der Klientin z. B. an der »Ich kann nicht anders«-Stelle begegnen, indem wir dies zunächst als Ist-Zustand (als ihre Erfahrung) anerkennen und dann fragen, ob sie dies vielleicht gerne ändern würde, ob sie gerne neue Möglichkeiten kennen lernen würde, damit umzugehen.

Dazu erlernen wir in der Gruppe zusammen entsprechende Loslass-Fähigkeiten, um eine Alternative zum Autopiloten zu haben, um sich diese Millisekunde zwischen

52 Bei verschiedenen Autorinnen werden Sie verschiedene Begrifflichkeiten finden. So werden die Loslass-Fähigkeiten etwa auch Helfer genannt (im englischen Sprachraum auch unhooking skills), die schwierigen Gefühle und Gedanken auch innere Stolpersteine, Hindernisse, Barrieren etc.

53 Auch findet hier häufig Vermeidung statt, denn Wahlmöglichkeiten zu haben bedeutet eben auch Verantwortungsübernahme.

Reiz und Reaktion verfügbar zu machen, in der es möglich ist, eine Entscheidung zu treffen und somit flexiblere Handlungsmöglichkeiten zu haben.
Dafür müssen wir unseren Klientinnen erst einmal helfen, diesen Entscheidungspunkt achtsam wahrzunehmen. Egal wie stressig oder aversiv eine Situation auch sein mag, niemand zwingt uns, auf Autopilot zu laufen oder automatisch (in alten Mustern »gefangen«) zu reagieren. Glücklicherweise haben wir ein Frontalhirn, welches wir einschalten können, sodass wir nicht zwangsläufig einem automatisch ablaufenden Reiz-Reaktions-Muster ausgesetzt sein müssen.[54]

Erläuterungen zu den Elementen des CPM:
Herausfordernde Situationen sind Kontexte, in denen bei den Klientinnen aversive Gedanken und Gefühle auftauchen und i. d. R. dysfunktionale Verhaltensmuster ausgeführt werden.
Der Begriff **Gedanken und Gefühle** ist hier in erster Linie auf aversive, also für die Klientin schwierige, problematische und schwer auszuhaltende Gedanken und Gefühle bezogen und beinhaltet das gesamte innere Erleben, also auch Empfindungen, Bilder, Urteile, Erinnerungen etc. Sich davon einfangen zu lassen bedeutet hier, mit ebendiesen schwierigen Gedanken und Gefühlen verhaftet zu sein, also kognitive Fusion im Sinne der ACT. Dies hat zur Folge, dass das Verhalten unflexibel wird, der Verhaltenskorridor der Klientin wird eng. Und meist wird dann eher (automatisiertes) Weg-von-Verhalten ausgeführt.
Der **Choice Point** ist der Entscheidungspunkt, die Weggabelung, an dem ich die Freiheit habe, eine Entscheidung zu treffen. Ich muss nicht in alten Reiz-Reaktions-Mustern gefangen bleiben, sondern kann mich entscheiden, in Richtung meiner Werte zu gehen (oder eben nicht).[55] Getreu der alten Büro-Weisheit: Ich könne mich jetzt darüber ärgern. Ich bin aber nicht dazu verpflichtet.
Mit **Loslass-Fähigkeiten**[56] sind in erster Linie die ACT-Kernprozesse der Defusion, Achtsamkeit, Akzeptanz und Selbst-als-Kontext gemeint. Sie helfen uns dabei, fle-

54 Wir reden hier selbstverständlich nicht von tatsächlich gefährlichen Situationen (reale Gefahr). Es geht nicht um die berühmte Säbelzahntiger-Situation. Wenn wir realer Gefahr ausgesetzt sind, dann kann das alte automatisierte Fight/Flight-Muster durchaus sinnvoll und lebensrettend sein.

55 Dies ist wichtig, denn auch – und gerade – hier schubsen wir unsere Klientinnen nicht. Beide Richtungen sind legitime Entscheidungen – wenn sie gewählt sind. Wichtig im Sinne des CPM ist, dass hier der Raum geschaffen wird, eine bewusste Entscheidung überhaupt treffen zu können.

56 Ich bezeichne sie gerne in der Arbeit mit den Gruppen so, um den sperrigen Begriff »Kernprozesse« zu vermeiden, im Englischen findet man hier oftmals den Begriff »unhooking skills«.

xibler auf unsere Gedanken und Gefühle zu reagieren. So wird in schwierigen Situationen, die üblicherweise automatisiertes dysfunktionales Verhalten triggern, dieses Verhalten (Weg-von-Verhalten) immer seltener ausgeführt. Die Klientin erlebt und lernt dabei, dass sie alle möglichen Gedanken und Gefühle *haben* kann, ihr Verhalten aber trotzdem *wählen* kann. Sie erlebt, dass Gedanken und Gefühle nicht ihre Handlungen kontrollieren. Rigides bzw. dysfunktionales Verhalten kann sowohl unter aversiver als auch unter appetitiver Kontrolle stehen. Die Klientin kann motiviert sein, indem sie etwas Unangenehmes vermeidet oder vor etwas flüchtet (bspw. Drogen nehmen, um aversive Gefühle zu vermeiden), oder sie kann motiviert sein, etwas Angenehmes zu bekommen (z. B. Drogen nehmen, um Spaß zu haben, angenehme Gefühle zu haben).

Mithilfe des CPM versuchen wir das Verhaltensrepertoire der Klientin zu erweitern. Entsprechend ist **Weg-von-Verhalten** und **Hin-zu-Verhalten** in diesem Modell immer auf die Werte der Klientin bezogen und hat somit eine langfristige Ausrichtung.

Exemplarisches Arbeiten mit dem Modell in zwei verschiedenen Versionen:
Ich stelle im Folgenden **zwei verschiedene Arten** vor, mit dem Modell zu arbeiten. Einmal setze ich das CPM bereits von Anfang an ein, als Rahmen, um die Kernprozesse und das ganze ACT-Modell darin einzubetten. Anhand dessen kann man die gesamte Gruppe aufbauen (1). In der zweiten Variante nutze ich das CPM im fortgeschrittenen Verlauf der Gruppe, wenn bereits einzelne Kernprozesse bekannt sind und wir vor allem auch bereits die Werte der Teilnehmerinnen (das Wo-soll's-Hingehen) erarbeitet haben (2).

Variante 1: Hier erkläre ich zuerst das Modell, am besten am Flipchart, etwa so:
Das Choice Point Model ist wie eine Landkarte, die uns dabei hilft, der Mensch zu sein, der wir sein wollen, Beziehungen so zu führen, wie wir sie führen wollen, das zu tun, was uns am Herzen liegt, kurz: unser Leben so zu leben, wie es unseren innersten Werten entspricht. Den ganzen Tag tun wir viele Dinge: kochen, arbeiten, lesen, mit den Kindern spielen, lernen, Filme schauen, stricken, malen, mit dem Hund rausgehen, essen, fernsehen usw., wir tun immer irgendetwas, selbst wenn wir nur schlafen oder auf dem Sofa abhängen. Solange wir am Leben sind, können wir nicht nichts tun.
Nun führen uns manche Verhaltensweisen und Handlungen näher zu dem hin, was

uns wirklich wichtig ist, näher zu dem Leben hin, das wir führen wollen, näher zu der Person, die wir sein wollen, das nennen wir die Hin-zu-Bewegungen (TH zeichnet ans Flipchart).

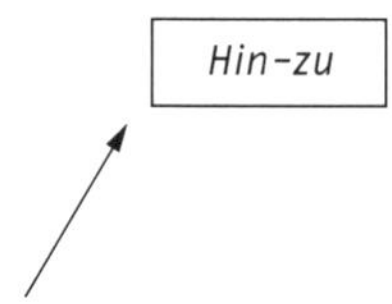

Und andere Verhaltensweisen führen uns eher von den Dingen weg die uns am Herzen liegen, das nennen wir Weg-von-Bewegung.

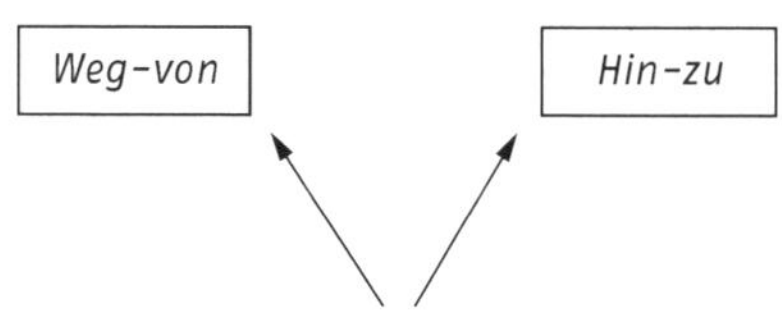

Wenn es uns nun gerade gut geht und alles im Leben so läuft, wie wir uns das vorstellen, ist es leicht, Hin-zu-Handlungen zu wählen.
Leider ist das Leben aber eben nicht immer so. Immer wieder stehen wir vor Herausforderungen und kommen in schwierige Situationen. Und dann tauchen unweigerlich unangenehme Gedanken und Gefühle auf.

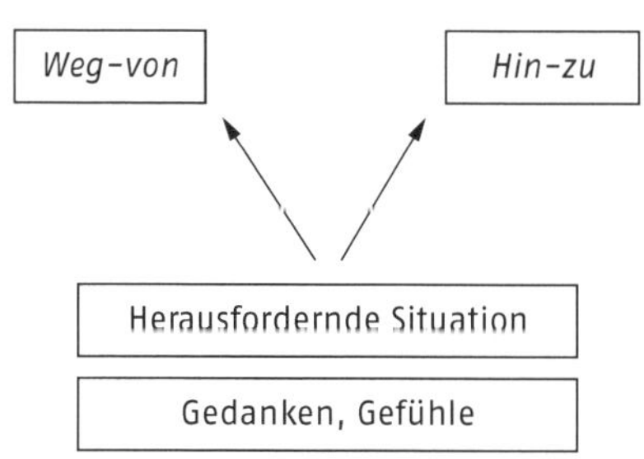

Und leider lassen wir uns manchmal davon einfangen und herumschubsen und uns aus der Bahn werfen. Und schon sind wir auf dem Weg-von-Weg.
Viele Ihrer Probleme, mit denen Sie hierhergekommen sind, von Stress über Angst, Depressionen, Sucht und so weiter, wurzeln in diesem Mechanismus: Wir lassen uns einfangen von unseren unangenehmen Gedanken, Gefühlen und Empfindungen

und machen nahezu automatisch Weg-von Bewegungen. Das geht uns allen so und ist etwas sehr Menschliches.
Doch die gute Nachricht ist: Wir sind hier keinesfalls ausgeliefert – Wir müssen hier erfreulicherweise nicht unserem Autopiloten folgen. Wie müssen nicht automatisch in alte Muster verfallen. Je öfter es uns gelingt, uns davon zu lösen und Hin-zu-Handlungen vorzunehmen, je öfter wir das schaffen, desto besser läuft unser Leben langfristig, desto mehr (Er-)Lebensqualität haben wir, desto zufriedener sind wir, desto erfüllender wird unser Leben auf lange Sicht.
Wenn wir uns also in herausfordernden Situationen befinden, dann können wir eine Wahl treffen: Wie wollen wir uns verhalten? Lassen wir uns einfangen und gehen den Weg-von-Weg, oder befreien wir uns und machen Hin-zu-Handlungen?

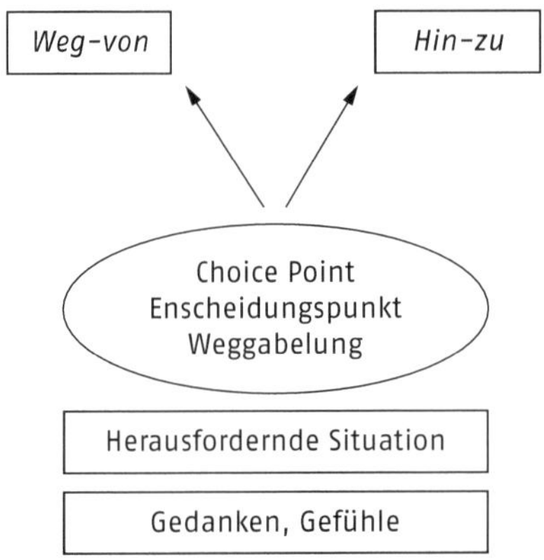

Mit »einfangen« meine ich hier: lassen wir uns von unseren schwierigen Gedanken und Gefühlen herumschubsen, lassen wir uns von ihnen diktieren, was wir zu tun und zu lassen haben, oder treffen wir selbst eine Entscheidung und gehen dahin, wo wir tief in unserem Herzen hinwollen?
Wie gesagt: Dass wir uns von unseren schwierigen Gedanken und Gefühlen einfangen lassen, geschieht in herausfordernden Situationen oft ganz automatisch. Manchmal scheint es uns dann so, als ob wir gar keine Wahl hätten, als ob es einfach so geschieht. In dem Maße, wie wir aber unsere Loslass-Fähigkeiten entwickeln und uns ganz klar ist, wo wir hinwollen, was uns wichtig ist, wie wir als Mensch sein wollen, wie wir unser Leben leben wollen, in dem Maße erleben wir, dass wir eine Wahl haben. Eine Wahl, wie wir uns in diesen Situationen verhalten wollen – und es wird zunehmend leichter, sich so zu verhalten (TH zeigt auf »Hin zu«-Pfeil).

Ergibt das Sinn für Sie? Sie brauchen mir an dieser Stelle auch gar nichts einfach zu glauben – überprüfen Sie es für sich selbst. Wir werden in dieser Gruppe noch jede Menge Gelegenheit dazu haben.
Was wir also hier in der Gruppe zusammen tun werden, ist Folgendes:
Erst mal werden wir mehr über unsere Werte herausfinden. Darüber, was uns wichtig ist, wo es in unserem Leben hingehen soll, welche Art von Beziehungen wir führen wollen, wie wir als Mensch sein wollen ... kurz: was uns wirklich wichtig ist in unserem Leben und wofür wir unsere Zeit und Energie in der kurzen Zeit, die wir auf diesem Planeten verbringen dürfen, einsetzen wollen.

Dann werden wir verschiedene Loslass-Fähigkeiten erlernen und erproben, die Ihnen dabei helfen werden, sich von schwierigen Gefühlen und Gedanken zu lösen und sich nicht mehr automatisch von ihnen herumschubsen zu lassen.
Denn je öfter Ihnen dies gelingt, umso öfter können Sie sich entscheiden, Hin-zu-Verhalten auszuführen, und desto zufriedener sind Sie langfristig, desto besser und erfüllender wird Ihr Leben.

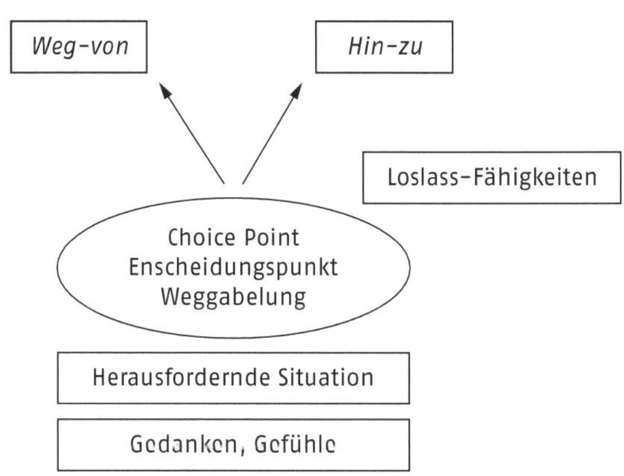

Damit ist der Rahmen gegeben für die weitere Arbeit mit den Kernprozessen. Man kann nun sofort in eine exemplarische Arbeit anhand einer konkreten Situation mit einer der Teilnehmerinnen einsteigen oder auch eine allgemeine Sammlung in der Großgruppe erarbeiten. Dies kann z. B. so aussehen:

Choice Point Model – Beispiel für eine allgemeine Sammlung in der Großgruppe:

Mein Weg-von-Verhalten:

Zu viel trinken
Kinder anschreien
Online Kaufrausch
Grübeln
Kühlschrank leer essen
Mit Frau streiten
Ritzen
Beleidigt sein
Stundenlang online spielen
Den ganzen Tag im Bett liegen bleiben
Herumschreien und Streit suchen
Soziale Situationen vermeiden

Mein Hin-zu-Verhalten:

Joggen gehen
Yoga machen
Nur ein Glas Wein trinken
Zur Arbeit gehen
Morgens aufstehen
Freunde anrufen
Entspannungsübungen machen
Mir etwas Gesundes kochen
Pausen machen

Loslass-Fähigkeiten:

Gedanken wahrnehmen und nicht bewerten
Gefühle da sein lassen
Atmen
Ankern
Ins Handeln kommen
Präsent sein, zentrieren
Mit mir mitfühlend, liebevoll, selbstfürsorglich umgehen
Mein Geist sagt mir gerade, dass …
Schachbrettperspektive

Choice Point
Enscheidungspunkt
Weggabelung

Herausfordernde Situation:

Abends allein zuhause
Auf einer Feier
Chefin bringt neue Aufgabe
Im Fahrstuhl
Meine Bedürfnisse äußern
Sonntag mit der Familie

Schwierige Gedanken, Gefühle und Empfindungen:

Angst, Wut, Trauer, Hilflosigkeit, Scham, Schuldgefühl, Versagensgefühl, schmerzhafte Erinnerung, Erschöpfung, Verzweiflung, Verlangen zu trinken, Gefühl der Leere, Einsamkeit, Kloß im Hals, Zittern, Schwitzen, Weinen, Knoten im Magen

»Ich bin zu dumm«, »Ich bin ein Versager«, »Ich werd das nie schaffen«, »Alle denken, dass ich komisch bin«, »Ich bin zu dick«, »Es wird nie besser werden«

Variante 2:

Wir steigen hier in einer fortgeschrittenen Sitzung ein (evtl. die Abschlusssitzung), nachdem die Werte der Teilnehmerinnen bereits erarbeitet worden sind und sie mit den Kernprozessen bereits vertraut sind. Ich habe das Modell um ein paar Schritte erweitert, die nicht in der ursprünglichen Version des CPR zu finden sind, die aber gerade in der Arbeit mit Gruppen eine besondere Stärke entwickeln. Das Modell erarbeite ich dann mit den Gruppen in etwa so, indem ich das Schema ans Whiteboard zeichne, während ich erzähle:

Wir haben ja bislang gemeinsam viele hilfreiche Fähigkeiten erarbeitet. Sie haben alle viel ausprobiert und erfahren und bereits einige Dinge in Ihrem Leben verändert. Jetzt möchte ich Ihnen noch ein Modell vorstellen, das Ihnen helfen kann, auch künftige schwierige Situationen zu meistern und dabei die hier erlernten Fähigkeiten einzusetzen. Das Modell heißt Choice Point Model und sieht so aus:
(Die Therapeutin zeigt Grafik des Modells. Während der weiteren Erklärung zeigt die Therapeutin jeweils auf die Elemente des Modells.)
Wie Sie selbst täglich erleben können, führen uns manche unserer Verhaltensweisen näher zu dem Leben hin, das wir führen wollen, sie bringen uns näher zu der Person, die wir sein wollen, sie führen uns in Richtung unserer Werte, hin zu dem, was uns am Herzen liegt. Das ist das »Hin-zu-Verhalten«. Andere führen uns eher weg davon, wir nennen sie hier das »Weg-von-Verhalten«.
Wenn das Leben es gerade gut mit uns meint, wenn alles glatt dahinläuft, ist es meist einfach, den Hin-zu-Weg einzuschlagen. Schwierig wird es aber, wenn herausfordernde Situationen kommen, wenn alles nicht so läuft, wie wir uns das vorstellen und uns unser Geist Stolpersteine in den Weg wirft. Diese inneren Stolpersteine sind alle unsere schwierigen Empfindungen, Gedanken, Gefühle, Erinnerungen, Bilder, Bewertungen, Urteile und so weiter, unser ganzes inneres Erleben, das kennen Sie ja schon. Wenn dieses innere Erleben angenehm ist, dann ist es ganz einfach. Wenn es aber unangenehm ist, wenn es Gedanken und Gefühle sind, die uns Probleme bereiten, die schmerzlich sind, die wir nicht haben wollen, dann tendieren wir dazu, sie zu vermeiden, davor wegzulaufen. Und schon haben wir uns davon einfangen lassen und schlagen den Weg-von-Weg ein. Sie erinnern sich, was passiert, wenn wir mit unseren Gedanken und Gefühlen fusioniert sind. Glücklicherweise haben wir ja bereits einige Möglichkeiten kennen gelernt, uns davon zu lösen. Was fällt Ihnen dazu ein?
(Kurze Rückmelderunde der Teilnehmerinnen)

Genau, die ganzen Loslass-Fähigkeiten, im Prinzip alle ACT-Prozesse, die wir hier bereits erlernt haben: Defusion, Achtsamkeit, Akzeptanz, Selbst-als-Kontext.
Und je öfter wir es schaffen, den Hin-zu-Weg einzuschlagen, desto besser läuft unser Leben, desto erfüllter fühlen wir uns, desto größer wird unsere Lebensqualität.
Wollen wir dazu mal ein Beispiel machen? Wer möchte das mit mir jetzt ausprobieren?

Mit dem Choice Point Model setzen wir nun an allen Kernprozessen an. Ich stelle hier zunächst ein allgemeines Ablaufschema für die Arbeit mit dem CPM in der Gruppe vor, dann folgen zwei konkrete Beispiele mit Teilnehmerinnen aus meinen Gruppen.

Das allgemeine Vorgehen kann so aussehen (die Werte/Ziele sind hier jeweils bereits in vorausgegangenen Sitzungen erarbeitet worden):

1) Notieren der *herausfordernden Situation*
2) Notieren der *schwierigen Gedanken und Gefühle*
3) Sammeln von *Weg-von-Verhalten* der Klientin
4) Sammeln des *Hin-zu-Verhaltens* für die Klientin
5) Sammeln der *Loslass-Fähigkeiten*
6) *ACTion Plan* entwerfen
7) Übung im Rollenspiel
8) Passt-es-wirklich-Check
9) Commitment-Plan

1) Die Klientin notiert im Schema auf dem Whiteboard ihre **herausfordernde Situation**. Es ist hilfreich, die Situation ganz konkret, mit Ort, beteiligten Personen, Anfang und Ende aufzuschreiben.

2) Dann sammeln wir alle **schwierigen Gedanken, Gefühle** und Empfindungen, die in dieser Situation auftauchen und es der Klientin (vermeintlich) erschweren, sich in die von ihr gewünschte Richtung zu bewegen. Hier ist es wichtig, ganz nah an der konkreten Situation zu bleiben. Die Klientin soll also möglichst genau ihre inneren Stolpersteine, also nicht hilfreiche Gedanken, Gefühle, Empfindungen, Urteile, Impulse etc. benennen.

3) Gemeinsam mit der Gruppe sammeln wir dann am Flipchart das **Weg-von-Verhalten** der Klientin möglichst konkret, also alles, was sie bislang für gewöhn-

lich in diesen Situationen tut und was sie von ihren Werten und Zielen wegbringt, weg von den Beziehungen, die sie führen will, weg von der Person, die sie sein möchte, weg von dem Leben, das sie in ihrem Herzen führen möchte.

4) Im Anschluss sammeln wir gemeinsam mit der Klientin ihr gewünschtes **Hin-zu-Verhalten** auf dem Flipchart. Hilfreiche Fragen hierzu sind: *Wie wollen Sie sich stattdessen (statt des Weg-von-Verhaltens) lieber verhalten? Wie würden Sie die Beziehung in dieser Situation lieber gestalten? Was würden Sie lieber tun? Welches Verhalten würde Ihnen langfristig guttun? Was könnten Sie tun, das Sie langfristig Ihren Werten/Ihrem Ziel näher bringt?* Hier ist es wichtig, darauf zu achten, dass das Zielverhalten positiv formuliert ist (»nicht rumschreien« oder »keinen Essanfall haben«, ist bspw. kein Verhalten – was will die Klientin stattdessen tun?). Manchmal muss man hierauf ein wenig Zeit verwenden. Hierbei kann man prima die Gruppe nutzen, indem auch die anderen Gruppenmitglieder helfen und Vorschläge machen.

5) Dann sammeln wir, wieder gemeinsam mit der ganzen Gruppe, die **Loslass-Fähigkeiten**. Da wir uns ja in einem fortgeschrittenen Stadium der Gruppe befinden, sind die Teilnehmerinnen mit den Kernprozessen bereits vertraut: *Achtsamkeit* und *Selbst-als-Kontext* als erste Schritte des Innehaltens, des Wahrnehmens und Benennens, des Unterbrechens von alten automatischen Reiz-Reaktions-Mustern. *Akzeptanz* und *Defusion* als Helfer beim Umgang mit »schwierigem« innerem Verhalten. *Werte* und *Commitment* kommen eher bei den Hin-zu-Verhaltensweisen zum Tragen.

6) Jetzt entwerfen wir gemeinsam mit der Gruppe einen **ACTion-Plan**, einen **Handlungsplan**. Wichtig ist, dass dieser möglichst klar ist, also mit ganz konkreten Verhaltensweisen, die die Klientin ausführen will. Hilfreich ist es auch, die nächste herausfordernde Situation zu avisieren und ggf. zeitlich einzuplanen. Konkrete und nicht zu komplizierte Wenn-dann-Schemata erleichtern die Ausführung und erhöhen die Ausführungswahrscheinlichkeit.

7) Im Gruppensetting hat man den unschätzbaren Vorteil, dass die Situation gleich im **Rollenspiel** geübt werden kann. Wenn man die Möglichkeit hat, kann man hier auch mit Video arbeiten. Die Gruppenmitglieder, die gerade nicht mitspielen, können die Szene beobachten mit besonderem Augenmerk auf die ACT-Kernprozesse.

8) **Passt-es-wirklich-Check**: Ganz wichtig ist es, am Schluss nochmal zu überprüfen, ob alles stimmig ist. Wie hat die Klientin das Rollenspiel erlebt? Was hat die Gruppe beobachtet? Fühlt die Klientin sich zuversichtlich, das Hin-zu-Verhalten auch tatsächlich auszuführen, oder soll noch etwas modifiziert werden, braucht die Klientin noch etwas?

9) Schön ist es, die gesamte Übung mit einer Selbstverpflichtung zu beenden, indem die Klientin vor der Gruppe laut sagt, was genau sie wann genau in welcher Situation genau durchführen wird (am besten als Wenn-dann-Schema). »Wird« ist hier entscheidend, nicht etwa »würde« oder »sollte« oder »Ich versuch's mal« (s. a. Gummibärchen-Übung im Kapitel 6.9 »Commitment«).

Und nicht vergessen, in der nächsten Sitzung die Erfahrungen nachzubesprechen und ggf. weiter zu modifizieren.

Es folgen zwei verschiedene Beispiele, das erste ein Klient mit einem »Wut-Problem«, das zweite eine Klientin mit Essanfällen.[57] Die Therapeutin arbeitet mit einer Klientin exemplarisch vor der Gruppe. Sie lässt die Klientin dabei jeweils ihre Antworten auf das Flipchart notieren. Alternativ kann man eine andere Teilnehmerin bitten mitzuschreiben.

Klient 1: »Immer, wenn ich von der Arbeit nach Hause komme, geht es gleich los. Ich bin erschlagen und müde und will erst mal meine Ruhe, und da kommt meine Frau gleich an und überfällt mich mit allen möglichen Aufgaben, die ich erledigen soll. Da platzt mir gleich die Hutschnur. Und dann schreie ich los, oder ich renne gleich raus und knalle die Tür zu. Es kam auch schon mal vor, dass ich was durch die Gegend geschmissen hab. Hinterher tut's mir dann leid. Meine Familie ist mir total wichtig. Ich liebe ja meine Frau und ich wäre in diesen Situationen gerne ruhiger und gelassener. Aber wie soll das denn gehen??? Ich werd' halt immer sofort wütend. Ich kann nicht anders. Ich bin halt immer gleich auf 180, das war schon immer so, das liegt bei uns in der Familie, wir sind halt temperamentvoll. Und dann gibt's kein Halten mehr, wenn ich erst einmal loslege, dann kann ich mich nicht mehr beherrschen …«

O. k., ich glaube, das können wir uns alle ganz gut vorstellen. Wir halten das hier auf dem Flipchart mal fest, wie würden Sie das hier zusammenfassen?

57 Die folgenden Situationen aus meinen Gruppen sind stark verkürzt dargestellt. Es ist natürlich wichtig, die Situation ausführlich zu bearbeiten und den Klientinnen genügend Zeit für ihr Erleben zu lassen.

Klient schreibt ans Flipchart: Ich komme nach der Arbeit nach Hause. Meine Frau überfällt mich direkt mit Aufgaben.

Ja, und welche Gedanken und Gefühle tauchen dann bei Ihnen auf?

Ich bin sofort auf 180, ich will nur noch meine Ruhe. Ich denke dann Sachen wie »Warum kann sie mich nicht einfach in Ruhe lassen?«, »Sie regt mich einfach so auf«, »Ich könnte sie umbringen«, »Ich will nur weg hier«, »Warum kann sie nicht mal Ruhe geben?« »Jetzt werd' ich schon wieder wütend«, »Nie kann ich mich beherrschen«, »Ich werd' die Beziehung kaputt machen, meine Frau wird mich verlassen«, »Warum kann ich nicht gelassener sein?, »Ich bin so ein Versager«.

Ja, ich nehme wahr, dass Sie auch jetzt ganz aufgewühlt sind, wenn Sie uns hier davon berichten, welche Gefühle sind jetzt gerade da?

Also Ärger ... Ärger und Wut ..., aber irgendwie fühle ich mich auch hilflos und dumm.

Ja, ein ganz schöner Gefühlstumult ... sind auch körperliche Empfindungen dabei?

Ja, ich hab' dann immer so einen Knoten im Bauch, mein Nacken verspannt sich.

O.k., und wie geht die Situation dann weiter, was tun Sie dann für gewöhnlich?

Na ja, ich werde schon mal laut.

Sie werden also laut, was noch?

Na ja, ich schreie meine Frau an. Manchmal sag ich auch was Gemeines. Und dann renne ich raus und schlage die Tür zu. Dann ist erst mal dicke Luft ... Ich hab auch schon mal was durch die Gegend geworfen. Ich kann mich dann einfach nicht mehr beherrschen, in dem Moment.

Einschub: An den Statements des Klienten sieht man, dass man hier an unterschiedlichen Kernprozessen ansetzen kann. Der Klient ist sehr mit seinem Selbstbild verschmolzen (Selbst-als-Kontext). Er hat keinen Abstand zu seinen (ärgerbezogenen) Gedanken, sondern ist in ihnen verfangen, auch und vor allem in der nicht hilfreichen Überzeugung, dass er nicht anders könne (Defusion). Er ist in Ärgersituationen nicht achtsam und präsent, kann also in diesem Moment sein inneres Erleben nicht wirklich wahrnehmen, er ist in diesen Situationen nicht mit sich und der Umwelt verbunden (Achtsamkeit). Daher kann er auch aufkommende dahinterliegende Gefühle (wie Angst, Hilflosigkeit, Traurigkeit etc.) weder wahrnehmen, noch Raum für sie schaffen (Akzeptanz). Schließlich ist er in »Ärgersituationen weit von meinen Werten entfernt« (O-Ton Klient) und ebenso weit von einem wertegeleiteten Handeln.

Die Ziele des Klienten, die wir in der Gruppe in vorangegangenen Sitzungen bereits herausgearbeitet hatten, sind, »nicht mehr so auszurasten« (hier noch als emotionales Ziel und Weg-von-Ziel formuliert), »gelassener zu sein« (hier noch nicht operationalisiert) und dadurch letztlich »eine bessere Beziehung zu meiner Familie« zu bekommen. Die Werte dahinter waren für ihn Familie/Beziehung (gute und liebevolle Beziehung zu seiner Frau und seinen Kindern), Respekt (Fürsorge und Rücksicht erteilen und erhalten), Unterstützung (für andere hilfreich und unterstützend sein), Fairness und Gerechtigkeit (andere fair und gerecht behandeln und auch selbst so behandelt werden).

O.k., da passiert ganz schön viel … dieses ganze Verhalten, das Sie hier schildern, auf welche Seite gehört das, Weg-von oder Hin-zu? Wollen Sie es entsprechend eintragen?

Gut, das ist also alles Weg-von-Verhalten, also Verhalten, das Sie wegbringt von Ihren Werten, von dem, was Ihnen am Herzen liegt. Es hilft Ihnen nicht dabei, der Mensch zu sein, der Sie sein wollen, die Beziehungen zu führen, die Sie führen möchten … Und wollen wir jetzt mal gemeinsam mit allen sammeln, wie Ihr Hin-zu-Verhalten aussehen könnte?

Die Gruppe sammelt am Flipchart (hier verkürzt dargestellt): Ruhig und sachlich mit meiner Frau sprechen. Eventuell einen späteren Zeitpunkt für das Gespräch vereinbaren. Meiner Frau sagen, dass ich erst mal eine halbe Stunde Ruhe brauche und wir dann reden. Vor dem Nachhausekommen fünf Minuten um den Block laufen. Ein »Ruhezeichen« vereinbaren. Für die Frau einen Strip hinlegen.[58] Die Frau umarmen und um eine Ruhepause bitten. Durchschnaufen. Kniebeuge machen, kurz aus dem Zimmer gehen, zur Frau sagen »Ich brauche bitte einen Moment für mich«, mit dem Schnips-Armband schnipsen, das Fenster öffnen und kurz rausschauen.

Hier ist wichtig, darauf zu achten, dass das Verhalten positiv formuliert ist (»nicht rumschreien« ist kein Verhalten, was will der Klient stattdessen tun?).

Gut, wir haben hier jede Menge Vorschläge. Wollen Sie vor die Verhaltensweisen ein Kreuzchen machen, die für Sie passen, bei denen Sie sich vorstellen können, sie in der nächsten Situation auszuführen? (Pause, Teilnehmer markiert)

Lassen Sie uns jetzt schauen, welche Loslass-Fähigkeiten Ihnen dabei helfen könnten, diese Hin-zu-Verhaltensweisen beim nächsten Mal auszuführen.

58 Dieses Beispiel kam tatsächlich von einem Teilnehmer, die Gruppe war sehr gut zusammengewachsen und es herrschte eine vertrauensvolle Atmosphäre, die auch lustige und auf den ersten Blick absurde Vorschläge möglich machte. Man kann hier sehen, dass bei ausreichender Wertschätzung auch und gerade Humor eine wichtige, distanzierende und entspannende Funktion haben kann.

Am Flipchart wird Folgendes gesammelt: Pause machen und durchschnaufen; Ankerübung; eigene Gedanken und Gefühle wahrnehmen, innerlich benennen und da sein lassen (Achtsamkeit, Akzeptanz); »Mein Geist sagt mir gerade, dass ich wütend bin und nicht anders kann«; mir aus der Vogelperspektive zuschauen; Schachbrettperspektive einnehmen; an Ich-bin-Übung denken (Defusion, Selbst-als-Kontext) etc.

Prima, da haben wir ja jede Menge Loslass-Fähigkeiten, über die Sie bereits verfügen. Jetzt lassen Sie uns schauen, wie Sie das auch wirklich in der nächsten Situation umsetzen können, lassen Sie uns alle gemeinsam einen ACTion Plan, einen Handlungsplan entwerfen.

Im Beispiel war der Plan: Wenn ich heute Abend heimkomme und meine Frau mich mit Aufgaben »überfällt«, dann werde ich durchschnaufen, mich kurz ankern, meine Gefühle und Gedanken innerlich wahrnehmen und benennen, meiner Frau sagen, dass ich erst gern etwas Zeit für mich hätte und wir in einer halben Stunde reden können. Es folgten dann noch die Schritte 7–9.

Klientin 2 (verkürzte Darstellung):
Möchten Sie uns Ihre herausfordernde Situation schildern?

»Ich komme von der Arbeit nach Hause und bin allein. Eine Bekannte wollte anrufen, tut sie aber nicht. Typisch. Da merke ich wieder mal, wie einsam ich bin. Niemand ist da. Niemand ruft mich an. Niemand kümmert sich um mich. Ich bin allen egal. Dann gehe ich zum Kühlschrank und esse. Alles, was da ist. Und dann fühle ich mich schlecht. Ich schäme mich, mir ist auch körperlich schlecht, natürlich werde ich dick. Es ist ein Teufelskreis. Aber wenn ich mich so allein fühle, dann tu ich mir auch leid, und dann tröstet mich das Essen und lenkt mich auch ab. Ich kann dann gar nicht anders, ich muss an den Kühlschrank …«

Okay, das haben Sie sehr eindrücklich beschrieben, und ich glaube, das können wir uns alle ganz gut vorstellen. Wenn Sie das mal hier auf dem Flipchart festhalten wollen, wie würden Sie das für uns zusammenfassen?

Klientin schreibt ans Flipchart: Nach der Arbeit mal wieder allein zu Hause, Bekannte ruft mich nicht an wie versprochen.

Ja, und welche Gedanken und Gefühle tauchen dann bei Ihnen auf?

Ich bin so traurig, ich will dann nur, dass das weggeht. Ich denke dann Sachen wie »Keiner ist für mich da«, »Warum bin ich so allein?«, »Warum mag mich keiner?«, »Ich bin allen egal«, »Ich bin irgendwie anders und komisch«, »Ich bin so eine Versagerin«, »Klar, dass dich keine mag, so fett wie du bist«, »Es wird nie besser werden«. Und dann ekel ich mich vor mir selbst.

Ja, vielen Dank erst mal, dass Sie uns so offen an Ihrem Innenleben teilnehmen lassen. Das braucht ganz schön Mut. Ich merke auch, dass Sie jetzt gerade recht aufgewühlt sind, wenn Sie uns hier davon berichten. Mögen Sie uns schildern, welche Gefühle jetzt gerade da sind?

Also Traurigkeit, vor allem Traurigkeit ... und es ist mir peinlich, also Scham, und irgendwie fühle ich mich auch klein und dumm ... Und ich ekel mich vor mir, so fett, wie ich bin ... und irgendwie bin ich auch wütend – warum muss mir das so gehen, das ist doch ungerecht, das hab ich doch nicht verdient.

Ja, viele verschiedene Gefühle sind da, ein ganz schöner Gefühls-Tumult ... sind da auch körperliche Empfindungen dabei, die Sie vielleicht gerade jetzt spüren können?

Ja, ich merke, wie sich mein Rücken verspannt und mein Brustkorb wird ganz eng. Ich hab auch ganz feuchte Hände.

Aha, also auch viele körperliche Empfindungen – und was tun Sie dann für gewöhnlich?

Na ja, ich gehe eben zum Kühlschrank und esse alles, was mir in die Finger kommt, schlinge es runter ...

Sie schlingen also alles runter, was Sie in die Finger kriegen, was noch?

Manchmal weine ich.

Ja, nochmals vielen Dank, dass Sie dies alles mit uns teilen. In dieser Situation tauchen also alle möglichen Gedanken und Gefühle und Empfindungen auf und dann gehen Sie zum Kühlschrank und essen und manchmal weinen Sie ... da passiert also so einiges ... und diese Verhaltensweisen, die Sie hier schildern, sind das Verhaltensweisen, die Sie eher in Richtung Ihrer Werte führen oder eher weg von Ihren Werten? Wollen Sie das mal auf die entsprechende Seite eintragen? (Pause)

Und ist es okay für Sie, wenn wir jetzt gemeinsam mit der ganzen Gruppe sammeln, wie ein Verhalten aussehen würde, das Sie in Richtung Ihrer Werte führt, also wie Ihr Hin-zu-Verhalten für Sie aussehen könnte?

Am Flipchart wird Folgendes gesammelt (verkürzte Darstellung): Freundin selbst anrufen; andere Freundin anrufen; schöne Musik hören; ein Bad nehmen; eine Tasse Tee machen; auf dem Balkon sitzen; spazieren gehen; sich selbst achtsam etwas Schönes kochen; Yoga machen; etwas basteln; ein Stück Kuchen ganz langsam, achtsam, selbstfürsorglich und mit Genuss essen; Meditation zur Selbstfürsorge machen.

Hier ist wieder wichtig, darauf zu achten, dass das Verhalten positiv formuliert ist (»keinen Fressanfall haben« ist kein Verhalten, was will die Klientin stattdessen tun?).

Gut, wir haben hier jede Menge Vorschläge. Wollen Sie vor die Verhaltensweisen ein Kreuzchen machen, die für sie passen, bei denen Sie sich vorstellen können, sie in der nächsten Situation auszuführen? (Pause, Teilnehmerin markiert)

Lassen Sie uns jetzt schauen, welche Loslass-Fähigkeiten Ihnen dabei helfen können, diese Hin-zu-Verhaltensweisen beim nächsten Mal auszuführen.

Am Flipchart wird Folgendes gesammelt: »Innehalten und atmen und Gefühle wahrnehmen und da sein lassen; Anker-Übung; Übung zur Selbstfürsorge machen (Achtsamkeit, Akzeptanz), das innere Erleben benennen, »Mein Geist sagt mir gerade, dass ich den Kühlschrank leer essen muss, weil ich so ein armes Schwein und so einsam bin«; Perspektive der Theaterbühne; an »Das-beständige-Selbst«-Übung denken (Defusion, Selbst-als-Kontext).

Aha, Sie verfügen also bereits über eine ganze Menge Loslass-Fähigkeiten. Jetzt lassen Sie uns schauen, wie Sie das in der nächsten Situation umsetzen können. Wollen wir alle jetzt gemeinsam einen ACTion Plan, einen Handlungsplan entwerfen?

Im Beispiel war der Plan und auch die Handlungsverpflichtung: »Wenn ich heute Abend heimkomme und mich allein fühle, dann werde ich meine Gefühle und Gedanken innerlich wahrnehmen und benennen, ihnen Raum geben, eine Ankerübung durchführen und eine Runde um den Block gehen. Anschließend werde ich mir selbstfürsorglich etwas Gutes kochen und es achtsam und genussvoll essen.« Anschließend werden noch die Schritte 7–9 bearbeitet.

So, ich hoffe, die Vorstellung der beiden Varianten, mit denen ich mit dem Choice Point Model in Gruppen arbeite, hat das Modell für Sie zum Leben erweckt.

Wir wollen den Klientinnen zwei Erfahrungen mitgeben:

1. Gedanken und Gefühle an sich sind nicht problematisch, nur die Verschmelzung mit ihnen, also unser Umgang damit.
2. Gedanken und Gefühle können zwar unsere Handlungen beeinflussen, sie kontrollieren diese aber nicht. Ich habe Wahlmöglichkeiten, wie ich handeln möchte.

Pragmatisch gesehen ist der entscheidende Punkt beim Choice Point Model die winzige Zeitspanne zwischen Reiz und Reaktion. Hier gilt es, einen Raum zu schaffen, um automatisch ablaufende Reiz-Reaktions-Muster zu unterbrechen – also vor allem, sich erst einmal Zeit zu verschaffen. Hierbei hilft auch »Go Slow« (s. Kap. 8.4).

Das Charmante am Choice Point Model ist, dass es den Klientinnen ihre Wahl- und Entscheidungsmöglichkeiten aufzeigt und erlebbar macht. Es gibt ihnen ein großes Stück Eigenverantwortung und damit Selbstwirksamkeitserleben zurück. Dafür gibt's allerdings auch weniger Ausreden …

Hausaufgabe: Mein Choice Point:

Mein Weg-von-Verhalten:

Mein Hin-zu-Verhalten:

Loslass-Fähigkeiten:

Choice Point
Enscheidungspunkt
Weggabelung

Herausfordernde Situation:

Gedanken, Gefühle und Empfindungen:

7.1.2 Die Matrix

Die Matrix ist ein Schema, mit dem sich prima mit Gruppen arbeiten lässt. Wenn man möchte, kann man sogar die komplette Gruppenstruktur anhand der Matrix aufbauen, indem man mit der Einführung des Matrixmodells beginnt und die Kernprozesse je nach Bedarf integriert.

Die Matrix hat den Vorteil, dass sie ein sehr klares und anschauliches Modell ist. So sieht sie aus:

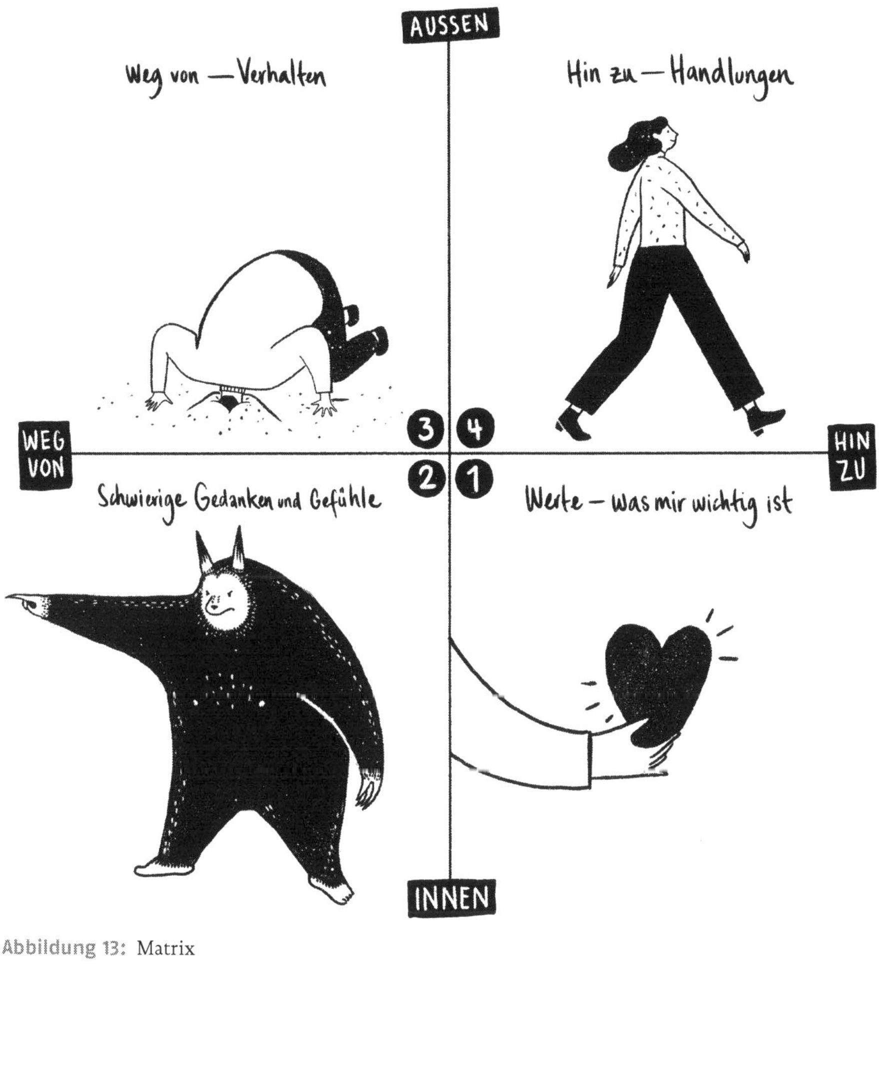

Abbildung 13: Matrix

Die obere Hälfte der Matrix steht für die Außenwelt, also alles, was sich außerhalb unseres Körpers befindet und mit unseren Sinnen wahrgenommen werden kann.

Die untere Hälfte steht für unser inneres Erleben, also Gedanken, Empfindungen, Gefühle, Erinnerungen, Bewertungen und so weiter.

Auf der linken Seite finden wir Weg-von-Verhalten, also alles, was wir tun, um unseren schwierigen Gedanken und Gefühlen aus dem Weg zu gehen (übersetzt in VT: Verhalten unter aversiver Kontrolle oder motivationale Vermeidungsschemata sind aktiv). Auf der rechten Seite Hin-zu-Verhalten, also jede Verhaltensweise, die uns näher in Richtung unserer Werte bringt (Verhalten unter appetitiver Kontrolle, motivationale Annäherungsschemata sind aktiv).

Wir beginnen, indem wir gemeinsam mit allen Gruppenmitgliedern – entweder jeder für sich oder exemplarisch mit einer Freiwilligen als Demo für die ganze Gruppe – die Quadranten ausfüllen.

Wir beginnen mit dem Quadranten 1 rechts unten, dem »Herzquadranten«. Hier geht es um die persönlichen Werte. Was ist der Klientin wichtig, woran hängt ihr Herz, wofür will sie ihre Zeit und Energie einsetzen?

Dann kommt der zweite Quadrant, hier geht es um die Barrieren, also das ganze aversive innere Erleben, das oftmals auftaucht, wenn wir anfangen, uns in Richtung unserer Werte zu bewegen. Wir schauen uns an, welche Empfindungen, Gedanken und Gefühle in diesem Moment auftauchen, die es uns schwer machen, in Einklang mit unseren Werten zu handeln.

Im dritten Quadranten geht es um unser (oftmals automatisiertes) Weg-von-Verhalten. In dem Moment, in dem nämlich diese ganzen Barrieren aus dem zweiten Quadranten auftauchen, möchten wir am liebsten weglaufen oder das ganze unangenehme Erleben »wegmachen«, also wie auch immer vermeiden. Das ist ganz natürlich und menschlich. Wir schauen uns also ganz genau an, was wir alles tun, um unseren unangenehmen Gedanken und Gefühlen aus dem Wege zu gehen.

Im vierten Quadranten schließlich geht es um das Hin-zu-Verhalten, also darum, welche Schritte wir (stattdessen) tun können, die uns in Richtung unserer Werte führen.

Das kann dann bspw. so aussehen:

Allgemeines Beispiel anhand einer Sammlung für die gesamte Gruppe:

Weg-von-Verhalten: Aggression, Grübeln, Rückzug, Dinge aufschieben, Alkohol trinken, Essanfall, Arbeitssucht, zwanghaftes Kontrollieren, Kaufsucht, Serienmarathon, Vorwürfe machen, übermäßige Kritik üben, mich selbst vernachlässigen, Online-Spielen, Selbstverletzung …	**Hin-zu-Verhalten:** Zeit mit der Familie verbringen Das Büro rechtzeitig verlassen Pausen machen Regelmäßig joggen gehen Selbst kochen Entspannungsübungen machen Zeit für Hobbys einplanen Mich engagieren, mich einlassen
Schwierige Gedanken, Gefühle, Empfindungen: Wut, Ärger, Scham, Angst, Stolz, Hilflosigkeit, Insuffizienz … »Ich kann das nicht«, »Ich bin so eine Versagerin«, »Die Welt ist unfair«, »Alle sind ungerecht zu mir«, »Ich muss das perfekt machen«, »Ich darf keine Fehler machen«, »Alle denken, dass ich blöd bin«… Zittern, rot werden, Übelkeit, schwitzen, Muskelanspannung …	**Werte – was mir wichtig ist:** Soziale Beziehungen pflegen (Zeit mit Freunden, mich öffnen, zuverlässig sein) Zeit mit der Familie (liebevolle Partnerin/Vater/Mutter sein, Nähe leben) Gesunder Lebensstil (gesunde Ernährung, Bewegung) Beruf (erfolgreich sein, mich engagieren, Neues lernen, Sinnvolles tun) Etwas bewirken (Herausforderungen annehmen) Freizeit sinnvoll gestalten (kreativ sein)

Beispiel anhand einer konkreten Situation einer Gruppenteilnehmerin:

Weg-von-Verhalten: Gereizte Antworten, »genervt« sein, Herumschreien, Vorwürfe machen, mich zurückziehen, fernsehen, mich in andere Aufgaben flüchten, Kühlschrank leer essen, mit Mann und Kindern streiten, online shoppen …	**Hin-zu-Verhalten:** Mit meinen Kindern spielen Pünktlich aus der Arbeit gehen Hausarbeit mal liegen lassen Kinder fragen, was sie gern tun möchten Mit Kindern Dinge unternehmen, die mir auch Spaß machen Um Unterstützung bitten (Mann) Kindern auch sagen, wie es mir geht
Schwierige Gedanken, Gefühle, Empfindungen: Ungeduld, Ärger, Gereiztheit, Zeitnot, Selbstkritik, geringer Selbstwert »Ich will nur meine Ruhe«, »Ich kann das nicht«, »Ich bin eine schlechte Mutter«, »Ich werde das nie schaffen«, »Die andern sind viel besser«, »Warum ist es so anstrengend«, »Es sollte doch schön sein«.	**Werte – was mir wichtig ist:** Eine liebevolle Mutter sein Zeit mit meinen Kindern verbringen Meine Kinder unterstützen Fürsorglich sein Mit meinen Kindern geduldig sein Grenzen setzen Spaß mit den Kindern haben Liebevolles Familienleben vorleben

Wie immer ist der Grundsatz »Probieren geht über Studieren«, also Erfahren (lassen) vor Erklären. Machen Sie daher nicht zu viele Vorgaben oder Beispiele, sondern lassen Sie die Quadranten von den Klientinnen »mit Leben füllen«. Die Gruppe kann man ganz hervorragend dafür nutzen: Ich persönlich arbeite gerne exemplarisch mit einer Freiwilligen aus der Gruppe und gebe den restlichen Gruppenmitgliedern dann die Matrix als Arbeitsblatt zur Hausaufgabe mit oder lasse sie in Zweiergrüppchen bearbeiten. Dann ist es allerdings wichtig, im Anschluss bzw. in der nächsten Sitzung genügend Zeit zu reservieren, um die Übung/Hausaufgabe zu besprechen und auf eventuelle Schwierigkeiten und Hindernisse einzugehen. Wenn man mehr Zeit zur Verfügung hat, kann man natürlich auch mit mehreren Gruppenmitgliedern ihre individuelle Matrix erarbeiten.

Ausgehend von diesem ersten Schema kann dann ganz flexibel mit den Kernprozessen gearbeitet werden, und man kann immer wieder zur Matrix zurückkommen, um zu schauen, wo man gerade steht.

Übrigens ist es bei der Matrix wie bei den Kernprozessen: Es gibt keine feste Reihenfolge. Die Quadranten lassen sich auch in anderer Reihenfolge bearbeiten.

Und auch hier: Bloß kein Perfektionismus. Es kommt nicht auf die Vollständigkeit oder die ganz korrekte Zuordnung an. Vielmehr geht es darum, der Gruppe den Blick durch die ACT-Brille erfahrbar zu machen, die Kernprozesse zu erleben und zu üben.

Die Matrix – Arbeitsblatt

1) Werte: Was mir wichtig ist:
Was ist mir wichtig in meinem Leben? Was gehört für mich zu einem erfüllten Leben? Was liegt mir wirklich am Herzen?

2) Schwierige Gedanken und Gefühle:
Welche Gedanken, Gefühle und Empfindungen machen es mir schwer, das, was mir am Herzen liegt, zu verfolgen? Welche inneren Hindernisse stehen mir im Weg?

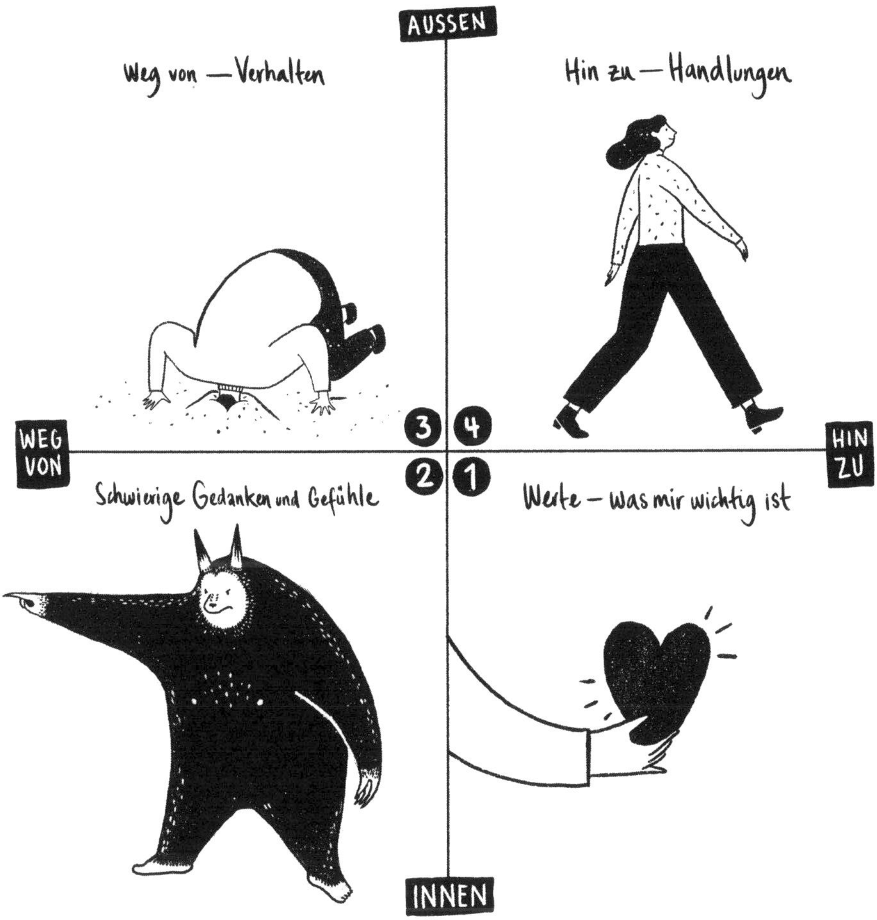

3) Weg-von-Verhalten:
Was tue ich dann normalerweise (nicht), um diese unerwünschten und unangenehmen Empfindungen, Gedanken und Gefühle zu vermeiden?

4) Hin-zu-Verhalten:
Welche Schritte kann ich tun, die mich in Richtung meiner Werte führen? Welches Verhalten bringt mich näher zu dem, was mir wirklich wichtig ist?

KAPITEL 8

Weitere Materialien – Praktischer Teil 3

Dieses Kapitel ist kein Restekapitel – ganz im Gegenteil. Hier habe ich Dinge untergebracht, die mir am Herzen liegen und die mir in der Arbeit mit der ACT vor allem auch in Gruppen gute Dienste geleistet haben. Die »Spickzettel« sind aus meiner persönlichen Arbeit mit Klientinnen und Workshop-Teilnehmerinnen entstanden, ich hoffe, sie sind für Sie ebenso hilfreich, wie sie es für mich sind.

8.1 Exkurs: Selbstmitgefühl (Self Compassion)

True Happiness and true power lies in understanding and accepting yourself

(Thich Nhat Hanh)

Selbstmitgefühl: sich selbst ein guter Freund sein

Selbstmitgefühl ist im Kern ein recht einfaches und leider in den westlichen Kulturen maßlos unterschätztes Konzept. In der ACT ist es kein eigener Kernprozess, die Grundhaltung fließt jedoch überall mit ein. Das Konzept hat in den vergangenen Jahren an Bedeutung gewonnen als ein zentraler Prozess für die Kultivierung von psychischer Flexibilität (Dahl et al., 2009; Hayes, 2008). Daher möchte ich ihm ein eigenes, wenn auch kurzes, Kapitel widmen. Selbstmitgefühl kommt als Wert im gesamten ACT-Modell zum Tragen. In der ACT-Gruppe spielt es auch eine wesentliche Rolle, da es viele andere Prozesse ergänzt und fördert. Selbstmitgefühl ist eng mit Selbst-Akzeptanz verwandt. Es beinhaltet das Annehmen der eigenen schmerzvollen Erfahrungen, des eigenen Leids, auch der eigenen »Schattenseiten« und freundlich und mitfühlend mit sich selbst umzugehen.

Kristin Neff, eine der führenden Forscherinnen zu diesem Thema, beschreibt Selbstmitgefühl folgendermaßen: »Self-compassion means being open to and moved by one's own suffering, experiencing feelings of caring and kindness toward one's self, taking an understanding, non-judgemental attitude towards one's inadequacies and failures, and recognizing that one's experience is part of the human experience.«

Als die drei wesentlichen Elemente des Selbstmitgefühls beschreibt Neff Selbstfreundlichkeit, gemeinsames Menschsein und Achtsamkeit.

In jedem Leben treten schwierige Phasen auf, kommt es zu Schmerz und Leid. Wir alle erleben Verluste, Trauer, Enttäuschungen, Schmerzen, Krankheiten, Zurückweisungen, Scham, Schuld, Angst, Konflikte und so weiter. Selbstmitgefühl bedeutet, dieses eigene Leiden anzuerkennen und freundlich, liebenswürdig und gütig damit umzugehen. So wie man mit dem Leid und dem Schmerz einer Freundin, eines Kindes, eines kleinen verletzlichen Tieres oder einer geliebten nahestehenden Person umgehen würde.

Die Basis des Selbst-Mitgefühls ist »Kindness«, was man mit Freundlichkeit, Güte, Liebenswürdigkeit übersetzen kann. Ein liebenswürdiger und freundlicher Umgang mit sich selbst also.

Die meisten Klientinnen (und in der Tat die meisten Menschen aus unserem Kulturkreis) haben nicht viel Übung im freundlichen, mitfühlenden, wertschätzenden Umgang mit sich selbst. Bei den meisten von uns ist die innere Kritikerin nur zu aktiv. Ein wesentliches Element des Selbst-Mitgefühls ist es, sich vom Geplapper dieser inneren Kritikerin zu lösen, also zu defusionieren. Von den ganzen Ich-bin-nicht-gut-genug-Geschichten, den Ich-hab-das-nicht-verdient-Geschichten, den Ich-werde-nie-irgendetwas-schaffen-Geschichten. Und stattdessen freundlich, geduldig und mitfühlend mit sich selbst umzugehen. Eigentlich kein ungeheuerliches Ansinnen, sondern etwas ganz Normales. Sollte man meinen. Dennoch ist diese Haltung sich selbst gegenüber in unserem Kulturkreis alles andere als selbstverständlich. Die gute Nachricht ist: Man kann diese innere Haltung kultivieren.

Manche Menschen lehnen den Begriff von vornherein ab, weil sie negative oder irreführende Konnotationen damit verbinden. Weil sie es für esoterisch halten, weil es nur etwas für »Weichlinge« ist, weil man dann ja nichts mehr schaffen würde und so weiter. Daher ist auch wichtig zu klären, was Selbstmitgefühl *nicht* ist, nämlich:

Selbstmitleid

Selbstmitgefühl bedeutet nicht, sich in Selbstmitleid zu wälzen. Im Selbstmitleid ist man ganz auf sich konzentriert und fühlt sich von den anderen und der Umwelt getrennt, man ist in seinem eigenen persönlichen Drama gefangen. Man kann nicht mehr sehen, dass andere Menschen mit ähnlichen Problemen kämpfen. Selbstmitgefühl unterscheidet sich fundamental davon, weil wir uns hier in unserem Mensch-Sein und menschlichen Leiden mit anderen verbunden fühlen.

Selbstwertgefühl

Selbstwertgefühl beinhaltet, wie der Name schon sagt, ein Gefühl der Wertigkeit, was Wertung und Vergleich beinhaltet. Selbstmitgefühl hingegen ist vollkommen wertfrei. Das ganze Konzept des Selbstwertes ist problematisch und kann zu viel Leid führen, in der ACT arbeiten wir daher eher mit dem Begriff der Selbstakzeptanz. In unserem Kulturkreis definiert sich der Selbstwert häufig durch Vergleich mit anderen, durch ein besser oder besonders Sein-Wollen, oftmals durch Leistung-Erbringen. Dies kann zu einem narzisstischen, ego-zentrierten Selbstkonzept führen, und zu einem ständigen überhöhten Leistungsanspruch, der nie befriedigt werden kann. Es führt auch dazu, dass Schwächen der eigenen Person nicht angenommen werden können. Und unser Selbstwertgefühl bleibt damit von äußeren Erfolgen und Misserfolgen abhängig. Selbstmitgefühl hingegen fußt nicht auf Bewertung oder Vergleich. Er erfordert keine Leistung, er stellt keine Bedingungen (jaaaa, an dieser Stelle darf man durchschnaufen). Es ermöglicht uns daher, die eigene Persönlichkeit in ihrer Gesamtheit, mit allen Facetten anzunehmen.

»Sich gehen lassen«

Selbstmitgefühl heißt auch nicht, sich gehen zu lassen oder sich selbst alles durchgehen zu lassen wie einem verwöhnten Kind, nach dem Motto: »Ich bin ja so ein armes Schwein, die ganze Welt ist böse zu mir, jetzt hab ich es verdient, den ganzen Tag auf dem Sofa abzuhängen und Schokolade zu essen.« Ganz im Gegenteil, denn Selbstmitgefühl bedeutet, dass ich gut mit mir umgehe, was letztlich heißt, dass ich Dinge tue, die mir langfristig guttun, und nicht Dinge, die mir kurzfristig Erleichterung verschaffen, mir aber langfristig schaden.

Selbstmitgefühl ist eine freundliche, geduldige, wertschätzende und mitfühlende Hinwendung zu sich selbst.

Metaphern (nicht nur) für Skeptiker

Zwei-Freunde-Metapher (nach Harris, 2012, 2019)

Stellen Sie sich vor, Sie haben einen wirklich schlechten Tag. Alles kommt zusammen, das Leben meint es einfach gerade nicht gut mit Ihnen. Sie fühlen sich müde, ausgelaugt, vielleicht haben Sie Angst oder Schmerzen, sind erschöpft und denken, dass die Welt gerade richtig gemein und ungerecht zu Ihnen ist. Glücklicherweise kommen zwei Freundinnen zu Besuch. Die eine bleibt an der Tür stehen und ruft Ihnen entgegen: Mensch, jetzt heulst du schon wieder rum. Reiß dich doch mal zusammen. Immer hört man von dir nur Gejammer. Anderen Leuten geht es noch viel schlechter als dir. Ich mag mir das gar nicht mehr anhören. So wirst du nie irgendwas schaffen. Du musst dich einfach mal zusammenreißen.

Die andere setzt sich zu Ihnen, nimmt Ihre Hand und sagt: Oh Mann, da kommt ja wirklich grad einiges zusammen bei dir. Das ist nicht leicht, da hätte wohl jeder zu kämpfen. Ich möchte, dass du weißt, dass ich für dich da bin. Ich unterstütze dich, und zusammen schaffen wir das.

Welche Freundin hätten Sie lieber zur Unterstützung in schweren Zeiten?

Und welche Freundin sind Sie sich selbst?

Von Eseln, Karotten und Stöcken (nach Harris, 2019)

Der Esel ist ein Tier, das oft schwer arbeitet, Lasten schleppt und dergleichen. Manchmal wird ihm das zu schwer und er mag nicht mehr und bleibt stehen. Jetzt haben wir die Wahl, wie wir ihn motivieren wollen. Wir können den Stock herausholen und den Esel schlagen. Vermutlich wird er sich früher oder später in Bewegung setzen (nicht zwingend, denn Esel sind ja sprichwörtlich stur). Auf jeden Fall wird man am Ende einen ziemlich geschundenen, fertigen Esel haben. Alternativ können wir den Esel mit Karotten motivieren. Was meinen Sie, was langfristig besser funktioniert (und mehr Freude macht)?

Perspektivenwechsel

Gut bei stark abwertender innerer Kritikerin, also bei Klientinnen, die sich gerne selbst fertigmachen: Ist es in Ordnung, wenn wir mal kurz ein Gedankenexperiment machen? Wir haben Ihnen jetzt gerade eine ganze Weile zugehört, wie Sie über und zu sich selbst gesprochen haben. Nun stellen Sie sich vor, dass Sie genau so, mit denselben Worten, in derselben Tonart mit einem kleinen Kind sprechen würden oder zu einer guten Freundin. Was würde passieren?

Selbstmitgefühls-Meditationen
Es gibt jede Menge Meditationen zu diesem Thema mit unterschiedlichen Schwerpunkten. Eine gute Auswahl und auch zusätzliche Übungen findet man im »Übungsbuch Selbstmitgefühl« von Kristin Neff (2020).

Ach ja – und wie gehen Sie eigentlich mit sich selbst als Therapeutin um?

8.2 Ein therapeutischer Leitfaden für den Hinterkopf[59]

1. **Leitfrage: Wo soll es für die Klientin hingehen? (Werte)**
   Was ist für die Klientin in ihrem Leben wirklich wichtig? Woran hängt ihr Herz? Welche Art von Mensch möchte sie sein? Welche Art von Beziehungen möchte sie führen? Welchen Werten möchte sie folgen, welche Ausrichtung möchte sie ihrem Leben geben? Wofür will sie ihre Zeit und Energie einsetzen?
   - Erarbeitung der Werte in unterschiedlichen Lebensbereichen.

2. **Leitfrage: Was steht der Klientin dabei momentan im Wege? (Hindernisse/Barrieren)**
   Welche Barrieren stehen einem werteorientierten Leben entgegen?
   - **Externe Barrieren** (finanzielle, räumliche, körperliche etc.): Hier schauen wir, was die Klientin braucht und wie sie ermächtigt werden kann, mit diesen Barrieren förderlich umzugehen. Dies kann auch zusätzliche Unterstützung beinhalten, ggf. von externen Stellen (Stichwort: Es muss nicht alles akzeptiert werden).
   - **Interne Barrieren: Kognitive Fusion, Erlebensvermeidung, unwirksames Handeln**

Kognitive Fusion:

- Verhaftetsein mit (vorgestellter) Vergangenheit und Zukunft: Sorgen, Grübeln, Schuldzuweisungen, in altem Schmerz verhaftet sein, Zukunftskatastrophisierungen, Idealisierung der Vergangenheit, (»Warum ist mir das passiert?«, »Wenn ich doch nur xyz hätte«, »Ich werde nie wieder so sein wie früher« etc.)

59 In Anlehnung an Luoma, Hayes, Walser (2007).

- Verhaftetsein mit Selbstkonzepten: starres Selbstbild, Selbstbeurteilungen, Ideen, wer man (nicht) ist und wer man (nicht) sein sollte (»Ich bin halt depressiv«; »Ich bin eine Versagerin«)
- Verhaftetsein mit Begründungen: Warum die Klientin dies oder jenes nicht kann, sich nicht verändern sollte, ihr Leben so und nicht anders ist (Schutz-, Kontroll- und Vermeidungsfunktion).
- Verhaftetsein mit Regeln: Regeln für sich selbst und die restliche Welt, wie das Leben/die anderen sein sollten: »sollte, müsste, darf nicht, immer, nie, richtig, falsch«.
- Verhaftetsein mit Urteilen/Bewertungen: Annahmen über sich selbst und die anderen, über die Arbeit, den Körper, die Partnerin, die Zukunft, das Leben.
- Verhaftetsein mit Sonstigem: Alle anderen nicht hilfreichen Kognitionen, Glaubenssätze, Ideen, Vorstellungen, Haltungen, Annahmen, Erinnerungen, Bilder, etc.

(Erlebens-)Vermeidung:

Welches innere (und äußere) Erleben vermeidet die Klientin? (Gedanken, Gefühle, Erinnerungen, Impulse, Empfindungen, Bilder, die die Klientin loswerden, »wegmachen« oder nicht erleben will). Und was tut die Klientin (nicht), um diese Erlebnisse zu vermeiden?

- innere Strategien der Emotionskontrolle (z. B. Ablenkung, exzessives Grübeln, sich sorgen)
- äußere Strategien der Emotionskontrolle (z. B. Drogen, Selbstschädigung)
- Muster des Vermeidens oder der Emotionskontrolle, die während der Gruppe (also jetzt gerade!) gezeigt werden

Unwirksames Handeln

Welche unwirksamen (dysfunktionalen) Handlungsstrategien nimmt die Klientin vor, die sie von ihren Werten wegführen? In welchen Bereichen/Situationen/Rollen ist das Verhalten der Klientin eingeschränkt, rigide und unflexibel (Familie, Partnerschaft, Elternrolle, Freundschaften, Beruf, Erholung, Spiritualität, Selbstfürsorge etc.)

- Motivierende Faktoren: Was ist der Preis/die Kosten dieses Verhaltens im Leben der Klientin?

Interessante Hinweise auf Barrieren des inneren Erlebens erhält man auch oftmals aus der therapeutischen Beziehung, aus der Beziehungsdynamik in der Gruppe – welches Beziehungsangebot die Klientin der Therapeutin und den anderen Gruppenteilnehmerinnen macht, was einen als Therapeutin in der Interaktion mit der Klientin verärgert, traurig macht, verunsichert, beunruhigt oder sich festgefahren anfühlt. Hier kann man die Gruppe auch prima nutzen.

3. Leitfrage: Was bringt die Klientin in Richtung ihrer Werte?

- Konkrete Ziele und konkrete Handlungen: Welche werteorientierten Ziele hat die Klientin und welche Handlungen nimmt sie dazu bereits vor? Was kann man ausbauen, was kann man erweitern, was braucht sie noch zusätzlich?
- Fertigkeiten/Fähigkeiten/Ressourcen: Hier in erster Linie die ACT-Kernfähigkeiten Akzeptanz, Defusion, Achtsamkeit, Selbst-als-Kontext. Aber auch Fertigkeiten wie Problemlösen, Zielsetzung, Handlungsplan, soziale Fertigkeiten, Konfliktfähigkeit, Zeitmanagement, Entspannungsmethoden, Empathie etc. Über welche Ressourcen verfügt die Klientin bereits? Welche können noch aktiviert werden?
- Engagiertes Handeln (Commitment): Was könnte die Klientin heute/bis zur nächsten Sitzung verändern, das sie in Richtung ihrer Werte bringt? (Ggf. Selbstverpflichtung zum Handeln)

Diese kleine Liste hat mir über die Jahre gute Dienste geleistet, daher gebe ich sie hier an Sie weiter. Das Wichtigste in der Arbeit mit ACT ist es, offen, neugierig, flexibel und kreativ zu bleiben. Arbeiten mit der ACT macht Spaß. Wann immer Sie merken, dass Sie kämpfen, sich langweilen, angestrengt oder verkrampft sind, ist es vermutlich nicht mehr ACT. Dann am besten gleich die ACT Prinzipien auf sich selbst und den Therapieprozess anwenden: ankern, durchatmen, Gedanken und Gefühle beobachten, ihnen Raum geben, sie annehmen und freundlich mit sich selbst und ihren Klientinnen in der Therapie fortfahren.

8.3 Erste Hilfe: Ein kurzer Spickzettel für die Therapeutin

Zwei Kernfragen
in jeder Sitzung:

Wo will die Klientin hin?
Was steht ihr/ihm dabei im Weg?

Kognitive Fusion
- Defusion, Selbst-als-Kontext

Erlebensvermeidung
- Achtsamkeit/Akzeptanz/Werte

Unwirksames Handeln
- Werte/Commitment

Die folgende Liste ist über die Jahre aus meiner persönlichen Arbeit mit Klientinnen und Kolleginnen entstanden. Da ich sie immer in dieser stichwortartigen Weise benutzt habe, habe ich sie genauso belassen – es ist ja schließlich ein Spickzettel. Ich hoffe, sie hilft ihnen ebenso weiter, wie sie mir über die Jahre geholfen hat.

1. Ziel der ACT: die **psychische Flexibilität** zu fördern und damit den Handlungsspielraum zu erweitern.
   - im Hier und Jetzt *präsent* und *offen* zu sein für das Er-Leben im Moment
   - wirksames (werteorientiertes) *Handeln*
     Fragen im Hinterkopf: Was braucht meine Gruppe dafür – jetzt? Welche Kernprozesse zeigen sich gerade in der Gruppe?

2. **Barrieren/Hindernisse**: Was steht meinen Klientinnen im Weg? Welche Hindernisse zeigen sich gerade in der Gruppe?
   - kognitive Fusion
   - (Erlebens-)Vermeidung
   - unwirksames Handeln

3. Der pragmatische Aspekt der **Funktionalität** (Workability) ist therapieleitend, also die schlichte Frage: Was funktioniert?
   - im Leben: Was bringt die Klientin in Richtung auf ein erfülltes werteorientiertes Leben?
   - in der Therapie: Was braucht es, um eine funktionierende, teamorientierte therapeutische Beziehung aufzubauen und einen Kontext in der Gruppe zu schaffen, in dem Veränderung stattfinden kann?
     Achtung: Nahezu jedes Verhalten kann funktional oder dysfunktional sein in Abhängigkeit vom Kontext! Die Leitfrage ist: Hilft es der Klientin, langfristig ein erfülltes, an ihren Werten orientiertes Leben zu führen?

4. **Haltung der Therapeutin**:
   - Präsenz im Hier und Jetzt
   - Offenheit
   - innere Haltung der Akzeptanz, wert- und urteilsfrei
   - Wertschätzung
   - authentisch sein
   - auf gleicher Augenhöhe, ein Team mit den Gruppenteilnehmerinnen bilden (»Wir sitzen alle im selben Boot, wir alle kämpfen mit denselben Prozessen«)
   - Gewaltfreiheit: Die Klientin nicht »schubsen«
   - Präsenz vor Perfektion: Don't be perfect, be present.

5. **Erfahren** vor Erklären
   Die Gruppe die ACT-Kernprozesse in Übungen erleben lassen – das ist manchmal auch eigene Erlebensexposition für uns als Therapeutinnen. Ggf. von eigenen Befürchtungen und anderen nicht hilfreichen Kognitionen defusionieren (»Die Gruppe findet die Übung bestimmt doof«, »Was, wenn sie nicht mitmachen?«, »Ich kann noch nicht genug ACT«, »Heute fühle ich mich nicht gut, ich mach's nächste Sitzung« etc.).

6. **Pause und Aufmerksamkeitsscheinwerfer**
   - Achtsames, warmes, wertschätzendes Betrachten der augenblicklichen Situation, der Gedanken, der Gefühle etc., so, wie sie sich gerade in der Therapiegruppe manifestieren.
   - *»Können wir hier für einen Moment eine Pause einlegen und innehalten?«*
   - *»Ich möchte gerne mit Ihnen den Aufmerksamkeitsscheinwerfer auf das richten, was hier gerade passiert …«*

7. Go Slow: Tempo herausnehmen (s. a. Kap. 8.4 »Go slow«)
   - Wenn Sie verwirrt sind, nicht wissen, was Sie als nächstes tun sollen, feststecken: GO SLOW.
   - Wenn Sie bei der Klientin Barrieren/Widerstand bemerken: GO SLOW.
   - Wenn Sie eigene Widerstände (Fusionen) bemerken: GO SLOW.
   - Wenn Sie bei der Klientin intensives inneres Erleben wahrnehmen: GO SLOW.
   - Wenn Sie ganz genau wissen, »wie der Hase läuft«, also was zu sagen und zu tun ist: GO EXTREMELY SLOW.

8. Und last but not least: **ACT ist Er-Leben und damit Lebendigkeit**

8.4 Erste Hilfe: Go Slow

Wenn du es eilig hast, geh langsam.
Wenn du es noch eiliger hast, mach einen Umweg.
(Japanisches Sprichwort)

Wenn ich in meinen Workshops nach Feedback frage, was die Teilnehmerinnen als am hilfreichsten erlebt haben, wird mit am häufigsten das »Go Slow« genannt. Deshalb wollte ich es Ihnen nicht vorenthalten.

Es ist eine Erste-Hilfe-Maßnahme sowohl für Therapeutinnen wie auch für Klientinnen.

STOP	GO SLOW: Innehalten
S – Slow down	▪ **Achtsam sein und Tempo raus nehmen:** Atmen! Kontakt mit dem Hier und Jetzt aufnehmen; sich ankern; Weiteratmen!
T – Take note	▪ **Beobachten/Wahrnehmen** welche Gedanken, Gefühle, Impulse und sonstiges innere Erleben gerade da ist, was in der Welt um einen herum gerade passiert und was man gerade tut (innen und außen).
O – Open up	▪ **Sich öffnen:** Raum schaffen für alle Gedanken, Gefühle und Empfindungen und diese (wertfrei) da sein lassen.
P – pursue values	▪ **Werte vergegenwärtigen:** die eigenen Werte »hervorholen« dann entsprechend handeln/sich verhalten (»Hin-zu-Verhalten«)

Dank

Auf dem – nicht immer einfachen – Weg zu diesem Buch haben mich viele Menschen unterstützt, und so geht mein achtsamster, herzlicher, wärmster und froher Dank an:

Alle meine Patient*innen und Workshopteilnehmer*innen und Supervisand*innen – für ihre guten Ideen und Anregungen, dafür, dass ich sie auf einen Abschnitt weit auf ihrer Lebensreise begleiten durfte, für ihre Geduld mit mir dabei, dafür, dass wir zusammen durch die ACT-Brille geschaut haben und für alles, was ich dabei von ihnen lernen durfte.

Meine Kolleg*innen aus unserer Praxis – für Motivation, Inspiration und Anregungen und dafür, dass ich mich jeden Tag freue, in die Praxis zu gehen.

Meine Kolleg*innen, alten ACT-Mitstreiter und Mitbegründer des Münchner ACT-Instituts (MAI), Nikola Zieren und Philipp Schiebler, für fachlichen und persönlichen Austausch und Unterstützung.

Meine Kolleginnen Merlin Halbach und Isabelle Angenendt-Fischhold für das »Spicken«-Lassen in ihre Gruppenskripten.

Meine liebe Kollegin Erika Güroff für den Kontakt zum Verlag und für die guten Gespräche.

Alex Mentjes für ihre unglaubliche Geduld beim Schießen der Autorenfotos.

Und ganz besonders Matthias Wengenroth – für unsere ACT-Intervisionen der ersten Stunde, für seine Inspiration und sein »Modell« als Autor.

Professor Siegfried Höfling, meinen Supervisor, ohne den ich vielleicht nie zur ACT gekommen wäre und von dem ich vieles gelernt habe, vor allem aber, mich »vor der eigenen Brillianz« zu hüten.

Claudia, Ingrid, Barbara, Alex für die Freundschaft.

Und Adam Romoth … für alles.

Verzeichnis der Übungen

Alle Audio-Übungen finden Sie zum Download auf der Homepage der Autorin: www.verhaltenstherapie-muenchen.de

Kap. 5

Die Große Hexaflex-Übung (auch als Audio), S. 28
Wechselnde Aufmerksamkeit, S. 34

6.3.1 Werteklärung und Zielfindung

Filmfrage, S. 98
Wunderfrage (s. Kap. Werte), S. 226
Werte-Zielscheibe (s. Kap. Werte), S. 90, S. S. 230

6.3.2 Kreative Hoffnungslosigkeit

Was ich schon alles probiert habe, S. 107
Das Brett vorm Kopf, S. 110
Die chinesische Fingerfalle, S. 113
Geschichte vom Menschen in der Grube, S. 115
Wasserball-Metapher, S. 115
Tauziehen mit dem Monster, S. 116

Hausaufgaben:

Arbeitsblatt: Die Kosten des Vermeidens (s. o.), S. 118
Kontroll-Tagebuch: Eigene Kontrollstrategien beobachten und aufschreiben, S. 121

6.4 Akzeptanz

Mein Lebensbus, S. 132
Gefühle akzeptieren (auch als Audio), S. 136
Vertieftes Erleben von Emotionen (auch als Audio), S. 139

Drei Minuten zuhören, S. 140
Was kann ich kontrollieren – oder: Das kleine grüne Schweinchen, S. 141
Informelle Emotionsexposition der Gruppe, S. 142
Das Monster am Wegesrand, S. 142

Hausaufgaben:
Tagebuch des Innehaltens, S. 145

6.5 Defusion
Gedanken benennen: »Ich habe gerade den Glauben, dass …«, S. 154
Verschiedene Defusionstechniken, S. 154
Das Speichelglas, S. 156
Die Lotto-Übung, S. 157
Defusion: wozu überhaupt (Sätze ergänzen), S. 157
Loslassübungen: Blätter im Fluss & Co. (auch als Audio), S. 158
Sich begegnen, S. 159

6.6 Achtsamkeit
Anker werfen 1 (auch als Audio), S. 171
Anker werfen 2, S. 172
Stille Minuten (auch als Audio), S. 173
Zehn Atemzüge (auch als Audio), S. 174
Wunderding Rosine (auch als Audio), S. 175
Abwarten und Tee trinken, S. 176
Das ist ja Aller-Hand, S. 177
Achtsames Gehen, S. 179
Die »Ein und Aus«-Übung – Achtsames Atmen (auch als Audio), S. 180
Fünf Sinne, fünf Dinge, S. 181
Der leichte und der noch leichtere Weg (auch als Audio), S. 183

Hausaufgaben
Achtsamkeit im Alltag, S. 185
Achtsamkeit am Morgen, S. 186
Achtsamkeit im Haushalt, S. 187

6.7 Selbst-als-Kontext

Die innere Beobachterin – das beständige Selbst (auch als Audio), S. 200
Innere Beobachterin – zwei Kurzversionen, S. 204
Die Schachbrett-Metapher, S. 205
Mein Selbstbild, S. 207
Die »Ich bin«-Übung, S. 209

Hausaufgaben

Meine Rollen, S. 209
Mein Selbstkonzept, S. 210
Mein Drehbuch, S. 210

6.8 Werte

90-Kästchen-Übung, S. 223
Die Grabrede, S. 224
Wunderfrage revisited (Exkurs), S. 226
Wertetabelle (die Schicksalsübung), S. 227
Wertekärtchen, S. 230
Die Werte-Zielscheibe (Bulls Eye), S. 230

Hausaufgaben

Würzen und Genießen, S. 232
Die Grabrede (vervollständigen), S. 232
Wert-volle Gespräche, S. 232
Wertetagebuch, S. 232

6.9 Werteorientiertes Handeln

Der Gummibärchen-Versuch, S. 243
Die »Ich-kann-nicht-Mauer«, S. 243
Der Commitment-Kreis, S. 245
Der winzigste Schritt, S. 246
Verhaltensaktivierende Methoden aus der Verhaltenstherapie, S. 246

Hausaufgaben

Vier Schritte zu engagiertem Handeln, S. 246

6.10 Tanz mit dem Hexaflex

Meine ACT-Reise, S. 250
Blick durch die ACT-Brille, S. 251
Die www-Runde: Wichtige Wohlfühl-Werte, S. 251

Hausaufgaben:

Mein ACT (Arbeitsblatt), S. 252

Literatur und Websites

Literatur:

Eifert, G. H. (2011). *Akzeptanz- und Commitment-Therapie (ACT)*. Göttingen: Hogrefe

Eifert, G., McKay, M. & Forsyth, J. (2007). *The Mindfulnes and Acceptance Workbook for Anxiety*. Oakland: New Harbinger

Forsyth, J. & Eifert, G. (2010). *Mit Ängsten und Sorgen erfolgreich umgehen*

Harris, R. (2016). *Akzeptanz- und Commitmenttherapie: 56 Bildkarten zum Erarbeiten von Werten und Zielen.* Weinheim: Beltz

Harris, R. (2011, 2020). *ACT leicht gemacht.* Freiburg im Breisgau: arbor

Harris, R. (2011). *The confidence gap.* Boston: Trumpeter Books

Harris, R. (2013). *Getting unstuck in ACT.* Oakland: New Harbinger

Harris, R. (2012). *The reality slap.* Oakland: New Harbinger

Harris, R. (2018). *ACT Questions & Answers.* Oakland: Context Press

Hayes, S. C., & Smith, S. (2007). *In Abstand zur inneren Wortmaschine.* Tübingen: dgvt-Verlag

Hayes, S. C. (2005). *Get Out of Your Mind & Into Your Life: The New Acceptance & Commitment Therapy.* Oakland, CA: New Harbinger

Hayes, S. C. et al. (2007). *ACT in action* (englisch, sechs Lehr-DVD's)

Hayes, S. C., Strosahl, K. D. & Wilson, K. G.(2016). *Acceptance and Commitment Therapy.* New York: Guilford Press

Klingen, N. (2010). *ACT – Akzeptanz- und Commitment-Therapie. Ihr Leben ist wichtiger als Ihre Angst.* In: daz Deutsche Angst Zeitschrift Nr. 49, I/2010, 14–17

Luoma, J., Hayes, S. C. & Walser, R. D. (2009). *ACT-Training. Handbuch: Acceptance & Commitment Therapie.* Paderborn: Junfermann Verlag

McCurry, C. (2011). *Ihr ängstliches Kind mit Achtsamkeit und Akzeptanz begleiten.* Freiamt: arbor

Strosahl, K. D., Robinson, P. J. & Gustavsson, T. (2012). *Brief Interventions for Radical Change.* Oakland, CA: New Harbinger

Tirch, D. et al. (2019). *Experiencing ACT from the Inside Out.* New York: The Guilford Press

Twohig, M. P., Hayes, S. C. & Masuda, A. (2004). *Acceptance and Commitment Therapy as a Treatment for OCD* (Therapiemanual für Zwangsstörungen auf: wwwcontextualpsychology.org)

Wengenroth, M. (2. Auflage, 2017). *Therapie Tools.* Weinheim, Basel: Beltz

Wengenroth, 2016, Poster ACT: Das Hexaflex-Modell auf einen Blick. Weinheim, Basel: Beltz

Wengenroth, M. (2008). *Das Leben annehmen. So hilft die Akzeptanz- und Commitment-Therapie (ACT).* Bern: Huber

Westrup, D. (2014). *Advanced Acceptance & Commitment Therapy*. Oakland, CA: New Harbinger
Westrup, D. (2017). *Learning ACT for Group Treatment*. Oakland: New Harbinger

Weiterführende Literatur:

Beck, C. Y. (1989). *Everyday Zen*. New York: HarperCollins
Chödrön, P. (2002). *Geh an die Orte, die du fürchtest*. Freiamt: arbor
van Deurzen, E. (2010). *Everyday Mysteries*. East Sussex: Routledge
Frankl, V. (1988). *Entscheidung zum Sein*. München: Piper
Frankl, V. (1977). *Das Leiden am sinnlosen Leben*. Freiburg: Herder
Fromm, E. (1979). *Haben und Sein*. München: dtv
Fromm, E. (1988). *Vom Haben zum Sein*. Weinheim: Beltz
Hüther, Gerald (2021). *Lieblosigkeit macht krank*. Freiburg: Herder
Neff, K. & Germer, C. (2020). *Selbstmitgefühl*. Freiburg: arbor
Yalom, Y. (2208). *Staring into the Sun*. San Francisco: Jossey-Bass

Websites:

ACBS: www.contextualpsychology.org
DGKV: https://dgkv.info/
www.actmindfully.com.au
www.muenchner-act-institut.de
www.verhaltenstherapie-muenchen.de